Hawl i Fyw
Hunangofiant Irfon Williams

Hawl i Fyw

Hunangofiant Irfon Williams

Gol.: Nia Roberts

Gwasg Carreg Gwalch

Argraffiad cyntaf: 2017
Hawlfraint: Ystâd Irfon Williams/Gwasg Carreg Gwalch

Rhif Llyfr Safonol Rhyngwladol:
978-1-84527-614-0

Cyhoeddwyd gyda chymorth Cyngor Llyfrau Cymru

Dylunio'r clawr: Eleri Owen
Llun clawr drwy garedigrwydd ITV/*O'r Galon*,
yn arbennig Sian Morgan Lloyd a Rhys Edwards
Lluniau eraill drwy garedigrwydd y teulu, Mel Parry ac Arwyn Roberts ac Eryl
Crump, papurau Trinity Mirror/*Daily Post*

Cyhoeddwyd gan Wasg Carreg Gwalch,
12 Iard yr Orsaf, Llanrwst, Dyffryn Conwy, Cymru LL26 0EH.
Ffôn: 01492 642031
e-bost: llyfrau@carreg-gwalch.cymru
lle ar y we: www.carreg-gwalch.cymru

Argraffwyd a chyhoeddwyd yng Nghymru

I Becky

Diolch i ti, Becky. Diolch am bob dim.
Dwi'n dy garu di fwy na wnei di byth wybod.

Rhagair

Mi ofynnodd Irfon i mi fyswn i'n sgwennu cyflwyniad i'w hunangofiant, ond erbyn hyn, a finna'n eistedd yma yn sgwennu hwn, mae fy Irfon annwyl wedi mynd am byth. Roedd o'n benderfynol o orffen y llyfr yma er mwyn i'w stori fod ar gof a chadw, yn gofnod o'i fywyd, ar gyfer ei blant yn arbennig.

Ym mis Ionawr 2014 roeddan ni'n byw bywyd i'r eithaf, y ddau ohonan ni'n gweithio ym maes iechyd meddwl plant a phobol ifanc, ac yn rhieni prysur i'n dau fab bach. Mewn amrant, lluchiwyd ein byd ben ucha'n isaf pan gafodd Irfon wybod bod canser y coluddyn arno a bod y cyflwr wedi datblygu cryn dipyn yn ei gorff, ac yntau'n ddim ond 43 oed.

Dyma hunangofiant gŵr cariadus, tad balch i bump a Chymro i'r carn. Treuliodd dros flwyddyn yn ei sgwennu, a chwblhaodd y gwaith o'i wely ddyddiau'n unig cyn ei farwolaeth. Mae'n stori bersonol iawn, ac ynddi mae Irfon yn trafod ei siwrne canser, ei blentyndod a'r profiadau a ddylanwadodd ar ei fywyd – y profiadau a wnaeth fy ngŵr yn ddyn mor ddewr a charismataidd. Mae *Hawl i Fyw* yn gofnod o'i fywyd a'i hiwmor, yn gofnod o'r gorfoledd a'r torcalon a ddaeth yn sgil y triniaethau a dderbyniodd, ac yn gofnod o'i ddewis i herio'r system wleidyddol yng Nghymru ar yr un pryd â chwffio canser.

Chwalwyd fy mywyd pan fu Irfon farw ar 30 Mai 2017 yn Ysbyty Gwynedd ym Mangor. Roeddan ni hapusaf pan oeddan ni efo'n gilydd, ac yn casáu bod ar wahân. Er bod brwydr Irfon wedi bod yn un gyhoeddus, mi ddaeth i ben yn breifat iawn, ac roeddan ni'n dau yn eistedd efo'n gilydd, yn dal dwylo'n gilydd, pan ddaeth ei anadl olaf.

Drwy gyfrwng ei eiriau o, a geiriau rhai a deithiodd ochr yn ochr â fo, dyma stori Irfon – dogfen o sut y daeth yn ysbrydoliaeth i gynifer ledled Cymru. Mae'n stori am sut y bu i gariad a gobaith ei gadw'n fyw yn groes i'r disgwyliadau, yn stori am ei frwydr i sicrhau'r hawl i fyw, ac yn brawf ei fod, er gwaethaf popeth, wedi llwyddo i wenu a mwynhau pethau bychain bywyd.

Fedra i ddim disgrifio'r balchder dwi'n deimlo o gael bod wedi treulio deng mlynedd hapus iawn efo Irfon. Roeddan ni'n bartneriaeth gryf a ffyddlon; fo oedd fy ffrind gorau a fy nghefnogwr mwyaf brwd, a byddai wastad yn dangos i mi faint roedd o'n fy ngharu.

Diolch i ti, Irfs, am bob dim. Caru ti am byth.

Rebecca Williams
Tachwedd 2017

Pennod 1

Diagnosis

Roedd dydd Llun, 28 Ionawr 2014 yn ddiwrnod niwlog, oer a llwyd. Ro'n i wedi bod yn disgwyl am alwad gan Meinir Williams, rheolwr adran lawfeddygaeth Bwrdd Iechyd Betsi Cadwaladr, a chanodd y ffôn ychydig ar ôl amser cinio.

'Mae'r doctor yn barod i dy gyfarfod di am bedwar o gloch prynhawn 'ma, Irfon,' meddai. 'Mae o isio rhoi'r diagnosis i ti.'

Gan 'mod i'n gweithio yn y byd meddygol fy hun, ro'n i'n gwybod y byddai Meinir yn ymwybodol o'r diagnosis, felly gofynnais iddi ddweud wrtha i yn y fan a'r lle. Gwrthododd, felly i fyny â ni yn syth bìn i swyddfa Meinir yn Ysbyty Gwynedd.

Profiad rhyfedd oedd cerdded i'r swyddfa. Mi welis i ddwy neu dair o ferched ro'n i'n eu nabod – cydweithwyr i Meinir – a dwi'n amau eu bod nhw'n ymwybodol o'r hyn ro'n i ar fin ei glywed. Roedd Becky, fy ngwraig, a finna'n nabod Meinir yn dda, a chwarae teg iddi, wnaeth hi ddim mwydro a trio bod yn glên cyn trafod y busnes pwysig, ac yn syth ar ôl i ni eistedd, dywedodd Meinir beth yn union oedd y diagnosis.

'Irfon, mae gen ti *advanced bowel cancer* a metastases yn yr iau.'

Roedd y geiriau'n teimlo fel tasan nhw wedi taro 'ngwyneb i efo padell ffrio. Mi ges i andros o fraw, fel 'tasa amser wedi rhewi am eiliad neu ddwy, ond i fod yn hollol onest, wn i ddim pam y ces i gymaint o fraw, achos doedd y newyddion ddim yn annisgwyl.

Ro'n i wedi bwriadu cyfarfod Yvonne Harding, fy rheolwr yn y gwaith, y prynhawn hwnnw ar ward y plant yn yr ysbyty, ond ffoniodd Meinir hi cyn hynny, a rhuthrodd yn syth ata i i'r adran lawfeddygaeth. Rhegodd pan glywodd y newyddion, cyn dweud, *'it's not good news then!'*. Fel y bysach chi'n disgwyl, roedd Becky yn ei dagrau, ond wnes i ddim crio am ryw reswm – roedd Meinir, Becky ac Yvonne yn meddwl 'mod mewn sioc, ond mewn gwirionedd ro'n i'n teimlo fel tasa gen i afael reit dda ar y sefyllfa. Roedd cael cadarnhad o'r diagnosis yn rhyddhad a dweud y gwir, ac yn llawer haws na'r teimlad ofnadwy o ddisgwyl am y canlyniad. O leia rŵan ro'n i'n gwybod be oedd y broblem, ac yn barod i ddysgu be oedd yn bosib ei wneud am y peth.

Erbyn pedwar o'r gloch roeddan ni yn Ysbyty Llandudno. Chwarae teg iddi, roedd Meinir wedi trefnu i'n cyfarfod ni yno, ac ymhen ychydig ymunodd yr ymgynghorydd, Mr Satish Bhalerao, â ni i gadarnhau'r hyn roedd Meinir wedi'i ddweud yn gynharach yn y pnawn. Yn yr amser byr ers iddo ddysgu ein bod ni ar y ffordd ato, roedd o wedi llwyddo i drafod fy achos efo'r meddygon canser ac wedi trefnu apwyntiad i mi efo nhw bythefnos yn ddiweddarach ar uned Alaw yn Ysbyty Gwynedd.

Esboniodd Mr Bhalerao y byswn i angen cwrs o cemotherapi i ddechrau, a chwrs o radiotherapi ar ei ôl o, cyn y bysan nhw'n ystyried llawdriniaeth. Roedd y neges, felly, yn un bositif. Mewn ffordd, roedd y cyfarfod hwnnw'n ddiweddglo i fis anodd iawn o chwilio am atebion, delio efo symptomau a mynd drwy brofion annifyr, ac ro'n i'n ddiolchgar iawn i Mr Bhalerao am wneud amser i'n cyfarfod ni – ac i Meinir, wrth gwrs, am ei chefnogaeth.

Mae'n well i mi fynd â chi yn ôl ryw fymryn rŵan, i fis Rhagfyr 2013, i chi gael y cefndir i gyd. Ro'n i, Becky a'r hogia, Siôn Arwyn a Ianto Huw, ar wyliau byr yn Center Parcs i fyny yn Cumbria – cyfle i ni ymlacio fel teulu cyn bwrlwm y Dolig ac, wrth gwrs, i gael seibiant o'r gwaith. Yn ddiweddar, roedd mwy a mwy o bwysau arna i yn fy ngwaith yn Rheolwr Gwasanaethau Iechyd Meddwl Plant a Phobol Ifanc o fewn Bwrdd Iechyd Betsi

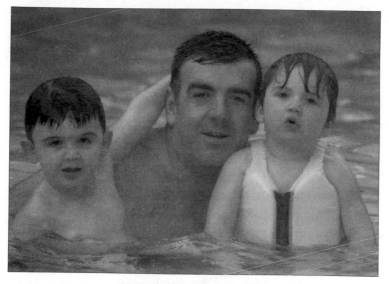

Fi a'r hogia yn Center Parcs

Cadwaladr, a sawl un wedi dweud wrtha i nad o'n i'n edrych yn
dda – bod golwg wedi blino arna i. Tra oeddan ni yn Center
Parcs mi ddechreuais deimlo'n anghyfforddus a rhwym ac
roedd gen i boen yn fy mol. Er 'mod i'n mynd yn ôl ac ymlaen
i'r toiled yn aml iawn, doeddwn i ddim yn cael llawer o hwyl
arni – oedd yn brofiad hollol newydd i mi. A dweud y gwir,
roedd mynd i'r toiled yn destun ffrae yn aml wrth i mi dyfu fyny
gan 'mod i'n arfer chwarae'r hen dric hwnnw o fynd i'r lle
chwech yn union ar ôl amser bwyd yn hytrach nag aros i helpu
i olchi'r llestri!

Dwi'n cofio sgwrsio am y peth efo Becky ar ôl i'r hogia fynd
i'w gwlâu, ac mi gytunon ni mai arwydd o straen oedd o,
oherwydd fy sefyllfa yn y gwaith ar y pryd. Mi wnaethon ni
drafod canser hefyd, a pherswadio'n hunain fod hynny'n
amhosib gan nad oeddwn i'n dangos arwyddion o'r symptomau
amlwg megis gwaedu.

Ar ôl cyrraedd adra o Center Parcs mi drefnais apwyntiad efo'r meddyg. Locum welais i, chydig ddyddiau'n ddiweddarach – dynes glên iawn oedd yn gytûn mai straen oedd yr eglurhad mwya tebygol. Ond jyst i fod yn saff, trefnodd brofion gwaed i mi, a gofyn i mi roi sampl o faw. I ffwrdd â fi efo presgripsiwn am *laxative*, i fy helpu i gyflawni'r dasg.

Gwibiodd wythnos heibio yn weddol sydyn, ac yn ôl â fi i weld y meddyg eto. Roedd y profion i gyd yn iawn a dim byd i'w weld o'i le, ond doedd y ffisig carthu ddim wedi helpu rhyw lawer felly dyma ddyblu'r dos ac adra â fi! Erbyn hyn, ro'n i'n cael fy ngweithio, ond roedd y teimlad o fod yn rhwym yn dal i fod yno. Yn ddiweddarach, mi ddysgais mai'r tiwmor yn y coluddyn oedd yn creu'r teimlad o fod angen mynd i'r toiled, felly mewn gwirionedd doedd bod yn rhwym ddim yn gymaint o broblem ag ro'n i wedi meddwl. Aeth y Dolig heibio'n ddiffwdan – mi gawson ni hwyl fel arfer, ac mi lwyddais i anghofio am fy nhrafferthion, fwy neu lai.

Roedd y meddyg isio 'ngweld i unwaith eto yn ystod wythnos gyntaf Ionawr, er mwyn asesu unrhyw newid yn fy nghyflwr. Ro'n i'n dioddef o boen yn fy mrest ac yn fy ochr erbyn hynny, oedd reit ddrwg ar adegau. Mi ges i brawf ECG, sef prawf ar fy nghalon, gan nyrs, ond roedd canlyniadau hwnnw'n iawn, felly penderfynwyd fy ngyrru fi i'r ysbyty am sgan. Ychydig ddyddiau'n ddiweddarach, mi ges i lythyr yn cadarnhau apwyntiad yn yr adran Pelydr X.

Wrth gwrs, ro'n i erbyn hynny wedi mynd yn ôl i 'ngwaith ac wedi sôn wrth fy rheolwr, Yvonne, 'mod i'n cael y profion. Roedd hi'n gefnogol dros ben, ac wedi fy sicrhau nad oedd angen i mi boeni o gwbwl am waith. Ar fore'r sgan – dydd Iau oedd hi – ro'n i angen bod mewn cyfarfod yn Wrecsam erbyn naw o'r gloch y bore. Gyrrais fy ymddiheuriadau; erbyn hynny dwi'n siŵr bod y tîm yno'n amau fod rwbath o'i le, a finna wedi methu sawl cyfarfod bellach, a phawb yn ymwybodol 'mod i fel rheol yn gydwybodol. Ond ar y pryd, doedd dim ots gen i am waith (oedd yn deimlad rhyfedd), gan fod sortio fy iechyd yn llawer pwysicach. Er 'mod i'n mynd i'r gwaith, doedd fy nghalon ddim ynddo.

Mi ges i sgan *ultrasound* o 'mol, a dwi'n cofio gofyn i'r ddynes oedd yn gweithio'r peiriant a oedd hi'n medru gweld rwbath amheus. Ei hateb, yn reit syml, oedd, '*your GP will contact you with the results*'. Er 'mod i'n gwybod yn iawn nad ydi'r staff yn cael rhoi canlyniadau yn ystod y prawf, roedd gen i ryw deimlad drwg am y peth. Ro'n i yn llygad fy lle, ac o fewn munudau i mi gyrraedd yn ôl yn y swyddfa ym Mangor, ychydig dros hanner awr ar ôl y sgan, mi ges i alwad ffôn gan dderbynnydd o'r feddygfa. Roedd y meddyg isio 'ngweld i am bedwar o'r gloch y pnawn hwnnw – yn amlwg, roedd canlyniad y sgan wedi cyrraedd yn barod, a dyfalais mai newyddion drwg oedd yn aros amdana i.

Dwi'n cofio bod y meddyg wedi synnu fy ngweld i yno heb rywun i 'nghefnogi, ond roedd gan Siôn apwyntiad yn yr ysbyty y diwrnod hwnnw, a Becky wedi mynd â fo. Felly ro'n i ar fy mhen fy hun yn dysgu bod y sgan wedi dangos rwbath ar yr iau ac ar fy aren dde. Roedd dau *lesion* ar yr iau ac un ar yr aren. Gofynnais y cwestiwn amlwg: be oeddan nhw? Heb ymrwymo i ddim byd, dywedodd y meddyg fod angen edrych ar bob posibilrwydd a bod canser yn amlwg yn un o'r rheini.

Teimlais y dagrau'n dechrau cronni – nid oherwydd y newyddion a be oedd hynny'n ei olygu i mi, ond wrth feddwl am sut y byddai'n effeithio ar Becky a fy rhieni. Cyn mynd i mewn i'r car, ffoniais Becky i ailadrodd y newyddion. Wrth gwrs, roedd hi wedi ypsetio, a finna'n ei chael hi'n amhosib dal y dagrau'n ôl hefyd. Gyrrais yn syth adra ati, a mor braf oedd teimlo'i breichiau'n gafael amdana i'n dynn. Mi gawson ni sgwrs hir, a phenderfynu aros yn bositif nes ein bod yn gwybod i sicrwydd be oedd yn bod. Beth bynnag fyddai'r sefyllfa, mi fyddai'r ddau ohonan ni'n cwffio efo'n gilydd.

Y noson honno ffoniais fy ffrind Big Kev, sy'n radiograffydd profiadol iawn. Roedd Kev yn onest efo ni, chwarae teg iddo fo, gan ddweud bod canser yn bosibilrwydd, wrth gwrs, ond y gallai'r *lesions* fod yn greithiau o ganlyniad, efallai, i flynyddoedd o chwarae rygbi neu ddamwain car y bues i ynddi efo Mam ac Arwyn, fy mrawd, pan o'n i'n ddeg oed.

Cyfeiriodd y meddyg fi ar frys i adran lawfeddygaeth yr ysbyty, ac roedd hynny'n golygu y byswn i'n cael llythyr apwyntiad o fewn pythefnos. Er nad ydi hynny'n swnio'n amser hir, roedd o'n rhy hir o lawer ar y pryd, a dwi wedi dysgu o'r profiad hwnnw mai disgwyl ydi un o'r pethau anoddaf i'w wneud. Gadewais i Yvonne wybod na fyswn i yn fy ngwaith yn rheolaidd am sbel, nes y byswn i wedi cael gwybod yn union be oedd fy sefyllfa.

Penderfynais fanteisio ar y ffaith 'mod i wedi gweithio yn y Gwasanaeth Iechyd am flynyddoedd. Doedd arna i ddim ofn cwestiynu a churo drysau i chwilio am atebion, ac ro'n i yn Ysbyty Gwynedd cyn 10 y bore wedyn, yn chwilio am ystafell ysgrifenyddesau'r adran. Gwelais Gail, merch ro'n i'n ei nabod ar ôl gweithio efo hi flynyddoedd ynghynt, a esboniodd i mi mai'r drefn oedd i'r meddygon drafod y *referral* ac wedyn penderfynu pwy fysa'n delio efo'r achos. Doeddan nhw ddim i fod i gyfarfod tan yr wythnos ganlynol, ond gan ei bod yn gweld pa mor bryderus o'n i, cymerodd Gail fy rhif ffôn gan ddweud y bysa hi'n siarad efo'r cydlynydd.

Ymhen llai nag awr mi ges i alwad gan y cydlynydd hwnnw, yn dweud bod y llawfeddyg, Mr Bhalerao, wedi cytuno i gymryd fy achos, ac y bysa fo'n gyrru apwyntiad i mi. Ro'n i'n ddiolchgar dros ben iddi, ac i'r meddyg – ond am ryw reswm, ac yn groes i fy natur i fod yn onest, ro'n i fel dyn gwyllt, ar dân isio sortio popeth allan. Rŵan 'mod i'n gwybod enw'r meddyg fyddai'n fy nhrin, mi es yn ôl i'r ysbyty i gyflwyno fy hun i'w ysgrifenyddes, gan ymddiheuro am fod mor ddigywilydd, a gofyn pryd fysa'r apwyntiad. Gan nad oedd hi wedi cael cyfle i drafod efo Mr

Bhalerao allai hi ddim rhoi ateb, medda hi, ond byddai'n rhoi caniad i mi yn hwyrach yn y pnawn.

Daeth diwedd y pnawn a finna heb glywed dim, felly i fyny â fi eto i chwilio am atebion. Pan gyrhaeddais swyddfa Mr Bhalerao roedd y drws yn agored, a'r dyn ei hun yn eistedd yng nghornel yr ystafell, yn edrych yn syn arna i! Ar ôl sgwrs fer, trefnodd i 'ngweld i ar y dydd Iau canlynol am ymgynghoriad llawn, ac awgrymais y bysa'n syniad iddo fo ordro'r sganiau angenrheidiol yn y fan a'r lle, *to get the ball rolling*, fel petai. Cafodd dipyn o sioc, dwi'n siŵr, 'mod i mor ddigywilydd, ond cytunodd i wneud hynny. Estynnodd ffurflen, ysgrifennodd fy manylion a beth oedd ei angen arni, ac i ffwrdd â fi i haslo staff yr adran Pelydr X!

Daeth yr apwyntiad am sgan yn sydyn iawn, ond cyn hynny roedd yn rhaid gweld Mr Bhalerao. Daeth Becky efo fi i'r apwyntiad hwnnw, yn Adran Cleifion Allanol Ysbyty Gwynedd. Taswn i'n gwybod be oedd o 'mlaen i yn fanno mi fyswn i wedi rhedeg i ffwrdd nerth fy nhraed! Roedd Mr Bhalerao angen fy asesu, felly gofynnodd i mi egluro fy symptomau. Esboniais y cwbl – erbyn hyn ro'n i wedi dechra colli pwysau hefyd. Pwysodd a gwthiodd fy mol, a datgan bod gen i hernia. Am ychydig eiliadau dwi'n cofio meddwl mai dyna'r cwbwl oedd y broblem, ond cyd-ddigwyddiad oedd hynny, wrth gwrs.

Roedd rhan nesaf yr ymchwiliad yn annifyr a dweud y lleia. Gofynnodd Mr Bhalerao i mi orwedd ar fy ochr a chodi 'nghoesau i fyny at fy mrest. Esboniodd y bysa fo'n rhoi jel oer ar fy mhen ôl, oedd yn deimlad braidd yn anghyfforddus. Rhoddodd fys (neu fysedd – wn i ddim) yn fy mhen ôl, ac ro'n i'n falch iawn ohona i fy hun am ymdopi mor dda efo'r driniaeth. Ond pan welais y nyrs yn agor paced a thynnu'r teclyn mwyaf erchyll i mi ei weld erioed ohono, bu bron i mi â llewygu! Roedd yn amlwg be oedd ar droed, a chyn i mi droi rownd roedd y teclyn hir, gwyn, wedi diflannu i le na welodd yr haul erioed! Bu bron iawn i mi neidio, a dwi'n siŵr 'mod i wedi gwneud synau dychrynllyd. Dwi'n cofio Becky'n gofyn i mi o'n i'n iawn, drosodd a throsodd. Rhybuddiodd Mr Bhalerao fi y byswn i'n teimlo rhyw dynnu reit boenus ... doedd o ddim yn dweud celwydd!

Ar ôl yr archwiliad, dywedodd ei fod o wedi gweld rwbath nad oedd o'n hoff o'i olwg o, ond ei fod wedi methu cymryd sampl digon da ohono. Bu bron i mi lewygu pan gyhoeddodd y bysa'n rhaid i mi fynd i'r adran endosgopi y prynhawn wedyn i gael archwiliad camera brys, ac er mwyn iddo gael tynnu sampl digonol o beth bynnag yr oedd wedi'i weld. Er nad oedd Mr Bhalerao wedi cadarnhau mai canser oedd o, roedd yn weddol amlwg i mi mai dyna oedd o. Ro'n i'n falch iawn o weld wyneb clên, cyfarwydd yn dod drwy'r drws – Lowri, sy'n Nyrs Arbenigol y Coluddyn, yn dod â phaned o de i mi.

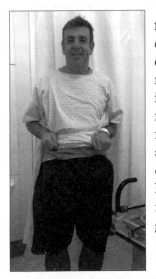

Y trôns deniadol

Y diwrnod wedyn aeth Becky a finna i fyny i'r adran endosgopi yn bryderus, ac eistedd mewn ystafell aros reit ddigroeso. Daeth nyrs i gymryd fy manylion ac esbonio'r broses yn glir iawn i mi, a rhoddodd bâr o'r trôns mwya hurt a welais i erioed yn fy llaw, rhai mawr glas efo twll yn y cefn, yn amlwg er mwyn caniatáu mynediad i'r camera. Gwisgais ryw fath o goban hefyd, un oedd yn cau yn y cefn, ond cyn rhoi'r trôns amdanaf roedd yn rhaid i mi gael *enema*. Gan fod y nyrs yn fy nabod i (rwbath oedd yn digwydd yn aml gan 'mod i wedi gweithio yn Ysbyty Gwynedd am flynyddoedd lawer) gofynnodd o'n i'n hapus iddi hi roi'r enema i mi. Wrth gwrs, doedd gen i ddim gwrthwynebiad, yn enwedig ar ôl iddi ddweud ei bod wedi ei gynhesu'n neis i mi.

Os ydach chi wedi cael *enema* erioed, mi fyddwch chi'n

ymwybodol pa mor anodd ac annifyr ydi dal y fath beth i mewn am gyfnod byr, heb sôn am chwarter awr! Dwi'n meddwl 'mod i wedi para tua deng munud, ac mae'n rhaid i mi gyfadda bod cael fy ngweithio mor dda, ar ôl wythnosau o eistedd ar y toiled hyd syrffed, yn deimlad braf iawn! Mi ges i gynnig cyffur i 'ngwneud i'n gysglyd, ac o ystyried profiad y diwrnod cynt ro'n i'n awyddus iawn i'w dderbyn.

I ffwrdd â fi felly i'r ystafell driniaeth lle roedd dau feddyg a thîm o nyrsys yn disgwyl amdana i. Arhosodd Becky yn yr ystafell aros. Erbyn hynny, doedd y meddygon ddim yn teimlo 'mod i angen y cyffur i 'ngwneud i'n gysglyd wedi'r cwbwl, a chytunais i hynny, gan fod *gas and air* ar gael petawn i mewn poen.

Dwi'n falch iawn o gael dweud nad oedd y camera hanner mor anghyfforddus â thriniaeth y diwrnod cynt. Er hynny, doedd o ddim yn brofiad neis iawn. Edrychais o 'nghwmpas wrth i'r meddyg fwrw iddi, a gweld nyrs dan hyfforddiant o'r enw Lois yn sefyll wrth f'ymyl.

'Dwi'n ych cofio chi'n darlithio i mi yn y Brifysgol llynedd,' medda hi wrtha i – ac roedd y drafodaeth gawson ni am hynny yn brofiad reit swreal o gofio bod gen i gamera ar ben draw peipan i fyny 'mhen ôl ar y pryd!

Ar ddiwedd y prawf doedd Mr Bhalerao, unwaith eto, ddim am gadarnhau unrhyw beth, ond mi wnaeth o gyfaddef nad oedd yr hyn welodd o yn normal. Mi ges i fy hebrwng i ystafell i ymlacio lle roedd Becky'n disgwyl amdana i. Yn ystod y prawf, roedd Mr Bhalerao wedi gorfod pwmpio aer i mewn i'r coluddyn (oedd yn deimlad anghyfforddus iawn), ac wrth reswm, roedd yn rhaid i hwnnw fynd i rywle. Meddyliwch amdana i, yn fy nhrôns mawr glas a 'nghoban, efo andros o boen yn fy mol, bron â marw isio torri gwynt. Ar hyd fy oes mae'r merched yn fy mywyd – yn enwedig Mam a Becky – wedi troi'u trwynau arna i pan fyddwn i'n torri gwynt, ond agwedd dra gwahanol oedd gan y nyrsys. Roeddan nhw, a Becky i'w canlyn, yn fy annog i wneud, a wna i byth anghofio geiriau un nyrs: 'Tara rech iawn a fyddi di'm 'run un!' Setlodd popeth i lawr yn o lew ar ôl hynny, ac i ffwrdd â ni am adra.

Yr wythnos wedyn ro'n i i gael sgan CT – y cyntaf o nifer. Mae'n rhaid i mi ddweud, dwi wedi cael fy nhrin yn arbennig gan staff adran Pelydr X Ysbyty Gwynedd, ac wedi edmygu'r gofal a roddwyd i'r cleifion eraill yn ogystal. Ar ôl y sgan dwi'n cofio gweld hen ffrind i mi, Nerys Haf, sy'n gweithio ym maes canser, a ofynnodd i mi be o'n i'n wneud yno. Dywedais yr hanes wrthi. Yn annisgwyl, dechreuodd Nerys grio, a 'dwn i ddim pam, ond dechreuais inna grio efo hi. Dyna lle roedd y ddau ohonan ni am ychydig funudau, yn cofleidio'n gilydd yn ein dagrau. Roedd hynny'n brofiad therapiwtig iawn a dweud y gwir – er bod Nerys druan yn teimlo'n reit wirion wedyn.

Cyrhaeddodd canlyniadau'r profion swyddfa Mr Bhalerao yr wythnos ganlynol, yn barod iddo roi'r diagnosis i ni.

* * *

Wedi'r diagnosis, roedd y dasg o siarad efo teulu a ffrindiau yn un anodd. Yn amlwg, roedd Mam a Clive (ei gŵr), Dad, rhieni Becky, a Gary, fy ffrind gorau, wedi bod yn gefn i ni, ac roeddan ni wedi rhannu'r cwbwl efo nhw, gam wrth gam. Er hynny, roedd derbyn y diagnosis yn anodd iawn iddyn nhw i gyd. Ro'n i'n teimlo dros fy rhieni gan eu bod wedi colli un mab yn barod, sef fy mrawd Arwyn – mae marwolaeth yn tueddu i neidio i flaen y meddwl wrth drafod canser, yn tydi? Roedd pawb wedi ypsetio'n lân, ond ro'n i'n awyddus i'w hannog i fod mor bositif â phosib gan fod Becky a finna'n benderfynol mai dyna'r unig ffordd y gallen ni ddelio efo'r sefyllfa.

Ond roedd tasg anodd arall o 'mlaen i. Y bore wedyn, bu'n rhaid i mi ffonio fy nghyn-wraig, Lisa, er mwyn trafod sut i siarad efo – a chefnogi – fy nhri plentyn hŷn, Lois, Owen a Beca.

Ers i ni wahanu dodddan ni ddim wedi medru cyfathrebu efo'n gilydd yn dda iawn o gwbwl, yn anffodus, ond roedd hi'n bwysicach byth rŵan ein bod ni'n siarad, er lles y plant. Roedd yr hyn oedd gen i i'w ddweud yn amlwg yn sioc enfawr iddi, a gofynnodd fysa hi'n cael fy ffonio yn ôl. Tua deng munud wedyn mi gawson ni sgwrs ynglŷn â sut i dorri'r newyddion i'r tri. Ro'n i'n awyddus iddyn nhw gael gwybod cyn gynted â phosib rhag iddyn nhw glywed gan neb arall, a chytunodd Lisa i ddweud wrthyn nhw y noson honno ar ôl i'r tri gyrraedd adra o'r ysgol a'r coleg. Mi ges i sgwrs arall efo hi drannoeth, ac esboniodd bryd hynny fod y plant wedi ypsetio'n lân, fel y disgwyl. Trefnais i fynd â nhw allan am de y noson honno, gan ei bod hi'n bwysig

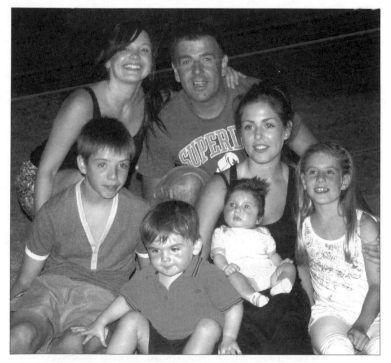

Becky a finna efo'r plant i gyd yn Awst 2011

iddyn nhw weld nad o'n i wedi newid dim. Ro'n i isio iddyn nhw weld fy mod i'n meddwl yn bositif – a bod y Dad oedd yn dweud a gwneud pethau gwirion yn dal i fod mor *embarrassing* ag erioed!

Pan es i i'w casglu nhw mi ges i'r croeso arferol. Eglurais yn fras 'mod i wedi cael profion cyn y diagnosis, gan gynnwys camera i fyny fy mhen ôl. I ysgafnhau'r sefyllfa dechreuais jocian am doriadau ariannol yn y Gwasanaeth Iechyd oedd yn golygu 'mod i wedi gorfod mynd â 'nghamera fy hun efo fi (a hwnnw'n glamp o gamera) ond nad oedd angen iddyn nhw boeni achos 'mod i wedi ei sychu o wedyn efo *baby wipes*! Doedd Owen a Beca, oedd yn 16 ac 13 ar y pryd, ddim isio gofyn unrhyw gwestiynau ond roedd Lois, oedd yn ddeunaw oed, yn ysu isio cael gwybod bob dim. Mi driais i bwysleisio pa mor bwysig oedd hi iddyn nhw rannu eu pryderon, ac y byswn i ar gael i ateb cymaint â phosib o'u cwestiynau.

Roedd siarad efo ffrindiau yr un mor anodd. Mi ffoniodd Becky rai o'n ffrindiau ni, ac mi ddeudis i'r cwbwl wrth ddau gyfaill agos – Alan Owen a John Burns – gan ofyn iddyn nhw basio'r neges ymlaen i weddill y criw. Dwi'n cofio ffonio Robbie, ffrind i mi er pan oeddan ni'n 13 oed, a chyd-chwaraewr rygbi. Dipyn o gês ydi Robbie, o hyd yn chwarae triciau a herian, felly ar ôl dweud wrtho am y diagnosis mi ofynnais iddo oedd o'n gwybod am siopau wigs da, erbyn y cyfnod pan fyswn i'n colli fy ngwallt. Wnaeth o ddim gweld y peth yn ddoniol, a'r bore wedyn roedd fy nagrau inna'n llifo wrth i mi ddarllen llythyr roedd Robbie wedi ei bostio drwy'r drws i mi. Wedi dweud hynny, mae hiwmor Robbie a'i frawd, Richie, wedi bod yn chwa o awyr iach, a'r ddau wedi bod yn gefnogol dros ben.

Er i mi fod yn bositif y rhan fwyaf o'r amser roedd cyfnodau anodd hefyd. Wnes i ddim crio rhyw lawer, heblaw yng nghwmni Becky, ond weithiau byddai fy meddwl yn troi at bethau tywyll iawn. Yn y nos roedd hynny waethaf – yn gorwedd yn fy ngwely, yn methu cysgu ac yn dychmygu be fysa'n digwydd petawn i'n marw. Fysa'r plant yn iawn? Sut fysa Lois, Owen a Beca yn ymdopi? Fysa Siôn a Ianto yn fy nghofio gan eu bod mor ifanc? Sut fysa Becky yn cario ymlaen hebdda i? Pa effaith fysa'r peth yn ei gael ar fy rhieni? Ro'n i'n trio perswadio fy hun y bysa pawb yn iawn, bod Becky'n fwy nag abl i edrych ar ôl yr hogia ac y bysa hi'n adrodd hanesion amdana i wrthyn nhw am byth ... ac wrth gwrs, roedd cannoedd o luniau ohona i iddyn nhw edrych yn ôl arnynt. Ella bysa Dad yn stryglo i gychwyn, ond mi fysa Becky yn cadw'r cysylltiad rhyngddyn nhw, a fynta'n deall pa mor bwysig i mi ydi ei berthynas efo Siôn a Ianto, yn arbennig. Mi fysa Clive yn gefn i Mam ac mi fysa hitha hefyd yn dallt 'mod i isio iddi fod yno i'r plant i gyd. Mae gan Mam griw o ffrindiau da iawn a dwi'n gwybod y bysan nhw'n gefnogol iawn ohoni, fel y maen nhw wedi bod tra 'mod i'n sâl.

Dwi hefyd yn cofio meddwl am fy angladd, am ryw reswm - meddwl na fyswn i isio iddo fod yn achlysur trist – sydd yn amlwg yn beth hurt i'w feddwl. Pa gerddoriaeth fyswn i isio? Lawrlwythais rai o'm hoff ganeuon a meddwl pa rai fysa'n addas ac yn gwneud i bobol wenu wrth gofio amdana i. Mi fyswn i'n cael un emyn, ella – a 'Calon Lân' fysa'r un amlwg. Roedd meddwl fel hyn yn gwneud i mi wenu gan fod rhai o'm syniadau yn hollol anaddas. Doeddwn i ddim yn barod i farw chwaith, a phan ystyriwn hynny byddai'r agwedd bositif yn cymryd drosodd, a finna wedyn yn gallu disgyn i gysgu yn weddol hawdd.

*   *   *

Ymhen dim, roedd negeseuon yn dod acw rif y gwlith - ar y ffôn, e-bost, cardiau, llythyrau ac yn y blaen. Roedd yn anhygoel faint o bobol oedd yn cysylltu efo fi, ac yn cynnig eu cefnogaeth.

Yn fuan, mi ges i apwyntiad efo Chas, Nyrs Arbenigol Cemotherapi Ysbyty Gwynedd, a bu i Manon Ogwen, un o reolwyr uned ganser Alaw, a ffrind i mi, ddod i'n cyfarfod ni yn yr uned ar yr un pryd. Roedd Chas yn andros o glên ac yn bwynt cyswllt pwysig yn y dyddiau cynnar. Roedd o'n arbennig o dda am ddisgrifio be oedd am ddigwydd i mi, effaith y cyffuriau ac yn y blaen. Aeth â ni o gwmpas yr uned i weld lle fyswn i'n cael y driniaeth, a 'nghyflwyno fi i rai o'r nyrsys oedd am fod yn edrych ar fy ôl. Roedd pawb i weld yn gyfeillgar iawn a'r awyrgylch yno yn llawer ysgafnach na'r disgwyl. Ro'n i'n teimlo'n lot hapusach ar ôl clywed manylion y driniaeth, ac yn awyddus i ddechrau arni, ond roedd un peth pwysig iawn roedd angen ei wneud cyn hynny.

Er bod Becky a finna efo'n gilydd ers tro, a bod y ddau fach ganddon ni, doeddan ni ddim wedi cael amser i drafod priodi. Ro'n i wedi bwriadu gofyn i Becky fy mhriodi i y Pasg hwnnw beth bynnag, ond roedd y ddau ohonan ni'n gytûn ein bod ni'n awyddus i wynebu'r frwydr o'n blaenau fel gŵr a gwraig. Ar ôl trafod, penderfynodd Becky a finna drefnu priodas dawel yn y swyddfa gofrestru efo'r plant, ein rhieni a'n ffrindiau pennaf yn dystion. Y broblem efo hyn, wrth gwrs, oedd y bysa nifer fawr o bobol sy'n bwysig i ni yn cael eu gadael allan – yn bennaf, nain a taid Becky, neu Nana a Daido fel mae hi'n eu galw. Er eu bod nhw'n tynnu at eu nawdegau maen nhw'n iach iawn, ac mae Siôn a Ianto wedi cael y fraint o ddatblygu perthynas agos efo'u hen nain a taid. Rydw inna hefyd yn meddwl y byd ohonyn nhw. A doedd rhieni Becky, Dylan a Glenna, ddim am adael i'w hunig ferch briodi heb gael diwrnod i'w gofio, felly tyfodd maint y briodas.

Doedd dim llawer i mi ei wneud heblaw gwahodd teulu, prynu siwt a dewis gwas priodas. Un peth oedd ar goll, sef y noson Stag – a diolch byth am hynny! Am flynyddoedd, ro'n i wedi bod ar lawer o dripiau Stag efo ffrindiau, yn bennaf yr hogia rygbi, a fy rôl i bob tro oedd bod yn farnwr mewn cwrt hurt yn cosbi pobol am dorri rheolau gwirion, er enghraifft yfed efo'r llaw chwith yn unig. Byddai'r priodfab ei hun, druan, yn cael ei wisgo i fyny yn y gwisgoedd mwya doniol ... a dwi'n siŵr y bysa llawer o'r hogia wedi gwirioni 'ngweld i'n gorfod diodde'r un driniaeth.

Yn ystod y cyfnod hwnnw ro'n i adra'n edrych ar ôl Siôn a Ianto tra oedd Becky allan efo'i mam yn trefnu'r briodas. Aeth Becky a finna i Gaer y pnawn dydd Llun cyn y briodas i brynu siwt i mi, ond ar ôl cyrraedd y siop a thrio'r siwtiau amdanaf doedd 'run ohonyn nhw'n siwtio. Roeddan nhw i gyd yn rhy hir, yn rhy fyr neu'n rhy llydan. Roedd un o weithwyr y siop yn hofran o'n cwmpas ni efo tâp mesur rownd ei wddw, yn niwsans braidd, a dweud y gwir. Mynnodd y bysa modd altro unrhyw siwt i ffitio, ond pan esboniais iddo 'mod i'n priodi ar y dydd Iau canlynol edrychodd arna

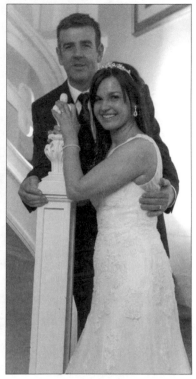

Diwrnod ein priodas

i yn reit flin. 'Well, that's ridiculous, you've left it far too late,' meddai. Doedd y creadur ddim yn gwybod lle i droi pan ddechreuodd Becky grio, a finnau'n esbonio'r rheswm iddo!

Ro'n i'n sicr o'r dechrau mai fy ffrind gorau, Gary, fyddai fy ngwas priodas, ac mi brynodd yntau yr un siwt â fi i ni gael edrych yn ddel yn y lluniau! Roedd angen ffotograffydd hefyd, ac roedd Mel Parry, un o fy ffrindiau yng Nghlwb Rygbi Benllech lle bûm yn hyfforddwr am sbel, yn ffotograffydd proffesiynol. (Un o'r pethau da am chwarae rygbi ydi bod rhywun yn gwneud ffrindiau am oes, a bod pobol o bob math a galwedigaeth yn cyd-chwarae'n gyfforddus.) Er bod ei ddyddiadur yn llawn aeth

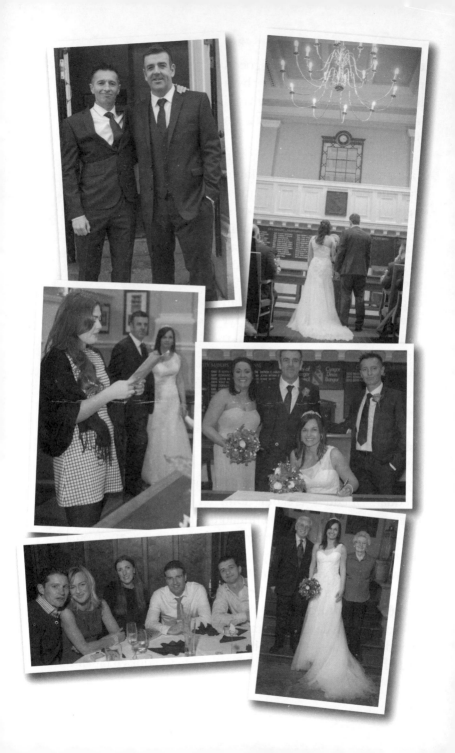

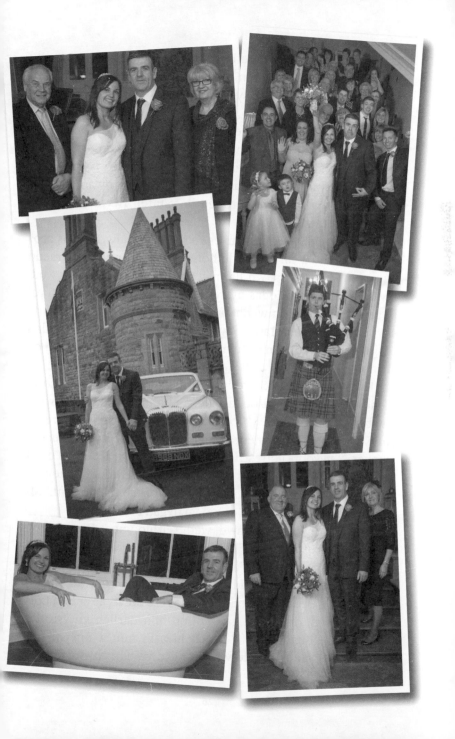

allan o'i ffordd i drefnu petha fel y gallai fod yno, a thynnodd luniau gwych i ni. Ro'n i'n teimlo'n falch ohona i fy hun am gyflawni fy nhasgau – cyn sylweddoli pa mor brysur oedd Becky yn y cyfamser!

Ro'n i'n hyfforddi tîm ieuenctid yng Nghlwb Rygbi Bangor, ac ar y pwyllgor. Mi ges i alwad un diwrnod gan un o aelodau'r tîm cyntaf yno, Wally (Gwyddel oedd yn chwarae'r *bagpipes*) yn cynnig chwarae yn y briodas, a derbyniais. Mi chwaraeodd yn fendigedig wrth i bawb gerdded i'r ystafell fwyta ym Mhlas Rhianfa, chwarae teg iddo.

Y noson cyn y briodas, mi es i a'r hogia i Dalwrn i aros dros nos hefo Mam a Clive. Roedd bore 6 Chwefror wedi cyrraedd yn sydyn iawn, ac mewn llai nag wythnos roedd Becky wedi llwyddo i drefnu priodas hyfryd, ac ro'n i'n benderfynol o roi popeth i un ochr a mwynhau ein diwrnod mawr. Gwisgais fy siwt a helpu Siôn a Ianto i wneud yr un peth. Roedd y ddau ohonyn nhw wedi cynhyrfu'n lân ac yn ffansïo'u hunain yn eu siwtiau a'u dici-bôs.

Pan gyrhaeddais Swyddfa Gofrestru Bangor dwi'n cofio meddwl pa mor smart oedd y lle, a pha mor braf oedd gweld pawb yno. Roedd Mel, y ffotograffydd, wedi treulio'r bore yn ein tŷ ni efo Becky, ei rhieni a Sarah, ei morwyn briodas, a daeth i mewn i'r swyddfa gofrestru jest cyn i Becky gyrraedd. Tra oedd pawb yn setlo yn eu seddi daeth ata i gan ddweud, 'Mae hi'n edrych yn biwtiffwl mêt, *punching well above your weight.*' Mi wnes i faddau iddo fo, gan ei fod yn llygad ei le.

Roedd Steve, fy llysfrawd, wedi teithio yno o Frwsel efo'i fab hynaf, Gruff, oedd yn chwech oed ar y pryd. Yn anffodus roedd ei bartner, Tracey, a'u dau fab arall, Gwion ac Osian, wedi methu dod draw oherwydd bod brech yr ieir ar Gwion. Roedd Lois, Owen a Beca wedi dod i'r briodas efo Steve, ac er bod Lois yn teimlo'n nerfus iawn gan ei bod hi'n darllen yn ystod y gwasanaeth, buan iawn y daeth hi ati'i hun a mwynhau'r diwrnod efo'r lleill. Roedd y plant i gyd yn edrych ymlaen am ddiwrnod o hwyl efo'u cefnder a'u cyfnitherod – Ffion ac Elen, genod fy llysfrawd, Andrew, a'i wraig Sarah; Luke a Holly, plant Arwyn, fy mrawd; Erin, merch Gavin, fy llysfrawd ar ochr Dad.

Ro'n i'n andros o hapus fod James, y fenga o fy llysfrodyr, yn dod i'r briodas – er nad oedd sôn amdano yn y swyddfa gofrestru pan oedd y gwasanaeth ar fin dechrau. Mae James wedi bod yn y Marines er pan oedd yn 19 oed ac mae'n braf ei weld gan na tydi o ddim yn cael llawer o gyfle i ddod adra. Gyda llaw, mi wn i bod fy nheulu yn un mawr a chymhleth, ac mi eglura i fwy am hynny yn nes ymlaen.

Aeth Gary, yr hogia a finna allan o'r swyddfa gofrestru i aros. Ymhen tipyn, cyrhaeddodd Glenna, mam Becky, a Sarah mewn car mawr gwyn, crand, a oedd yn mynd yn ôl i'n tŷ ni, oedd ryw filltir i ffwrdd, i nôl Becky a Dylan, ei llystad, wedyn. I mewn â fi, yn teimlo ychydig yn nerfus.

Ychydig funudau'n ddiweddarach dechreuodd y gerddoriaeth chwarae, a daeth Becky i mewn. Mae Becky yn edrych yn brydferth bob dydd, ond wna i byth anghofio'r teimlad hwnnw ges i wrth ei gweld yn ei ffrog briodas. Aeth ias oer i lawr fy nghefn a theimlais ddagrau'n pigo yn fy llygaid. Cefais yr un teimlad ychydig ar ôl iddi eni Siôn Arwyn – doedd hi ddim yn gwisgo mymryn o golur ac roedd hi wedi blino'n lân, ond ar yr eiliad honno hi oedd y peth harddaf welais i erioed.

Llwyddais i ddal y dagrau'n ôl nes i Lois wneud ei darlleniad. Roedd hithau'n emosiynol iawn, a bu'n rhaid iddi oedi am rai eiliadau er mwyn medru cario ymlaen efo'r darlleniad. Wrth gwrs roedd hynny'n ddigon i wneud i minna grio hefyd. Roedd Lois wedi gwneud yn dda iawn, ac ro'n i'n falch eithriadol ohoni. Daeth gwên i wyneb pawb yn reit fuan wedyn gan fod Siôn wedi cael y fraint o gario'r modrwyau mewn bocs 'sbesial', a chymerodd ei rôl o ddifri go iawn!

Mae golygfeydd godidog o westy Plas Rhianfa ym Môn dros y Fenai ac ymhellach tuag at fynyddoedd Eryri. Pan gyrhaeddon ni yno roedd y bybli'n llifo a phawb i weld yn mwynhau. Tynnwyd digonedd o luniau (sy'n dipyn o gamp o gofio cymhlethdod fy nheulu) ac roedd digon o amser i ni gymdeithasu ac ymlacio cyn cychwyn bwyta. Roedd y bwyd yn fendigedig a daeth amser i'r *speeches*. Dylan aeth gynta, ac aeth dechrau ei araith yn iawn. Gwnaeth jôc o'r ffaith fod James wedi methu dod o hyd i'r swyddfa gofrestru tan ddiwedd y briodas ac yntau wedi teithio'r byd yn rhinwedd ei swydd, ond ymhen tipyn roedd yn anoddach gwneud synnwyr o'i eiriau a bu iddo dorri i lawr a chrio wrth sôn am dad Becky, Dave, a fu farw o ganser pan oedd Becky'n bedair ar ddeg. Dim ond 43 oedd o ar y pryd, yr un oed â fi pan ges i'r diagnosis. Dwi wedi clywed amryw o bobl yn sôn am Dave, oedd yn ddarlithydd nyrsio, a doedd gan neb air drwg i'w ddweud amdano. Roedd ei farwolaeth yn amlwg yn anodd iawn i'r holl deulu – roedd yn ddyn talentog iawn yn broffesiynol ac yn gerddorol, a bydd Siôn a Ianto'n lwcus iawn os cawn nhw ychydig bach o'i ddawn.

Fy nhro i oedd i siarad nesa. Er fy mod i wedi sgwennu fy *speech* ar gardiau – oedd yn cynnwys ychydig straeon am anturiaethau Gary a finna, diolchiadau a chydig eiriau am Becky – yn anffodus, dwi'n siŵr na wnaeth neb ddallt yr un gair ddeudis i wrth i mi fwydro a chrio! Aeth petha o ddrwg i waeth, ac mi griodd Gary drwy ei *speech* yntau hefyd. Pan edrychais ar y lluniau priodas yn ddiweddarach, sylwais fod Martin, rheolwr y gwesty, hefyd yn beichio crio wrth iddo wrando ar beth bynnag oeddan ni'n ddweud!

Daeth Dad i achub y dydd, gan ei fod yntau'n awyddus i ddweud gair. Mae o'n un da am wneud i bobl chwerthin, ond allwn i ddim coelio fy nghlustiau pan ddeudodd o mai Becky oedd briodferch harddaf ond un iddo ei gweld erioed. Gwelodd y gyntaf ar y pumed o Hydref 1968, medda fo, sef Mam – ei wraig gyntaf o dair! Chwarddodd pawb heblaw Mam, ond ymhen dim roedd hitha'n chwerthin hefyd!

Mi gawson ni ddiwrnod ardderchog yng nghanol llu o deulu

a ffrindiau, yn chwerthin a sgwrsio. Fysa'r briodas ddim wedi gallu bod yn well tasan ni wedi cael blwyddyn i'w threfnu.

Fel arfer mae cwpl yn mynd ar fis mêl, tydyn – ac mi fysa wythnos neu ddwy yn y Bahamas wedi bod yn lyfli, ond gan fy mod yn cychwyn ar driniaeth doedd hi ddim yn bosib trefnu gwyliau o unrhyw fath. Er hynny, mi ges i fis mêl y bysa ambell ddyn yn gwirioni arno.

Y diwrnod ar ôl y briodas roeddan ni wedi trefnu i fynd i Ddulyn i wylio Cymru'n chwarae rygbi, a chawsom benwythnos bendigedig yno efo'n ffrindiau Daf a Nia ac Aled a Gwawr. Gwelsom Dad yno efo'i ffrindiau o'r côr (mae o'n canu yng Nghôr Meibion y Brythoniaid) ac roedd James yno efo hogia Clwb Rygbi Caernarfon. Anghofiais am bopeth am ychydig ddyddiau, ac er i Gymru gael crasfa gan y Gwyddelod roedd peint neu ddau o Guinness, canu a chwerthin yn andros o donic.

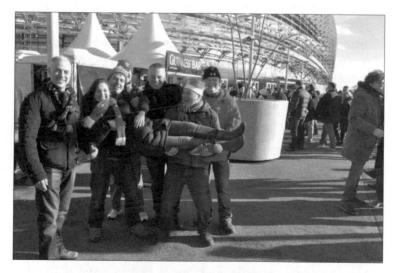

Hwn oedd ein mis mêl ni!

Neithiwr mi ges i freuddwyd am focs yn llawn o ddarnau bach o bapur wedi'u plygu i fyny. Roedd gair ar bob un – gofynnwyd i bawb oedd yn nabod Irfon sgwennu gair oedd yn ei ddisgrifio ar ddarn o bapur a'i roi yn y bocs – ac roedd yr ansoddeiriau ar y darnau papur yn ysgubol. Mae'n siŵr fod hynny'n adlewyrchu dyfnder a chyfoeth personoliaeth Irfon. Dro ar ôl tro roedd y geiriau 'cryf', 'penderfynol' ac 'arwrol' yn cael eu hailadrodd. Dwi'n cytuno efo pob un ohonyn nhw. Fi ydi ffrind gorau Irfon ac mae hynny'n fy ngwneud i'n arbennig – cefais ddewis tri darn o bapur yn hytrach nag un; dau i ddisgrifio Irfon ac un i'm disgrifio fy hun. (Fy mreuddwyd i ydi hi felly mae gen i hawl i wneud fel y mynna i.) Mae'r geiriau ddewisais i yn disgrifio dau o'r rhinweddau sydd wedi rhoi sail i'n perthynas ni ers y diwrnod cyntaf i mi ei gyfarfod, dydd Gwener, 21 Hydref 1988, ac sy'n dal i fod yn bwysig yn ein cyfeillgarwch arbennig. Dyma'r pethau a'm denodd i ato bryd hynny. Gwnaethant i mi sylweddoli ei fod yn rhywun y bysa'n fraint cael ei alw'n ffrind, ac y byswn i'n mwynhau'r profiad hwnnw hefyd. Mae'r geiriau ar fy nau ddarn i o bapur yr un mor bwysig heddiw: 'doniol' a 'gonest'.

Mae Irfon heb os yn un o'r bobol fwyaf doniol i mi ei gyfarfod. Mae ganddo hiwmor naturiol a'r gallu i'w wau i brofiadau bob dydd, ac mae'n gweld rhywbeth i chwerthin yn ei gylch ym mhob sefyllfa, hyd yn oed os ydi hynny'n golygu gwneud hwyl am ei ben ei hun. Ar adegau felly, fo sy'n chwerthin uchaf. Hyd yn oed yn ystod yr amseroedd tristaf pan fysa rhywun wedi maddau iddo am fod yn ddifrifol, mae o'n dod allan efo'r petha doniolaf. Mi wnaeth hynny heddiw, hyd yn oed, ar ôl i'r tîm gofal lliniarol ymweld â fo yn y tŷ. Roedd o mewn poen, yn teimlo'n sâl ac yn eithriadol o flinedig, ond roeddan ni'n dau yn ein dyblau ar ôl iddo ddweud rwbath doniol rhwng cwsg ac effro.

Mae Irfon hefyd yn onest iawn, yn dweud petha fel y maen nhw. Mi fydd o wastad yn onest efo fi, hyd yn oed (neu er gwaethaf) pan mae o'n meddwl na fydda i'n hoff iawn o'r hyn sydd ganddo fo i'w ddweud. Dyletswydd ydi gonestrwydd rhwng ffrindiau gorau – er nad ydan ni erioed wedi cael sgwrs i gadarnhau hynny, dyna'r rheol. Os byth y bydda i angen ateb gonest, plaen, ato fo fydda i'n troi.

Roedd y trydydd darn o bapur yn fy mreuddwyd yn fy nisgrifio i fy hun. Arno, mewn llythrennau bras, roedd y gair 'breintiedig'. Felly dwi'n teimlo pan fydda i'n f'atgoffa fy hun mai fi ydi ffrind pennaf Irfon. Dyna sut dwi'n teimlo pan fydda i'n meddwl am yr holl amseroedd da rydan ni wedi'u cael, y profiadau rydan ni wedi'u rhannu a'r sicrwydd dwi'n ei deimlo pan mae o efo fi. Mae pobol yn fy nghysylltu fi efo Irfon. Maen nhw'n gofyn sut ydw i, ac ar yr un gwynt yn holi, 'a sut mae Irfon?' Mae'n dod yn naturiol, fel petaen nhw'n methu meddwl am un ohonon ni heb y llall. Dwi'n teimlo'n falch aruthrol o hynny.

Gan 'mod i'n hŷn nag Irfon, ro'n i'n meddwl, pan wnaethon ni gyfarfod yr holl flynyddoedd yn ôl, 'mod i'n gwybod y cwbwl ac y byswn i'n medru rhoi cyngor doeth i 'nghyfaill ifanc. Ro'n i'n naïf iawn. Dwi wedi dysgu cymaint am fyw ac am fywyd ganddo fo – ac yn ystyried yn aml pa mor lwcus o'n i i'w gyfarfod ar hap y diwrnod hwnnw.

Gary Porter Jones

Pennod 2

Fy Ngyrfa

Cyn i mi fynd ymlaen i sôn am fy nhriniaeth, mi fyswn i'n hoffi dweud chydig am fy ngyrfa – yn bennaf oherwydd 'mod i'n credu iddo fy helpu i ymdopi â'r diagnosis, mewn ffordd.

Dechreuais fy ngyrfa yn y byd nyrsio yn Chwefror 1990. Aeth Mam â fi i Ysbyty Gwynedd ym Mangor yn hwyr un pnawn Sul, gan stopio wrth ddesg y porthorion i gasglu'r goriad i fy stafell yng nghartref y nyrsys oedd ar dir yr ysbyty. Siarsiodd Mam fi i fyhafio fy hun, gweithio'n galed ac yn y blaen, a dwi'n ei chofio hi'n dweud y byswn i'n debygol o gael stafell ar goridor efo dynion eraill. Ro'n i'n nerfus dros ben.

Doedd neb arall o gwmpas pan aethon ni i mewn i'r adeilad, Llys Miaren. Roedd fy stafell ar y llawr cyntaf, a doedd dim siw na miw yno chwaith pan gyrhaeddais yno. Setlodd Mam fi i mewn, gwneud y gwely a ballu, ac i ffwrdd â hi. Arhosais yn fy stafell tan y bore wedyn heb ddod allan o gwbl gan fy mod mor nerfus – wn i ddim pam, chwaith, a finna'n berson cymdeithasol iawn hyd yn oed y dyddiau hynny.

Yn y bore roedd angen i mi fod yn yr Ysgol Nyrsio yn yr ysbyty erbyn naw, felly deffrais yn reit fuan i wneud yn siŵr y byswn yn barod. Codais fy nhywel a cherdded lawr y coridor yn fy *boxer shorts* i'r stafell molchi. Roedd y gegin hefyd yng ngwaelod y coridor, ac wrth i mi gerdded heibio clywais lais yn galw 'helô'. Yn y gegin roedd pedair o enethod yn gwisgo pyjamas, a chefais groeso clên ganddyn nhw. Cerddais ymlaen i'r stafell molchi yn wên o glust i glust, yn gwybod yn iawn rŵan 'mod wedi dewis yr yrfa gywir!

Mi ddois i'n ffrindiau da efo tair o'r genod oedd yn byw ar yr un coridor â fi, a daethant yn rhan fawr o 'mywyd yn ystod

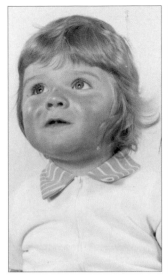

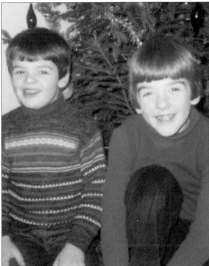

Roedd Nain yn flin iawn pan na wnes i ennill y gystadleuaeth 'Bony Baby' efo'r llun yma.

Nadolig 1977

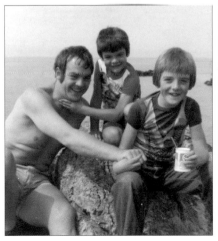

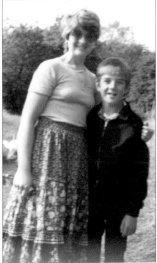

Dad, Arwyn a finna

Mam a fi

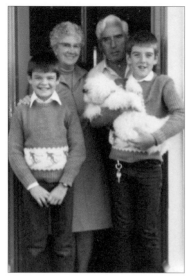
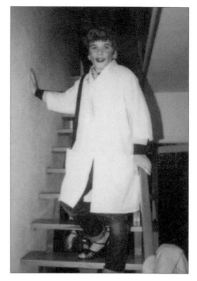

Fi ac Arwyn efo Nain a Taid
Caernarfon a Max y ci

Fi ydi hwn: roeddwn yn galw fy
hun yn Gloria!

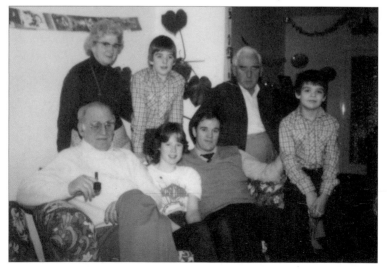

Nadolig yn Friars Avenue: (cefn) Nain Caernarfon, fi,
Taid Caernarfon, (blaen) Taid Junction, Mandy fy nghyfnither,
Yncl Gordon ac Arwyn

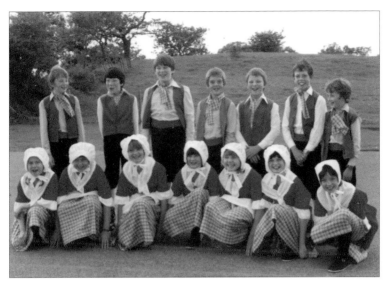

Criw dawnsio gwerin Ysgol y Garnedd yn 1981

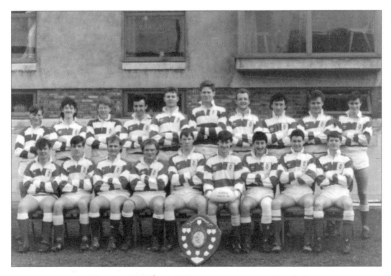

Tîm rygbi dan 18 Bangor, tymor 1985-86.
Dwi yn y rhes flaen, yr ail o'r chwith

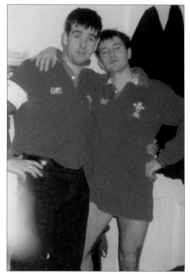 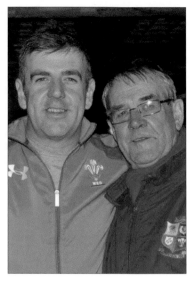

Gary a finna *Dad a fi*

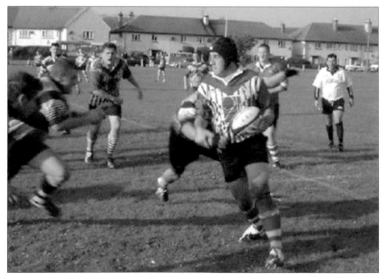

Ro'n i wrth fy modd ar y cae rygbi

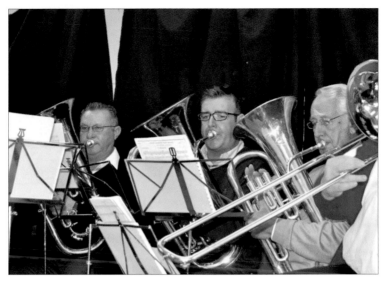

Chwarae'r iwffoniwm i fand Biwmares

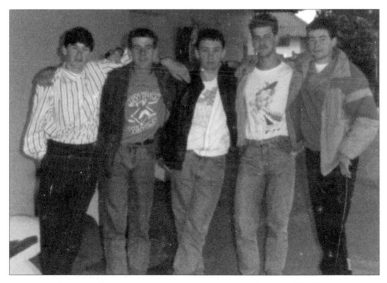

Andy, fi, Robin, Tremayne ac Alan, Butlin's Pwllheli, 1985

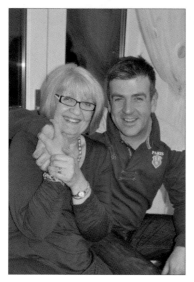
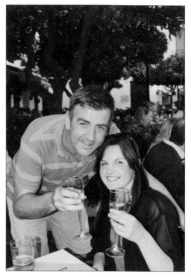

Mam a finna *Dathlu ein dyweddïad yn Sbaen*
... ar ôl priodi!

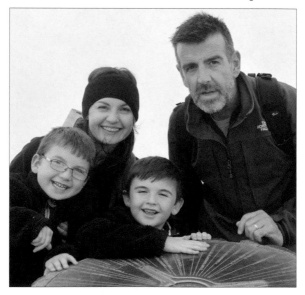

Ar ben yr Wyddfa, 24 Mehefin, 2016

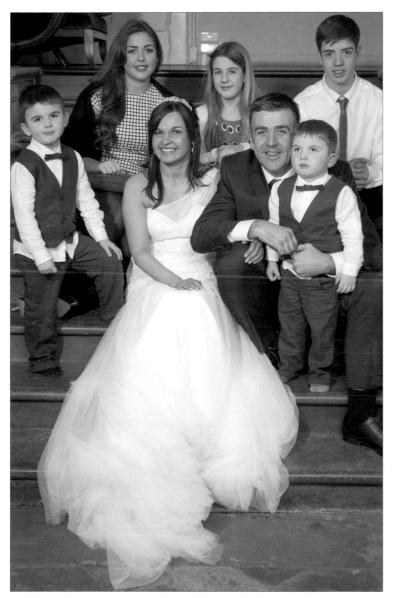

Un o ddyddiau hapusaf fy mywyd

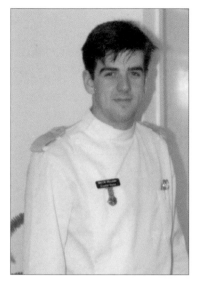
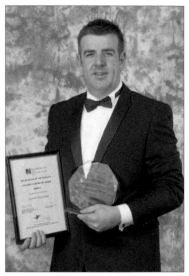

Y nyrs ifanc golygus   *Gwobr Nyrs y Flwyddyn 2013*

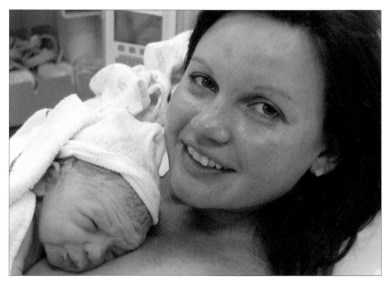

Becky yn syth ar ôl geni Siôn Arwyn – doeddwn i erioed wedi ei gweld yn edrych mor dlws

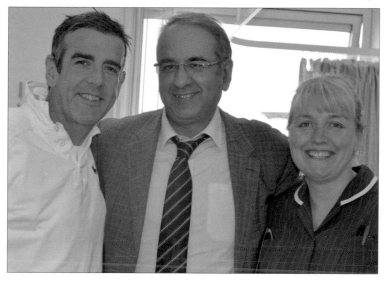

Fi efo Mr Malik a Claire yn Ysbyty Aintree

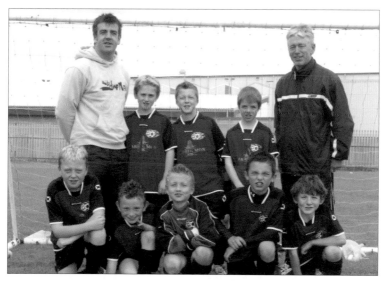

Hyfforddwr balch y Llanfair Hotshots

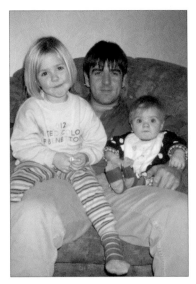 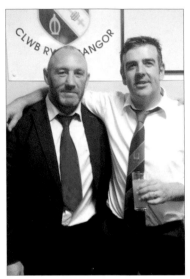

Fi efo Lois ac Owen   *Mêts am oes!*

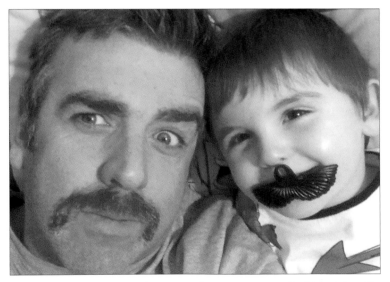

Mi dyfais fwstásh ar gyfer Movember 2013 cyn gwybod 'mod i'n sâl

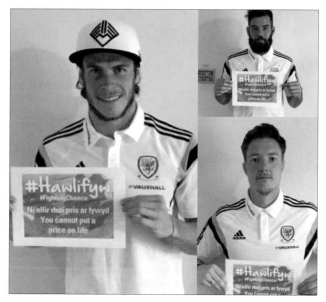

Sêr pêl-droed Cymru, Gareth Bale, Joe Ledley a Wayne Hennessey, yn cefnogi'r achos

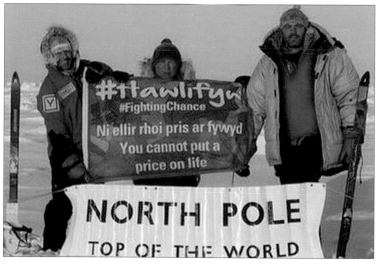

Mi gyrhaeddodd y neges yn bell

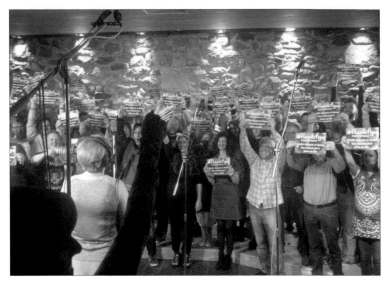

Y criw yn stiwdio Sain

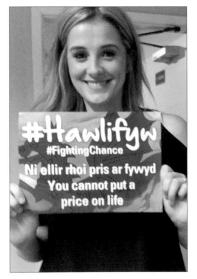

Elin Fflur

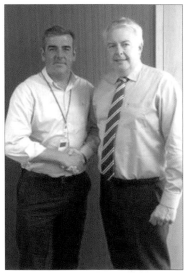

Cyfarfod Carwyn Jones

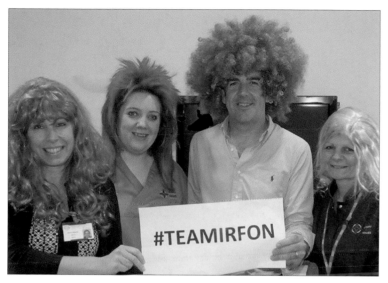

Y wigiau lliwgar – fi a staff Ward Alaw

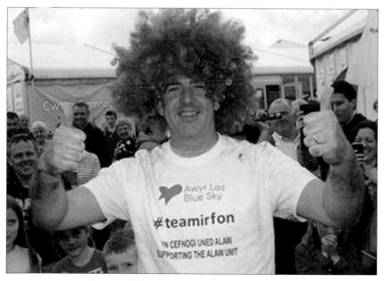

Ar ôl cael eillio fy mhen yn Eisteddfod yr Urdd

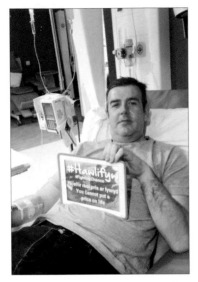

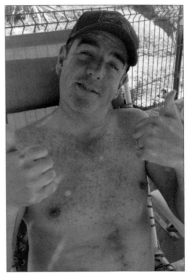

Cael y dos cyntaf o Cetuximab
yn Ysbyty Christie

Y rash ges i ar ôl y Cetuximab

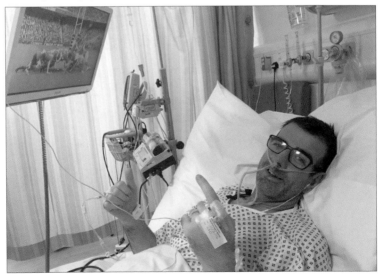

Gwylio rygbi ar ôl dod allan o'r Uned Gofal Dwys

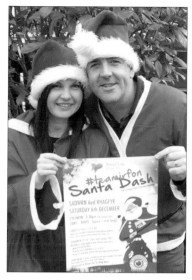

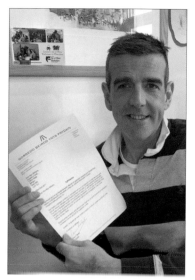

Ras Santa Bangor

Wedi gwirioni: hwn ydi'r llythyr ges i gan yr Orsedd

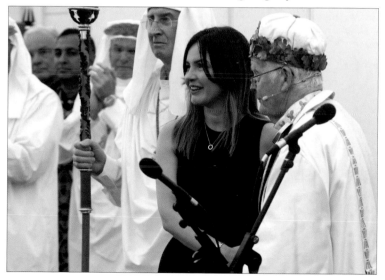

Eisteddfod Môn, 2017

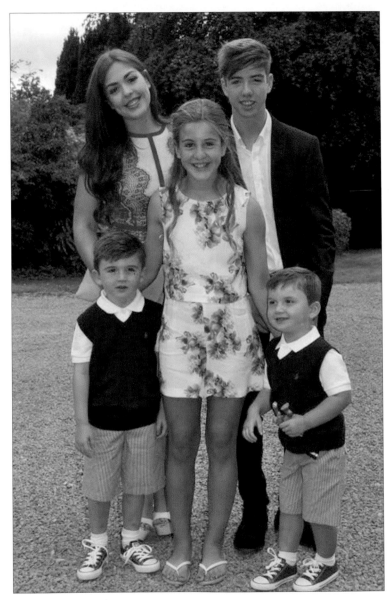

Lois, Owen, Beca, Siôn a Ianto, 2014

fy mlynyddoedd yn nyrs. Dwi mewn cysylltiad â nhw hyd heddiw. Elen oedd yn byw yn yr ystafell drws nesa i mi, un o Gyffordd Llandudno ac andros o gês. Doedd o ddim yn beth anghyffredin iddi ddod i mewn i fy stafell yn ei phyjamas yn hwyr y nos, yn dawnsio a chanu'n feddw o gwmpas fy ngwely a'r ddwy arall y tu ôl iddi'n gelan yn chwerthin! Yn yr ystafell gyferbyn â fi roedd Angela, Gwyddeles oedd wedi dod i Fangor i hyfforddi yn nyrs. Roedd Angela'n glên iawn a bu i mi a dau ffrind aros yn ei thŷ yn Nulyn un penwythnos rygbi Cenedlaethol. Wn i ddim be oedd ei rhieni'n feddwl ohonon ni gan ei fod yn benwythnos meddwol dros ben. Dwi'n siŵr eu bod yn bryderus iawn wrth feddwl am eu merch annwyl yn mynd yn ôl i Gymru yn nghwmni tri lembo fel ni! Doris o Dalwrn oedd yn cwblhau'r triawd. Roedd hitha hefyd yn un ddoniol, ond hi oedd yr un fyddai'n dwrdio pan fyddwn i'n gadael golwg yn y gegin neu'r stafell molchi. Cefais fy sbwylio a dweud y gwir, gan fod y tair yn edrych ar fy ôl i, ac ar adegau yn fy mwydo ncu'n smwddio rhyw grys i mi petawn i ar y ffordd allan ar ddêt. Buan iawn y bydden nhw'n dweud eu dweud petai unrhyw ferch ro'n i'n wahodd adra efo fi ddim yn plcsio!

Roedd bywyd yn y cartref nyrsys yn wych, a phetawn i'n cael fy amser eto mi fyswn i'n gwneud yn union 'run fath. Mi wnes i ffrindiau oes yno – yn cynnwys Gary, oedd ar ei drydedd flwyddyn o'r cwrs nyrsio pan o'n i yn y gyntaf. Ro'n i wedi cwrdd â Gary cyn cychwyn y cwrs – roedd o wedi edrych ar fy ôl pan o'n i ar ward orthopedig yn dilyn damwain rygbi. Rhoddodd gyngor i mi ynglŷn â dewis gyrfa mewn nyrsio, gan awgrymu'n gryf ei fod yn rwbath y byswn i'n ei fwynhau … yn bennaf oherwydd bod llawer mwy o ferched nag o ddynion yn nyrsys! Roeddan ni'n dipyn o fêts, ac yn ddireidus a dweud y lleia!

Allan o'r dau gant o bobol oedd yn byw yn y cartref nyrsys, dim ond tua deg y cant oedd yn fechgyn, a chanran o'r rheini'n hoyw, felly roedd dipyn go lew o ddewis i ni. Cefais ddwy neu dair … ychydig mwy, ella … o gariadon yn ystod y tair blynedd,

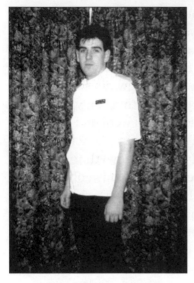

Fi yn fyfyriwr nyrsio

ac a dweud y gwir dwi wedi aros yn ffrindia efo rhan helaeth o'r rheini hefyd!

Roedd Clwb Cymdeithasol yr ysbyty yn lle da, ond braidd yn rhy handi gan ei fod ryw ugain llath o lle roeddan ni'n byw. Bob nos Iau, yn y dyddiau cynnar, roedd disgo yno, ac fel arfer byddai parti yn stafell un o'r doctoriaid neu ar goridor rhai o'r nyrsys ar ôl i hwnnw orffen. Ar ôl rhyw flwyddyn, dim ond unwaith y mis oedd y disgo, sef diwrnod cyflog, ac ar nosweithiau eraill byddai pobol yn mynd yno am beint tawel. Ar nosweithiau Mercher roedd criw ohonan ni'n cynrychioli'r clwb yn nghynghrair pŵl Bangor a'r cylch, ac yn cael dipyn o hwyl arni!

Aeth fy nhri mis cyntaf yn yr ysgol nyrsio yn sydyn iawn. Erbyn yr ail fis roedd y grŵp nesaf o fyfyrwyr wedi cyrraedd, ac yn y grŵp hwnnw roedd Nick, ddaeth yn ffrind da i mi, a phedwar o fechgyn eraill. Roedd mwy o fechgyn yn y grŵp hwnnw na merched – anlwcus yntê! Ddeufis yn ddiweddarach dechreuodd grŵp arall ar eu cwrs, a doedd dim un bachgen yn hwnnw. Am hwyl, penderfynodd rhai ohonon ni sefydlu clwb croesawu i wneud i'r myfyrwyr deimlo'n gartrefol ... ond yn bennaf i asesu pa rai roeddan ni'n eu ffansïo! Aeth Neil Madog, coblyn o gês, a fi i fyny i ail lawr Llys Miaren i ystafell rhyw Wyddeles ifanc i'w chroesawu a'i gwahodd i ymuno â'n grŵp *trainspotters*. Roedd y graduras yn poléit iawn am ryw hanner awr tan iddi sylweddoli mai malu awyr oeddan ni. Yn ffodus, gwelodd y peth yn ddoniol ac ymunodd â ni yn y clwb am beint y noson honno.

Roedd y cymeriadau amrywiol yn llety'r nyrsys yn gwmni difyr. Byddai Neil yn chwarae triciau ar bawb, a'i fêt, Big Steve, yn ymuno â fo – a Nick oedd yn aml yn dioddef. Un nos Iau, noson cyflog, roedd Nick yn gweithio shifft hwyr, oedd yn golygu na fysa fo yn ôl o'i waith tan ar ôl hanner awr wedi naw. Yn y cyfamser roedd Neil a Steve wedi gwagio stafell Nick, y dodrefn a'r cwbl, a rhoi'r cyfan yn ddel yn y maes parcio! Wrth gwrs, roedd y ffaith ei bod wedi tywyllu cyn i Nick sylweddoli be oedd wedi digwydd yn gwneud y peth yn ddoniolach byth! Roedd symud y dodrefn yn ôl yn llawer mwy o gamp gan fod peint neu ddau wedi ei lyncu erbyn hynny.

Roeddan ni'n griw mawr, hwyliog bryd hynny. Mi ges i lot o hwyl efo Emlyn, Janice Mercer a Lona – a hogyn o Gaernarfon roedd pawb yn ei alw'n 'Six', oedd yn byw yn answyddogol efo'i gariad yn y neuadd (andros o gês oedd yn treulio llawer mwy o'i amser efo'r hogia nag efo'i gariad). Dwi'n dal i fod mewn cysylltiad efo nhw i gyd, ac mae pob un wedi bod yn cysylltu'n rheolaidd i weld sut ydw i ers iddyn nhw glywed am fy salwch. Mae un o'r genod, Karen O'Leary, yn gweithio yn Ysbyty Christie yn Manceinion, ac roedd hi'n dod i edrych amdana i pan o'n i'n derbyn triniaeth yno.

Do, mi ges i hwyl yn ystod fy nghwrs, ond ro'n i'n gweithio'n galed ar y wardiau hefyd. Yn y dyddiau hynny roedd nyrsys dan hyfforddiant yn rhan bwysig o'r tîm ar y wardiau – dyna sut roeddan ni'n dysgu, ar y job, fel petai. Roedden ni i gyd yn gorfod mynychu'r coleg bob dydd am y deuddeg wythnos gyntaf, i ddysgu'r *basics* cyn i ni gael ein gollwng yn rhydd ar ward orthopedig am naw wythnos. Roedd dysgu sut i wneud gwely, ymolchi ac eillio pobol a hyd yn oed sut i siarad efo cleifion yn rhan bwysig o'r dysgu hwnnw.

Ar fy ward gyntaf roedd yn rhaid rhoi pigiadau i gleifion, a chawsom ein dysgu i wneud hyn drwy ymarfer ar orenau. Dwi'm yn meddwl ei fod wedi ein paratoi ni'n dda iawn chwaith! Bob bore mi fysa un o'r genod, Doris gan amlaf gan

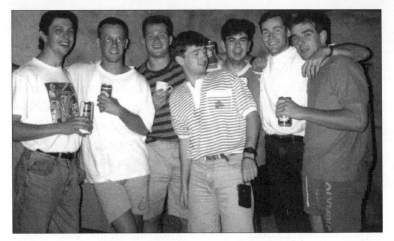

Barbeciw yn fy nhŷ yn Hendrewen:
Nick, Tony, Robbie, Gary, Paul, Alan a fi

mai hi oedd yr un drefnus, yn ein deffro ni i gyd er mwyn gwneud yn siŵr ein bod yn barod i gerdded i fyny i'r ysbyty ar amser. Ar ddydd Gwener roedd hi'n anoddach codi oherwydd y disgo y noson cynt, ond prin yr oedd hynny'n amharu ar ein gwaith yn y dosbarth nac ar y wardiau. Roedd un ar ddeg ohonon ni yn y grŵp, os cofia i'n iawn, a dim ond dau ohonon ni yn ddynion: fi a dyn tal, barfog o'r enw Boris. Yn rhyfedd ddigon, roedd Doris, Boris a finna'n eistedd efo'n gilydd o hyd. Ro'n i'n meddwl 'mod i'n dipyn o glown pan oeddwn i'n cyflwyno fy hun i ddarlithwyr allanol fel Morus, ar ôl i Doris a Boris roi eu henwau nhw!

Fel y bysach chi'n disgwyl, roeddan ni fyfyrwyr yn darged ar gyfer tynnu coes, yn enwedig yn y misoedd cyntaf. Pan o'n i ar leoliad am y tro cyntaf, gyrrodd un o'r *charge nurses* fi i un o'r wardiau eraill i nôl *Fallopian tube*. Mi fues i'n ailadrodd yr enw dan fy ngwynt er mwyn ei gofio, ac yn methu dallt pam roedd pawb yn chwerthin – ond pan ges i fy ngyrru lawr i'r ward gynecoleg, mi sylweddolais be oedd y jôc! Ambell waith, roeddan ninnau'n talu'r pwyth yn ôl. Dwi'n cofio nyrs staff ar un ward, ar ôl colli un o'r cleifion, yn gofyn i un o fy nghyd-fyfyrwyr, 'would you like to go into cubicle 4 to do last offices on Mr Jones?' Cerddodd hwnnw i mewn a chyfarch y claf yn siriol gyda 'hello, Mr Jones, are you better?' Roedd wyneb y nyrs druan yn bictiwr!

Yn ystod yr ail flwyddyn penderfynodd yr hogia, sef Neil, Nick, hogyn o'r enw Pete Pay Day a fi, symud i goridor efo'n gilydd yn neuadd Llys yr Onnen. Roedd Pete wedi cael y ffug enw hwnnw gan ei fod yn gwario'i bres i gyd y penwythnos ar ôl iddo gael ei gyflog ac yn cael gwledd o fwyd a diod am ryw dridiau. Roedd yn treulio gweddill y mis yn bwyta bîns a sbarion pawb arall! Roedd Gary'n gallach, ac arhosodd o yn Llys y Fedwen. Roedd y swyddog llety yn cael amser hunllefus efo ni, ac mi fysan ni wedi medru cael ein hel o'na ar amryw o achlysuron tasan ni wedi cael ein dal. Doedd dim hawl ganddon ni i ddod ag anifeiliaid anwes o unrhyw fath i'r cartref nyrsys, ond bu gan Neil gi o'r enw Fletch yno, un y cafodd hyd iddo yn yr ysbyty, a chath o'r enw Mozart a achubwyd ganddo o focs wrth ochr y lôn yn Nwygyfylchi un diwrnod! Roedd cariadon yn aros acw yn reit aml, ac roedd pethau'n mynd yn flêr ar adegau, yn enwedig petaen ni'n penderfynu cael parti acw ar nos Iau.

Ro'n i wrth fy modd efo hwyl y dyddiau hynny – ac hefyd wedi gwirioni efo nyrsio fel swydd. Roedd pob ward ro'n i'n gweithio arni yn plesio'n fawr, ac ro'n i'n cael adroddiadau gwych. Dechreuais yr ail flwyddyn efo naw wythnos ar yr adran ddermatoleg, ac roedd ffrind o'r enw Angela wedi cael ei lleoli ar yr un ward. Sister Bentley oedd y rheolwr ac roedd hi'n bleser gweithio efo hi, gan ei bod yn ymddangos fel petai hi yn fy ffafrio i, ac yn fy nghanmol yn aml. Roedd Angela yn gweithio yr un mor galed â fi, wrth gwrs, felly doedd hi ddim yn hapus o gwbl pan gefais farciau uwch na hi ac adroddiad gwerth chweil gan Sister Bentley. Cefais fy lleoli yn y theatr am gyfnod, ac yna cyfnod yn Ysbyty Bryn y Neuadd yn edrych ar ôl pobol oedd ag anableddau dysgu. Ro'n i wrth fy modd yn fanno hefyd, ac yn dechrau ystyried yr hoffwn barhau efo'r math hwnnw o waith yn ystod fy ngyrfa.

Ar ddiwedd yr ail flwyddyn roedd yn rhaid i bob un ohonon ni wneud tri mis o shifftiau nos. Bethan oedd enw fy mentor ar Ward Ogwen, ac roedd hi'n dda iawn efo fi er iddi ddysgu'n sydyn iawn nad oedd gwaith nos yn fy siwtio. Yn aml byddwn yn ei chael hi'n anodd aros yn effro. Ond doedd un o'r nyrsys eraill ar y ward ddim yn hoff ohona i o gwbl. Doeddwn i ddim yn cytuno llawer efo'i dull hi o wneud rhai pethau, nac yn hoff o'i ffordd hi oedd, yn fy marn i, yn hen ffasiwn. Erbyn hyn dwi'n sylweddoli ei bod yn nyrs brofiadol iawn, a taswn i wedi bod yn fwy amyneddgar efo hi mi fyswn wedi dysgu lot ganddi. Mae Bethan wedi gofalu amdana i ar Ward Ogwen yn ddiweddar, ar shifftiau nos. Wn i ddim sut mae hi'n ymdopi efo hynny, ond mae hi'n nyrs wych.

Daeth y drydedd flwyddyn yn sydyn ac roedd disgwyl i ni dyfu i fyny a challio dipyn. Roedd yr arholiadau'n mynd yn anoddach ac roedd mwy o waith i'w wneud. Bu newid i strwythur addysg nyrsio ac roedden ni erbyn hynny yn fyfyrwyr y Brifysgol ym Mangor, ac er i ni orffen ein cwrs gwreiddiol roedd y cwricwlwm newydd wedi dylanwadu ar ein darlithwyr a daeth y ffocws yn fwy academaidd. Ar y wardiau roedd disgwyl i ni gymryd mwy o gyfrifoldeb, ac roedd pawb yn dechrau meddwl am swyddi.

Yn y drydedd flwyddyn cefais fy lleoli ar ward y plant – y lleoliad gorau i mi ei gael drwy gydol fy hyfforddiant. Mi ges i fodd i fyw yno, ac ro'n i wrth fy modd efo'r cleifion a'r rhieni yn ogystal â'r staff. Nid oedd Sister Rosser, rheolwr yr uned, wedi bod yn awyddus i ddynion weithio arni ac yn ôl rhai o'r staff roedd ei hagwedd yn hen ffasiwn – credai nad oedd yn briodol i ddynion edrych ar ôl plant. Er hynny, ro'n i'n gwneud yn iawn efo hi, ac ar ddiwedd y lleoliad cefais alwad i'w swyddfa. Gofynnodd i mi oedd gen i ddiddordeb mewn gweithio yno ar ôl i mi gofrestru, ychydig fisoedd yn ddiweddarach. Wrth gwrs, ro'n i wrth fy modd. Disgwyliais am alwad i drefnu cyfweliad –

ond erbyn deall, y sgwrs honno yn ei swyddfa *oedd* y cyfweliad, ac roedd y gwaith papur yn barod amdana i pan ges i wybod 'mod i wedi bod yn llwyddiannus a phasio'r cwrs. Roedd hynny'n amlwg yn fwy derbyniol yn y dyddiau hynny, pan fyddai nyrsys y wardiau yn dod i nabod y myfyrwyr yn ystod eu cyfnodau ar leoliad ac wrth sgwrsio ag eraill (gan ddarganfod pa mor dda, neu ddi-glem, oeddan nhw).

Erbyn mis Ebrill 1993 ro'n i wedi dechrau gweithio ar ward y plant ac yn dysgu'n sydyn. Ro'n i'n mwynhau fy ngwaith yn arw ac yn falch iawn fy mod yn gweithio yno. Treuliais dipyn o amser yn gweithio efo nyrsys profiadol, a dwi'n siŵr eu bod wedi dylanwadu'n fawr arna i. Yn dilyn hanes brawychus Beverley Allitt, y nyrs a lofruddiodd nifer o blant mewn ysbyty yn Lloegr, newidiodd y ddeddfwriaeth ledled Prydain – roedd hi'n ofynnol i bob nyrs a oedd yn gweithio ar wardiau plant gymhwyso yn nyrs plant. Wrth gwrs, nyrs cofrestredig cyffredin o'n i, yr un fath a nyrsys oedolion heddiw, oedd yn golygu na fyddai cyfle i mi ddringo'r ysgol yn fy ngyrfa am flynyddoedd i ddod. Dechreuais deimlo'n rhwystredig a diamynedd. Trefnodd Sister Rosser i yrru pob nyrs yn yr un sefyllfa â fi ar secondiad i hyfforddi yn nyrs plant, ond gan fy mod yn un o'r rhai mwyaf newydd mi fysa'n flynyddoedd cyn y byddai'n dro i mi fynd. Er hynny, penderfynais, gan fy mod yn mwynhau fy ngwaith gymaint, y buaswn yn aros yno a disgwyl yn amyneddgar am chydig flynyddoedd.

Rai wythnosau'n ddiweddarach ro'n i'n cerdded ar hyd un o goridorau'r ysbyty, ar fy ffordd i'r ffreutur am ginio. Daeth un o nyrsys y ward wyneb yn wyneb â fi, yn crio gan fod un o'i theulu'n sâl. Eisteddais i lawr efo hi am sgwrs, a dywedodd wrtha i na fuasai'n gallu mynd ar y cwrs nyrsio plant yr oedd hi ar fin ei gychwyn mewn pythefnos, ac awgrymodd y dylwn i gymryd ei lle. Heb wastraffu unrhyw amser es yn syth i swyddfa'r cyfarwyddwr nyrsio. Yn ffodus, cytunodd i 'ngweld, ac esboniais y sefyllfa – a chytunodd i gefnogi fy nghais cyn belled â bod y prif nyrsys yn cytuno. Yn anffodus, roedd Sister Rosser i ffwrdd am gyfnod a Sister Kath yn gwneud y gwaith yn ei lle. Roedd gen i berthynas dda iawn efo hi, ac roedden ni'n cael llawer o hwyl wrth weithio efo'n gilydd, ond er hynny doedd dim sicrwydd y bysa fy nghais yn cael ei gefnogi, a chymaint o'r nyrsys eraill yn disgwyl cael mynd hefyd. Rhoddais sws fawr i Sister Kath pan gytunodd i'r cais, ac i ffwrdd â fi i drefnu lle ar y cwrs yn Lerpwl. Roedd trefnydd y cwrs yn fwy na hapus i mi gymryd y lle gwag, felly ym mis Medi 1994 i ffwrdd â fi i Lerpwl i hyfforddi yn nyrs plant.

Roedd byw i fyny yn Lerpwl o ddydd Llun i ddydd Gwener yn dipyn o straen ar adegau ond yn brofiad gwych. Ond yn y cyfamser ro'n i wedi dechrau canlyn merch o'r enw Lisa, oedd erbyn hyn yn feichiog. Mi ddeuda i fwy am hyn eto, ond roedd y babi i fod i gyrraedd yn ystod y mis Tachwedd – felly roedd yn rhaid i mi fod yn barod i deithio'n ôl ar fyr rybudd pan fyddai'r babi ar y ffordd! Drwy lwc ro'n i adra pan gyrhaeddodd Lois ym mis Rhagfyr, ac yn gweithio yn lleol hefyd, felly mi ges i dreulio dipyn o amser efo hi yn y dyddiau cynnar rheini. Yn Ysbyty Alder Hey yn Lerpwl ro'n i ar leoliad gan fwyaf, ac roedd gweithio ar y wardiau a'r uned ddamweiniau yno yn brofiad gwych. Mi ges i weld achosion diddorol iawn yn mynd a dod. Ro'n i'n hoff iawn o hiwmor pobol Lerpwl – a gan nad ydi'r enw 'Irfon' yn un hawdd iawn i'w ynganu mi ges i andros o hwyl efo'r cleifion, y rhieni ac, wrth gwrs, y nyrsys oedd yn fy ngalw i'n rwbath gwahanol bob dydd! Dwi'n cofio'r brif nyrs ar Ward C3 yno yn dod ata i gan chwerthin un diwrnod – roedd un o'r mamau wedi mynd ati a dweud *'that Russian fella's a bit of alright isn't he?'*. Tra o'n i'n trin coes un bachgen yn yr uned ddamweiniau, dwi'n cofio sylwi bod y tad yn syllu ar fy mathodyn enw (roedd gen i un bathodyn swyddogol ac un arall efo 'Irfon' wedi ei ysgrifennu ar gefn dafad … oedd ella'n dipyn o gliw i 'nghenedl). Cyn hir gofynnodd, *'are you Swedish?'*

Roedd y rhan fwyaf yn gwybod yn iawn mai Cymro o'n i, ac ar adegau roedd hyn yn fantais. Un tro, cefais fy symud o un ward i un arall gan fod Cymro ifanc iawn yno, a fynta ddim yn dallt Saesneg. Braf oedd cael helpu'r bychan hwnnw a gwneud ei amser yn yr ysbyty yn haws. Yn fuan wedi i mi ddechrau siarad am fy salwch yn gyhoeddus, cefais neges gan ei fam yn fy atgoffa o'r cyfnod hwnnw, ac yn diolch i mi am wneud gwahaniaeth mawr iddo a'i deulu. Mae llawer o gyn-gleifion wedi cysylltu efo fi ers i mi fod yn sâl – mae'r holl negeseuon dwi wedi eu derbyn yn rhoi pleser mawr i mi, er 'mod i yn fy nagrau yn eu darllen nhw weithiau.

Ers i mi ddechrau ym maes nyrsio plant roedd diddordeb mawr gen i yn yr ochr seicolegol. Ro'n i'n cael fy nenu at achosion o'r fath, ac yn ystod fy hyfforddiant treuliais gyfnod byr yn yr uned seiciatryddol yn Alder Hey, a chyfnod hirach yn Gwynfa ym Mae Colwyn, sef uned breswyl i bobol ifanc gogledd Cymru a oedd yn dioddef â phroblemau iechyd meddwl dwys. Yno cwrddais â'r uwch nyrs Steve Riley, a gafodd dipyn o argraff arna i, ac ro'n i'n teimlo'n gryf mai dyma'r trywydd ro'n i am ei ddilyn.

Erbyn Ionawr 1996 ro'n i'n ôl ar ward y plant yn Ysbyty Gwynedd ac o fewn dim cefais ddyrchafiad i radd uwch. Roedd bywyd yn braf, a llawer o hwyl i'w gael yn y gwaith. Ar adegau, ro'n i'n cerdded o gwmpas y ward yn gwisgo potiau ffisig ar fy llygaid a *bed pan* ar fy mhen, ac yn tynnu 'nhrowsus i fyny at fy mrest i godi calonnau'r plant! Roeddan nhw wrth eu boddau, wrth gwrs, a dwi'n cofio sawl rhiant yn dweud bod yr holl lol yn gwneud cyfnod eu plant yn yr ysbyty yn llawer haws. Wrth reswm, roedd gofyn i mi fod yn gall hefyd, ac roedd ambell gyfnod trist iawn ar y ward, yn enwedig os oedd claf yn marw. Roedd hynny bob amser yn cael effaith ddofn arna i, ond roedd hi'n bwysig cario ymlaen hefyd er lles y cleifion eraill. Roedd yn help ein bod yn dîm agos iawn a phawb yn cefnogi'i gilydd pan fyddai unrhyw un ohonan ni wedi ypsetio.

Ro'n i'n dal i gael fy nenu at achosion oedd yn ymwneud â phroblemau cymdeithasol seicolegol. Pan fyddai seiciatryddion yn ymweld â'r ward i asesu claf ro'n i wastad yn awyddus i arsylwi ar yr asesiadau hynny, a dysgais lawer gan Dr Lynch a Dr Wilkinson. Do'n i ddim yn credu fy lwc pan ddaeth cyfle i drio am swydd yn y Gwasanaeth Iechyd Meddwl Plant a Phobol Ifanc (CAMHS), a honno'n swydd a oedd yn cynnwys hyfforddiant am y flwyddyn gyntaf. Therapydd Plant oedd teitl y swydd, a chefais y cyfweliad anoddaf erioed gan ddau seiciatrydd a dwy seicolegydd – roedd yn teimlo'n fwy fel asesiad o stad fy meddwl fy hun na chyfweliad! Doedd neb yn disgwyl i mi fod yn llwyddiannus gan nad oedd gen i lawer o brofiad yn y maes, ond yn dawel bach ro'n i'n teimlo'n weddol hyderus, ac yn credu bod y profiad oedd gen i o weithio efo plant ac oedolion ym Mangor ac yn Lerpwl yn sylfaen dda. Ar ddiwrnod y cyfweliad ro'n i'n gweithio ar y ward, ac wedi cael amser i ffwrdd er mwyn ei fynychu. Yn hwyrach y prynhawn hwnnw ro'n i'n ôl yn fy ngwaith ar y ward pan ddaeth galwad ffôn gan Dr Jean Lyon, seicolegydd a rheolwr CAMHS yn cynnig y swydd i mi. Derbyniais hi yn y fan a'r lle, wedi gwirioni.

Yn mis Medi 1997 dechreuais yn fy swydd yn Therapydd Plant, ac roedd hi'n amlwg fod gen i lawer i'w ddysgu. Erbyn hyn roedd Lisa a finna wedi prynu ein tŷ cyntaf yn Llanfairpwll a Lois yn ddwyflwydd oed. Er 'mod i'n nerfus (27 oed oeddwn i, a'r nesaf i mi o ran oedran yn y tîm yn 40) ro'n i'n frwdfrydig iawn wrth i mi gychwyn ar fy nhaith newydd fel therapydd. Roedd y tîm yn fychan a chefais swyddfa fawr i'w rhannu efo Mari, gweithwraig gymdeithasol brofiadol iawn. Mari a finna oedd yr unig therapyddion a oedd yn siarad Cymraeg, ac yn fuan iawn, wrth i mi ddatblygu sgiliau a hyder, fi oedd yn gweld llawer o'r plant lle roedd cais am siaradwr Cymraeg. Ro'n i mewn sefyllfa arbennig o freintiedig, gan fod y staff i gyd yn awyddus i rannu eu gwybodaeth a'u sgiliau efo fi. Byddwn yn treulio un diwrnod yng nghwmni Dr Lynch yn ardal

Meirionnydd a De Arfon, a diwrnod arall efo Dr Wilkinson yn Ynys Môn a Gogledd Arfon. Roedd gweddill fy amser yng nghwmni Dr Lyon neu Dr Judy Hutchings, seicolegwyr profiadol iawn. Cefais fynd ar amryw o gyrsiau hyfforddi, ac yn y flwyddyn gyntaf ro'n i'n hapus iawn o gael mynd yn ôl i Alder Hey ar gwrs therapi teulu.

Yn CAMHS, doedd yr un diwrnod yn mynd heibio heb i mi fod yn tynnu coes a chwerthin yng nghwmni'r ysgrifenyddesau – Manon ac Elaine i ddechrau, wedyn Helen, Maggi a Sandy. O dipyn i beth ro'n i'n dod i ddeall mwy a mwy, ac yn datblygu hyder o flwyddyn i flwyddyn. Yn 2001, yn dilyn cyhoeddiad am strwythur newydd o'r enw 'Busnes Pawb' gan lywodraeth Cymru, cefais swydd newydd, sef Arbenigwr Gofal Sylfaenol. Fy mhrif rôl oedd ymyrraeth gynnar, gweithio'n agos efo meddygon teulu, ysgolion, ymwelydd iechyd ac yn y blaen, eu cefnogi a chynnig hyfforddiant. Yn 2002 gofynnodd Alun Davies, Cyfarwyddwr y Gwasanaethau Iechyd Meddwl, a fyddai gen i ddiddordeb mewn gwneud cais i dreulio amser ym Mhennsylvania ac Efrog Newydd ar raglen gyfnewid ac astudiaeth a oedd wedi ei threfnu gan Rotary International.

Ar ôl cyfres o gyfarfodydd, cyflwyniadau a chyfweliadau cefais fy newis i fynd yn un o bump. Keith, meddyg teulu wedi ymddeol o Heswall, oedd yr arweinydd, a'r tri arall y byddwn i'n treulio amser yn eu cwmni oedd cyfreithiwr o Wallasey o'r enw Louise, Christine oedd yn Swyddog Cyfathrebu ym Manceinion ac Andy, rheolwr coedwigoedd yn Ninbych. Bu'n rhaid i ni gyfarfod yn rheolaidd am chwe mis cyn hedfan i America. Tra oedden ni yno treuliais gyfnod pleserus yn gweithio mewn ysgolion, yn rhoi gwersi i'r disgyblion am Gymru a'u dysgu sut i ymdopi efo trychineb y World Trade Centre oedd wedi digwydd y flwyddyn cynt. Mi ges i ymweld â chartrefi preswyl plant, gwasanaethau iechyd meddwl, ysbytai a gwasanaethau cymdeithasol, ac yn ogystal â gweithio roedd angen i mi, fel y lleill, roi cyflwyniadau mewn cynadleddau a chyfarfodydd.

Roedd gweddill yr amser yn rhydd i ni gymdeithasu. Gan mai fi oedd yr unig Gymro Cymraeg cefais fy nhrin fel brenin – roedd statws y Cymry yn uchel yn yr Unol Daleithiau oherwydd mai Cymry a ddatblygodd y chwareli yno yn y 18fed ganrif. Adroddais Weddi'r Arglwydd mewn eglwys Gymraeg a oedd yn llawn dop, a mynychais eisteddfod (a bwyta dwbl fy mhwysa o *welsh cookies* yno, sef cacennau cri).

Er bod y trip yn brofiad gwych a ddatblygodd fy sgiliau a'm hyder, roedd chwe wythnos yn amser hir i'w dreulio mor bell oddi wrth fy nheulu. Doeddwn i ddim wedi gadael y plant o'r blaen – roedd Owen a Beca wedi cael eu geni erbyn hyn, ac roedd Beca wedi cerdded am y tro cynta tra o'n i ffwrdd. Teimlais hiraeth mawr, ac roedd Lois, oedd tua saith oed ar y pryd, wedi ei chael hi'n anodd iawn ymdopi efo fy absenoldeb hefyd. Roeddwn i'n gyrru negeseuon e-bost i'r teulu bob dydd, a hithau'n gyrru rhyw stori fach am yr hyn roedd hi wedi bod yn ei wneud y diwrnod hwnnw. Un diwrnod, teipiodd eiriau 'Dwy Law yn Erfyn' er mwyn i mi gael ymarfer, yn barod i ni gael ei chanu efo'n gilydd ar ôl i mi gyrraedd adra! 'Mabi fi!

Ro'n i'n dal i fwynhau fy ngwaith yn CAMHS ac yn cael mwy o ddweud ym mhenderfyniadau rheoli'r gwasanaeth. Roedd y tîm yn tyfu'n araf, ond ro'n i'n awyddus i ddatblygu'r elfen ymyrraeth gynnar a nyrsio. Yn 2003 daeth cyfle i ymgeisio am swydd uwch nyrs efo'r cyfrifoldeb am ddatblygu gwasanaeth nyrsio yn CAMHS – ond yn anffodus, er mai gwasanaeth i blant oedd CAMHS, roedd y canllawiau cenedlaethol yn y maes wedi newid. Erbyn hyn roedd yn rhaid bod nyrsys CAMHS wedi cymhwyso yn nyrsys iechyd meddwl, oedd yn golygu na chawn i ymgeisio. Wrth ymchwilio i'r maes, dysgais fod rheolau tebyg yn bod ar gyfer nyrsys cofrestredig oedd yn gweithio efo'r henoed â salwch meddwl. Drwy lwc, roedd y brifysgol a'r llywodraeth wedi cytuno i ddarparu cwrs blwyddyn i nyrsys profiadol yn y maes er mwyn iddynt gymhwyso yn nyrsys iechyd meddwl. Roedd y cwrs yn un dwys iawn a threuliais lawer o 2004 mewn darlithoedd, ar leoliad efo'r gwasanaethau iechyd meddwl i oedolion ac o flaen cyfrifiadur yn hwyr y nos yn ysgrifennu traethodau! Er i mi brotestio ar y pryd am orfod gwneud y cwrs, mae'n rhaid i mi gyfaddef fod y profiad yn werthfawr, a finna'n nyrs ac yn therapydd gwell o ganlyniad i'r profiad. Yn 2005 cefais ddyrchafiad i swydd uwch nyrs – er mai fi oedd yr unig nyrs yn y gwasanaeth!

Mi es i ati wedyn i ysgrifennu papurau a cheisiadau am dîm o nyrsys a gweithwyr ymyrraeth cynnar, ac erbyn 2008 ro'n i wedi cael dyrchafiad i fod yn rheolwr y gwasanaeth. Roedd llawer o'r hen wynebau wedi mynd erbyn hynny a thîm ifanc, brwdfrydig yno – a thua'u hanner yn siarad Cymraeg. Roedd llawer o aelodau'r tîm yn awyddus i ddatblygu'r gwasanaeth efo fi a chefais gefnogaeth helaeth gan y rhan fwyaf ohonynt.

Y tu allan i'r gwaith hefyd, roedd newidiadau mawr wedi digwydd yn fy mywyd. Ro'n i wedi gorfod rhoi'r gorau i chwarae rygbi oherwydd bod fy mhen-glin i'n rhacs – ond yn 36 oed, fi oedd un o aelodau hynaf y tîm felly efallai ei bod yn amser i mi roi'r gorau iddi beth bynnag. Roedd Lisa a finna wedi gwahanu ac ro'n i mewn perthynas efo Becky, ond ro'n i'n mwynhau treulio amser efo'r plant mor aml ag y medrwn i, gan helpu i hyfforddi tîm pêl-droed Owen. Dechreuodd Lois chwarae'r corn yn yr ysgol ac roedd hynny'n fy mhlesio'n fawr iawn gan 'mod i wedi chwarae'r corn fy hun tan o'n i'n 16 oed, nes i rygbi fynd â 'mryd i. Ond un diwrnod, wrth fynd â Lois i ymarfer Band Biwmares, gofynnodd Gwyn Evans, yr arweinydd, i mi be o'n i'n da yno heb gorn! Cyn i mi droi rownd roedd iwffoniwm yn fy llaw ac ro'n i wedi ymuno efo Band Ieuenctid Biwmares! Rhoddodd Lois y gorau i chwarae'r corn, yn anffodus, ond bu i mi gario 'mlaen i chwarae nes i mi fynd yn sâl (ond nid yn y band ieuenctid!).

Yn 2010 ailstrwythurwyd byrddau iechyd Cymru a chafodd Bwrdd Iechyd Betsi Cadwaladr ei greu i wasanaethu Gogledd

Cymru. Roedd CAMHS wedi ei leoli yn yr adran blant, a chyn hir derbyniodd pob rheolwr gwasanaeth lythyr yn esbonio bod ein swyddi mewn perygl ac y byddai'n rhaid i ni geisio am swyddi yn y strwythur newydd. Yvonne Harding oedd y rheolwr bryd hynny, a llwyddodd i dawelu ein meddyliau. Roedd tîm o tua 10 rheolwr gwasanaeth ledled y gogledd dan ei gofal, a chafodd pob un ohonom swydd. Fy nghyfrifoldeb i o hynny allan oedd rheoli CAMHS a gwasanaethau anableddau plant Môn a Gwynedd.

Doedd gen i ddim llawer o brofiad o weithio ym maes anableddau plant, a dwi'n ymwybodol fod hyn wedi effeithio ar fy ngallu i reoli elfennau o'r gwasanaeth, gan nad oedd gan rai pobol hyder yn fy ngallu. Partneriaeth efo'r Gwasanaethau Cymdeithasol oedd y gwasanaeth, ond roedd y ffaith fod dwy sir, Môn a Gwynedd, yn cael eu gwasanaethu yn cymhlethu pethau braidd gan fy mod yn gorfod delio efo unigolion gwahanol yn y ddwy ardal. Yng Ngwynedd roedd pethau'n datblygu ychydig yn gyflymach er bod adnoddau'n brin iawn mewn cyfnod o doriadau. Iona Griffiths oedd y rheolwr yng Ngwynedd – roedd hi'n deall anghenion defnyddwyr y gwasanaeth i'r dim, a phan gefais fy niagnosis roedd Iona a staff y gwasanaeth yng Ngwynedd yn andros o ffeind efo fi.

Efo'r tîm nyrsio ro'n i'n gweithio agosaf, wrth gwrs. Roedd rhai ohonynt yn brofiadol iawn ac yn ymdopi'n dda, o ystyried y fath bwysau oedd ar dîm mor fychan. Dwy o'r nyrsys hynny oedd Meinir a Fiona, oedd yn gweithio ym Môn. Pan daeth yr amser i mi adael trefnodd Meinir ginio i mi efo'r tîm i gyd, ac mae hi wedi cadw cysylltiad efo fi byth ers hynny.

Ar ôl rhyw ddwy flynedd penderfynodd Yvonne newid y strwythur – yn hytrach na rheoli'r gwasanaethau anableddau, roeddwn i gymryd rôl flaenllaw yn CAMHS ar draws y gogledd. Roedd hynny'n golygu llawer mwy o deithio, a gan ein bod yn gorfod defnyddio ceir y Bwrdd Iechyd treuliais oriau mewn Fiesta llwyd yn mynd i fyny ac i lawr yr A55. Ro'n i'n treulio llwyth o amser yn Wrecsam a Sir Fflint – roedd y gwasanaethau yn fanno yn wahanol iawn i'r hyn ro'n i wedi arfer efo fo yn y gorllewin. Roeddwn yn awyddus i wneud newidiadau a chefais gefnogaeth gan y rhan fwyaf o aelodau'r timau yno i wneud hynny. Wrth gwrs, doedd hynny ddim yn hawdd – nid pawb sy'n hoff o newid, ac roedd yn rhaid i mi drafod y cyfan yn fanwl efo rheolwyr gwasanaethau eraill megis y gwasanaethau cymdeithasol, addysg a'r sector gwirfoddol ac elusennol. Ro'n i'n treulio mwy a mwy o amser mewn cyfarfodydd erbyn hyn, heb gysylltiad o gwbl efo cleifion. Er 'mod i'n cael cyflog gweddol dda oherwydd fy rôl yn rheolwr, ro'n i'n difaru esgyn yr ysgol yn fy ngyrfa ar adegau. Gweithio efo plant a phobol ifanc oedd yn fy ngwneud i'n hapus – yn y gwaith hwnnw roedd fy sgiliau, a dyna be o'n i wedi hyfforddi ar ei gyfer. Roedd y teithio yn dweud arna i gan fy mod i'n gadael y tŷ am hanner awr wedi saith y bore ar adegau a ddim yn cyrraedd adra tan tua chwech neu saith y nos.

Dysgais lot fawr ar hyd y blynyddoedd yn CAMHS, a dwi wedi defnyddio'r sgiliau hynny yn fy mywyd personol. Mae fy agwedd at fywyd wedi bod yn bositif erioed, ond dwi'n credu'n gryf bod gweithio efo pobol llai ffodus na fi, pobol sydd wedi dangos cymaint o gryfder a gwytnwch, wedi fy ngwneud yn ddiolchgar iawn am yr hyn sy gen i. Mae rhai o'r teulu yn amau weithiau 'mod i'n defnyddio fy sgiliau therapi yn annheg – yn ystod ffrae, er enghraifft – ond fysa hynny byth yn gweithio efo Becky! Dwi'n ddiolchgar dros ben fy mod i wedi mwynhau gyrfa lwyddiannus iawn – dim llawer o bobol fedar ddweud y bysan nhw'n gwneud yr un dewisiadau tasan nhw'n cael byw eu bywydau eto, ond mi fyswn i'n dewis bod yn nyrs bob tro.

Roedd blynyddoedd cynnar fy ngyrfa yn sylfaen wych i mi, a hynny wnaeth fy ngalluogi i fod yn broffesiynol ar hyd fy ngyrfa. Yr un peth wnes i erioed ei ystyried, wrth gwrs, oedd sut fyswn i'n ymdopi taswn i byth yn glaf, ac yn gorfod profi bywyd nyrs o'r ochr arall.

Wrth feddwl am Irfon yn y gwaith mae gwên yn ymledu ar draws fy wyneb: nid achos mai fo oedd nyrs cyntaf tîm Arweiniad Plant Gwynedd ac Ynys Môn (a esblygodd i fod yn Wasanaeth Iechyd Meddwl Plant a Phobl Ifanc yn ddiweddarach), nac oherwydd iddo fod yn llwyddiannus ar gael swydd Rheolwr Gwasanaeth Iechyd Meddwl Plant a Phobl Ifanc ryw ugain mlynedd yn ddiweddarach. Ond gan fod Irfon bob tro yn dod â hwyl, hiwmor a gofal i waith sy'n gallu bod yn drwm ac, ar brydiau, yn drist.

Byddai Irfon yn gallu goleuo unrhyw gyfarfod sych gyda gwên a sbort, a hynny'n aml heb i aelodau'r cyfarfod ddisgwyl jôc neu dynnu coes. A doedd dim gwahaniaeth os oedd o'n gyfarfod bach rhwng aelodau'r gwasanaeth neu'n gyfarfod rhanbarthol efo'r uwch-reolwyr, ni fyddai'r un cyfarfod yn pasio heb chwerthin a gwên oedd wedi'i danio gan Irfon. Byddai hefyd yn gallu codi calon ei gyd-weithwyr drwy ryw sgam direidus fel yr HBS (the Hot Beverage Society) a fyddai'n cyfarfod yn fisol i drafod pwysigrwydd diodydd poeth yn y gwaith a'r bisgedi gorau i fynd efo nhw, heb anghofio dilyn y 'NICE biscuit guidelines', wrth gwrs!

Tu ôl i'r chwerthin a'r hwyl roedd gwir bryder am ei gyd-weithwyr, yn enwedig wedi ei ddyrchafiad yn Reolwr Gwasanaeth. Efallai nad oedd Irfon y person gorau i gasglu amserlenni staff ac ati, ond roedd o'n giamstar ar gysylltu efo pob un aelod o staff a gwneud yn siŵr eu bod nhw'n ocê. Ar ôl bod mewn rhyw gyfarfodydd pwysig ar draws gogledd Cymru mi fyddai Irfon yn dod yn ôl i Dalarfon (swyddfa GIMPPhI Gwynedd ac Ynys Môn) a threulio amser yn sgwrsio efo'r staff – o'r ddynes llnau i'r seiciatrydd mwyaf profiadol – yn sicrhau eu bod nhw'n ymdopi, ac nad oedd gwaith yn mynd yn drech na nhw. Yn aml byddai chwerthin braf i'w glywed o'r swyddfeydd lle byddai Irfon.

Ond mae 'na reswm arall pam y bydda i'n gwenu wrth feddwl am agwedd Irfon yn y gwaith – roedd ei ffocws bob tro ar y bobl ifanc oedd yn defnyddio'r gwasanaeth a'u teuluoedd. Roedd iechyd meddwl (efo'r pwyslais ar yr iechyd) yn agos iawn at ei galon, fel ag y mae o hyd. Irfon oedd y person cyntaf i mi ei glywed yn sôn yn gyson am leihau'r stigma sydd o gwmpas problemau iechyd meddwl, ac yn wir fe aeth ymlaen i ddatblygu rhaglen 'Meddwl am Iechyd Meddwl' i ddisgyblion ysgolion uwchradd, sef rhaglen i ddymchwel y stigma o gwmpas iechyd meddwl ac i gael pobl ifanc i siarad efo oedolyn cyfarwydd os oeddynt yn teimlo bod eu hemosiynau'n mynd yn drech na nhw. Yn wir, roedd Irfon ymhell o flaen ei amser: dyma beth mae'r canllawiau Siarad â Mi, rhaglen lleihau hunanladdiad Llywodraeth Cymru a ddaeth yn ddiweddarach, yn ei annog – i bobl siarad am eu teimladau, gan fod tystiolaeth bod hyn yn lleihau achosion o hunanladdiad. Aeth ymlaen i ennill gwobr Coleg Brenhinol Nyrsio, Nyrs Plant y Flwyddyn yng Nghymru, yn 2012 am y gwaith yma, ac enillodd o a'i gyd-weithwyr Wobr Bwrdd Prifysgol Betsi Cadwaladr am y fenter yn yr ysgolion hefyd.

Yn anffodus bu'n rhaid i Irfon ymddeol yn gynnar, ac rydw i'n gweld ei golli o hyd. Yn gweld colli ei ganolbwyntio ar bob unigolyn sy'n dod i gysylltiad efo'r gwasanaeth, yn gweld colli ei ofal am yr unigolion hynny ac am bob un aelod o staff, yn gweld colli ei chwerthin a'i chwarae, a'i galon fawr.

Dr Gwenllïan Parry, Seicolegydd Clinigol Ymgynghorol,
Gwasanaeth Iechyd Meddwl Plant a Phobl Ifanc
Gwynedd ac Ynys Môn.

Pennod 3

Gwytnwch

Mae gwytnwch, neu *resilience* yn Saesneg, yn air dwi wedi ei ddefnyddio'n aml dros y blynyddoedd dwytha. Tra o'n i'n gweithio i'r gwasanaeth iechyd meddwl plant a phobol ifanc, roedd gen i ddiddordeb mewn ymyrraeth gynnar, ac yn teimlo'n gryf mewn gwerth trafod iechyd meddwl yn agored efo plant, pobol ifanc ac oedolion. Mae stigma yn bodoli o hyd ynghylch iechyd meddwl a dwi'n awyddus, hyd heddiw, i weithio ar leihau'r stigma yma.

Mae gweithio ym maes iechyd meddwl wedi gwneud i mi feddwl mwy am fy mhersonoliaeth fy hun. Pam 'mod i wedi troi allan fel yr ydw i? Ges i fy ngeni fel hyn 'ta fy magwraeth sydd wedi dylanwadu ar bwy ydw i heddiw? Ers fy niagnosis mae pobol wedi gofyn yn aml sut ydw i wedi aros mor bositif a chryf drwy'r amser. Wrth gwrs, fedrwn ni ddim newid y gorffennol, ond dwi wedi meddwl lot am fy nghefndir fy hun, fy magwraeth a 'mherthynas efo teulu a ffrindiau, a dwi'n bendant bod fy ngorffennol wedi dylanwadu'n fawr ar fy mywyd a 'ngallu i ymdopi ... hynny ydi, gwytnwch.

Hyd heddiw, fedra i ddim dallt sut goblyn y bu i Mam a Dad ddechrau canlyn. Maen nhw'n bobol hollol wahanol i'w gilydd, a fedra i ddim meddwl am un peth sy ganddyn nhw'n gyffredin – heblaw bod yn rhieni i Arwyn a finna! Dwi wedi cael ambell sgwrs efo Mam am hyn, ac esboniodd fod Dad yn andros o foi golygus pan oedd yn ifanc: yn boblogaidd, yn gês a hanner ac yn dipyn o *charmer*. Roedd Mam hefyd yn ferch ifanc ddel iawn ac yn amlwg yn ddynes hwyliog, a dwi'n siŵr ei bod yn bluen yng nghap Dad pan wnaethon nhw ddechrau canlyn. Roedd y

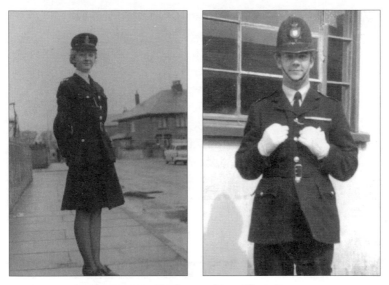

Mam a Dad yn eu hiwnifforms

ddau ohonynt yn yr heddlu – Mam, Eirlys, yn wreiddiol o Gyffordd Llandudno, yn blismones yng Nghaergybi a Dad, Bryan, o Gaernarfon, yn blismon yng Nghemaes – pan wnaethon nhw gyfarfod, a chyn hir roeddan nhw'n briod. Ganwyd fi yn 1970 – erbyn hynny roedd Mam wedi gorffen yn yr heddlu a Dad yn blismon ym Mangor. Roeddan ni'n byw yn Friars Avenue yn Hirael, Bangor. Ddwy flynedd yn ddiweddarach cafodd fy mrawd, Arwyn, ei eni.

Yn y saithdegau a'r wythdegau roedd hi'n arferol i blismyn gael eu symud o ardal i ardal i weithio, ac yn 1973 cafodd Dad ei symud i Fae Colwyn. Dwi'n cofio ein bod ni'n byw y tu ôl i'r orsaf dân yn fanno, a'r dynion tân yn taflu hufen iâ drwy'r ffenest i'n gardd gefn, lle roedd Arwyn a finnau yn chwarae. Ond doeddan ni ddim yno'n hir cyn i Dad gael ei symud i Flaenau Ffestiniog. Erbyn hynny ro'n i'n bedair oed, ac mae gen i frith gof o ddigwyddiadau yno. Roeddan ni'n byw yn Wynne

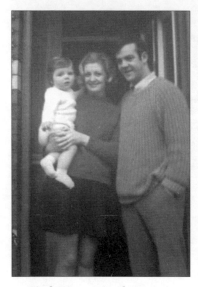
Fi efo Mam a Dad tua 1971

Road, ar waelod yr allt drws nesaf i gapel, ac ar y sgwâr lle roedd parc go dda. Dwi'n cofio mynd i'r ysgol feithrin, cofio dysgu reidio beic – ac unwaith, mi welais ddafad yn mynd i mewn i'r tŷ! Roedd Dad yn aelod o Gôr y Brythoniaid yno a weithiau mi fysa'n mynd â fi efo fo i'r ymarferion.

Yn fuan iawn cafodd Dad ei symud unwaith eto, ac erbyn i mi fod yn bump oed ro'n i'n byw ym Mhen-y-groes. Mae gen i gof da o'n hamser ni yno, ac er mai dim ond am ddwy flynedd y buon ni yno, mae gen i atgofion melys iawn o'r lle, a dwi'n dal i gadw cysylltiad efo rhai o fy hen ffrindiau. Yn fanno mae fy nghof cyntaf o fod yn yr ysgol – dwi ddim yn cofio llawer am y dosbarthiadau ond dwi'n cofio chwarae ar yr iard, ac am ryw reswm dwi'n cofio rhedeg o gwmpas yn wyllt yn gweiddi 'pwy s'isio chwara Batman a Robin? Pwy s'isio chwarae Batman a Robin?' efo'r hogia eraill. Roedd unrhyw un a oedd isio chwarae yn ymuno yn y rhes ac yn dechra rhedeg efo ni nes i'r gloch ganu. Hyd heddiw, dwi ddim yn cofio be oedd gêm Batman a Robin!

Ym Mhen-y-groes y ces i fy nghyflwyno i bêl-droed am y tro cynta, gan Aled Griffiths ac Aled Jones. Roedd Aled Jones yn cefnogi Leeds United ac Aled Griffiths yn ffan o dîm Lerpwl. Mi ges i fy mhrofiad cyntaf o wylio gêm efo Aled Griffiths a'i dad, ac ro'n i wedi cynhyrfu'n lân ar y bws ar y ffordd i Lerpwl i weld y cochion yn chwarae yn erbyn Ipswich. Pan gyrhaeddon ni yno, mi gawson ni wybod y newyddion drwg – roedd y gêm wedi cael ei gohirio oherwydd bod rhew ar y cae! Er hynny, dwi'n cofio'r trip yn iawn, a'r platiaid o fish a tships bendigedig ges i y diwrnod hwnnw! Mae'n anodd gen i gredu mai dim ond am ddwy flynedd yr oeddan ni'n byw yno, a phan dwi'n gweld y ddau Aled o dro i dro rydan ni'n trafod yr hen ddyddiau fel taswn i wedi bod yno am flynyddoedd maith.

Yn ein stryd ni yn Hen Lôn roedd dipyn go lew o blant yn byw, a dwi'n cofio Arwyn yng ngardd gefn un ohonyn nhw, wedi cael ei ddenu at siglen raff oedd yn hongian o gangen rhyw goeden. Yn anffodus, nid siglen oedd hi ond rhyw drap roedd plentyn wedi ei adael yno. O fewn eiliadau iddo gyffwrdd y rhaff daeth carreg go fawr i lawr o'r goeden a tharo Arwyn ar ei ben. Roedd gwaed ym mhobman ac i ffwrdd â fo at y meddyg i gael pwytho'r clwy. Ychydig wythnosau yn ddiweddarach dechreuodd Arwyn golli pwysau, ac roedd o'n cwyno o syched difrifol. Aeth Mam â fo i weld y meddyg a chafodd ei yrru'n syth i Ysbyty Dewi Sant lle bu i brofion gadarnhau ei fod yn dioddef o glefyd siwgr.

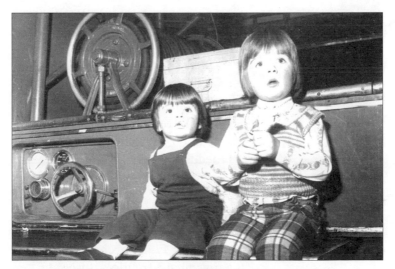

Arwyn a finna yng ngorsaf dân Bae Colwyn tua 1974

Symudodd y teulu yn ôl i Fangor ar ôl dwy flynedd, a dwi'n cofio teimlo'n drist ofnadwy yn gadael Pen-y-groes, gan ddweud wrth Mam a Dad na fyswn i byth yn medru gwneud ffrindiau newydd ac nad oeddwn i isio mynd i ysgol arall. Mi fydda i'n ystyried weithiau pa effaith gafodd hyn arna i, ond dwi wedi casglu bod y ffaith i mi orfod gwneud ffrindiau newydd a ffarwelio efo hen rai wedi cael dylanwad positif arna i. Hyd heddiw, dwi'n ei chael hi'n hawdd cyfathrebu a dod i nabod pobol newydd.

Oherwydd y clefyd siwgr, treuliodd Arwyn dipyn go lew o amser yn yr ysbyty yn blentyn, ym Mangor ac yn Alder Hey, Lerpwl. Mi gymerais inna ddiddordeb mawr yn ei salwch, gan drio darganfod popeth am y cyflwr. Roedd y ddau ohonon ni'n agos iawn, a finna'n hiraethu amdano pan fyddai yn yr ysbyty. Wrth ymweld yn rheolaidd â'r clinig plant yn Ysbyty Dewi Sant byddai Mam ac Arwyn yn dod ar draws teuluoedd eraill yn yr un cwch. Gyda help rhai o'r rhain, megis Di Barnes o Fangor a

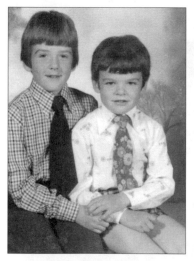

Cafodd Arwyn ddiagnosis o glefyd y siwgr yn fuan ar ôl tynnu'r llun yma yn ysgol Pen-y-groes

Rhiannon o Rosybol, sefydlodd Mam grŵp cefnogi clefyd siwgr Gwynedd a Môn. Roedd gan Rhiannon dri o hogia, Gwyndaf, Osian ac Aneurin, ac mi ddaethon ni'n ffrindiau, yn cael llwyth o hwyl ar dripiau i lefydd fel y Sun Centre yn Rhyl.

Wrth gwrs, nid Arwyn yn unig ro'n i'n hiraethu amdano. Mam oedd yn dueddol o aros efo fo yn yr ysbyty, a Dad a finna'n ymweld pan nad oedd Dad yn gweithio. Tra oedd Dad yn ei waith, Nain Caernarfon, yn amlach na pheidio, oedd yn fy ngwarchod, ac ro'n i'n mwynhau treulio amser yn eu cartref, Valetta, yng Nghae Mur,

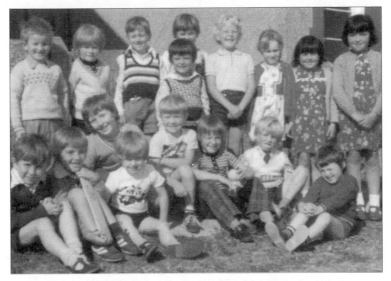

Parti pen-blwydd ges i pan o'n i'n byw ym Mhen-y-groes

Caernarfon. Ar adegau, dwi wedi gwisgo fy nghap proffesiynol a cheisio dadansoddi pa ddylanwad gafodd y sefyllfa honno arna i, a finna rhwng saith a naw oed, ond heb lwyddo i wneud hynny.

Er i mi hiraethu am Mam ac Arwyn, roedd cael Nain yn fy ngwarchod yn grêt. Ro'n i'n agos iawn at Nain ac yn ei pharchu'n arw – roedd hi'n ddynes gryf, annibynnol a ffeind iawn a oedd wrth ei bodd yn y gegin yn coginio, a finna wrth fy modd yn bwyta ei bwyd hi! Roedd Taid hefyd yn treulio llawer o amser efo ni. Llystad Dad oedd o, gan fod ei dad wedi marw pan oedd o'n ddwyflwydd oed a Nain wedi ailbriodi pan oedd Dad yn chwech. Mae gen i atgofion braf iawn o arddio ym mhlot Taid yng Nghaernarfon a threulio oriau mewn caeau yn casglu mwyar duon ac edrych ymlaen yn arw at y darten y bysa Nain yn ei choginio i de.

Wrth i mi dyfu fyny, ro'n i'n dal i ymweld â nhw yn rheolaidd i gael te a rhoi'r byd yn ei le. Chwarelwr oedd Taid ar hyd ei oes, a'i iechyd wedi dioddef oherwydd ei yrfa. Am flynyddoedd roedd yn defnyddio *nebuliser* i helpu ei anadlu ... ond byddai'n stopio hanner ffordd drwy'r driniaeth er mwyn cael smôc! Ar ôl dipyn roedd o ar ocsigen yn rheolaidd drwy diwb yn ei drwyn, ac yn aml iawn ro'n i'n dal fy ngwynt pan oedd o'n tanio smôc rhag iddo chwythu'r tŷ i fyny! Ro'n i tua deunaw oed erbyn hynny, a Nain mewn cadair olwyn gan na allai gerdded o gwbl, ac er gwaetha'i iechyd ei hun edrychodd Taid ar ei hôl tan iddo farw. Bu'n rhaid i Nain fynd i gartref wedyn, ac addewais y byswn i'n cario mlaen i ymweld â hi yn wythnosol. Weithiau mi fyddwn i'n mynd â hi allan am y diwrnod yn y car i siopa i Fangor neu Landudno – roedd hi wrth ei bodd yn cael mynd ac yn mynnu gwario ar ginio mawr i ni mewn caffi. Pan oedd Lois yn fychan roedd hi'n dod efo ni ambell dro, ond dipyn o gamp oedd gwthio'r gadair olwyn efo Nain ynddi a Lois yn eistedd ar ei glin. Roedd colled fawr ar ôl i Nain farw, ond dwi'n siŵr y bysa hi'n cael pleser o ddeall faint o ddylanwad gafodd hi arna i. Dwi'n teimlo'n freintiedig iawn 'mod i wedi cael treulio cymaint o amser efo hi ar hyd y blynyddoedd.

Aelod arall o deulu Dad ro'n i'n agos ati oedd Anti May, chwaer i fy hen daid ac andros o gymeriad. Roedd hithau'n byw yng Nghaernarfon hefyd, ac ro'n i'n ymweld â hi'n rheolaidd, pan o'n i'n cael paned a hitha'n cael gwydraid o *sherry*! Dwi'n cofio Anti May yn ddynes llawn hwyl bob tro ac roedd ei gweld o hyd yn bleser.

Dwi'n credu'n gryf fod pobol sy'n cael y cyfle i fwynhau perthynas efo'u neiniau a'u teidiau yn lwcus iawn – mi ges i'r fraint honno ac mae'r hogia, Siôn a Ianto, erbyn hyn yn ymweld â'u hen nain a thaid yn ogystal. Mae gen i gof o fy nwy hen nain a hen daid ar ochr Mam o'r teulu – roedd nain a taid mam, Nan Nan a Deidi, yn byw efo Nain a Taid yng Nghyffordd Llandudno. Roedd Mam yn agos iawn at Nan Nan a Deidi, a hwytha wedi gwirioni pan ges i fy ngeni. Bu farw Nan Nan pan

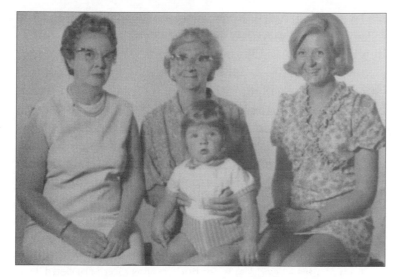

Pedair cenhedlaeth: Nan Nan, Nain Junction, Mam a fi

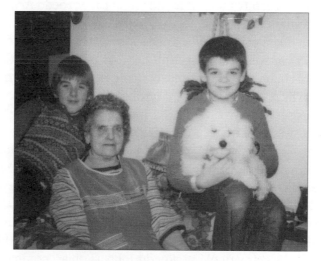

Fi ac Arwyn efo Anti May a Max y ci

o'n i'n ddwy oed ond er hynny mae gen i gof ohoni yn rhoi uwd i Shandy, y pwdl gwyn, ac yn dwrdio Deidi am beidio codi o'i wely! Treuliodd Deidi oriau efo fi ac Arwyn yn chwarae soldiwrs, a finna'n ei ddilyn o gwmpas y tŷ yn martshio a gweiddi fel rhyw sarjant yn y fyddin. Bu farw Deidi ar ei benblwydd yn wyth deg oed yn 1980. Ro'n i'n ddeg oed ar y pryd, a hwn oedd fy mhrofiad cyntaf go iawn o golled. Am ryw reswm wnes i ddim mynd i'w angladd – wn i ddim ges i ddewis ai peidio. Dwi'n teimlo'n gryf mewn gadael i blant fynd i gynhebrwng ar ôl colli rhywun agos gan ei fod yn rhan bwysig o'r galaru, ond bryd hynny dwi'n siŵr y bysa Nain a Taid wedi dweud nad oedd cynhebrwng yn le i blant.

Yn mis Tachwedd 1980 roedd Mam, Arwyn a finna wedi bod â Nain yn ôl adra – roedd hi wedi bod yn aros efo ni tra oedd Taid ar daith efo'r côr roedd yn aelod ohono, Côr y Maelgwn, yn America. Ar y ffordd adra, a ninnau yn ein Datsun glas, roedd hi'n bwrw glaw yn drwm. Mam oedd yn gyrru, ro'n i'n gorwedd ar y sêt gefn gan fy mod i'n mynd yn sâl car ac roedd Arwyn yn eistedd yn y cefn efo fi. O fewn eiliadau i gyrraedd pont Conwy cawsom ddamwain erchyll. Roedd Mam wedi llithro ar bwll o ddŵr a'r car wedi taro car arall oedd yr ochr arall i'r ffordd. Taflwyd Mam drwy'r ffenest flaen ac roedd Arwyn yn anymwybodol. Doedd dim drysau yng nghefn y car felly gwthiais sêt Mam yn ei blaen a dringo allan. Edrychais ar Mam – roedd wedi cael anaf i'w llygaid ac yn amlwg mewn poen difrifol – a rhedais at y car roeddan ni wedi ei daro. Roedd gwaed yn powlio lawr wyneb y dyn oedd yn y car hwnnw hefyd. Gafaelodd rhywun yndda i a 'nghysuro, gan fy rhoi i ac Arwyn i eistedd ar wal, a lapiwyd blanced o'n cwmpas. Gyrrodd yr ambiwlans i ffwrdd heb Arwyn a finna (wn i ddim oedd hyn yn fwriadol), ond drwy lwc roedd teulu a oedd yn nabod Mam a Dad ychydig geir y tu ôl i ni. Roedd John a Sonia Thompson yn byw ym Mangor, ac ar eu ffordd adra efo pedwar o fechgyn yng

nghefn y car, yn cynnwys eu mab, Tremayne, a ddaeth yn ffrind
da i mi yn fy arddegau. Aeth y teulu hwnnw â ni yn ôl i Gyffordd
Llandudno a gadael i Nain a Taid wybod be oedd wedi digwydd.
Arhosodd Taid yn y tŷ efo'r pedwar bachgen a daeth Nain efo ni
i Ysbyty Llandudno lle roedd yr ambiwlans wedi mynd â Mam.

Yn y cyfamser roedd Dad yn ei waith ym Mangor pan
dderbyniodd y newyddion am y ddamwain. Pan gyrhaeddodd
Conwy a gweld y car roedd yn meddwl yn siŵr ein bod ni i gyd
wedi ein lladd, ond pan ddarganfu fod Arwyn a finna efo'n
gilydd ar ward y plant mi ruthrodd yno a bu'n cerdded i fyny ac
i lawr y coridor drwy'r nos. Ro'n i'n gwaedu tu mewn yn rhywle
ac roedd Arwyn wedi cael ergyd i'w ên, ac aeth lefelau'r siwgr
yn ei gorff ar chwâl am gyfnod. Roedd y ddau ohonom yn yr
ysbyty am tua pythefnos. Dwi'n cofio cael andros o sioc pan
ddaeth Dad â Mam i lawr i ward y plant mewn cadair olwyn i'n
gweld ni – roedd rhwymyn mawr o gwmpas ei phen chwyddedig
ac roedd gwaed wedi sychu ar hyd ei hwyneb. Wyddwn i ddim
ar y pryd, wrth gwrs, pa mor wael oedd hi. Erbyn deall, roedd

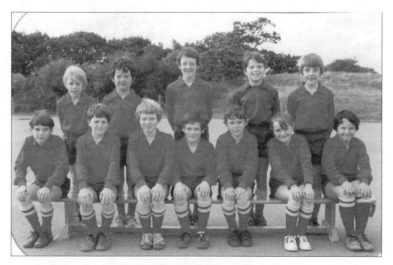

Tîm pêl-droed Ysgol y Garnedd

hi'n lwcus i fod yn fyw. Cafodd gannoedd o bwythau yn ei phen, roedd wedi torri ei phen-glin a nifer o'i hasennau. Mae Mam yn edrych yn arbennig o dda heddiw o gofio'r hyn ddigwyddodd iddi, ond bu'n derbyn triniaethau am flynyddoedd yn dilyn y ddamwain honno. Hyd heddiw mae hi'n cael trafferth cau ei llygaid i gysgu, ac mae tameidiau bychain o wydr yn dod allan o'i thalcen bob hyn a hyn hefyd, hyd yn oed ar ôl yr holl flynyddoedd.

Yn dilyn y ddamwain honno dwi'n cofio mynd trwy gyfnod hunandosturiol. Ro'n i'n ddagreuol, yn cael hunllefau ofnadwy ac yn ail-fyw darnau o'r ddamwain. Petawn i'n blentyn heddiw mae'n debyg y byswn i wedi cael diagnosis o PTSD (*Post Traumatic Stress Disorder*). Bu'n rhaid i Mam fy annog yn dyner i roi'r cyfan y tu cefn i mi a cheisio anghofio am y peth, ac ar ôl hynny dechreuodd pethau wella.

Pan ddigwyddodd y ddamwain, ro'n i yn fy mlwyddyn olaf yn Ysgol y Garnedd, Bangor, a bu fy athrawon a'm ffrindiau

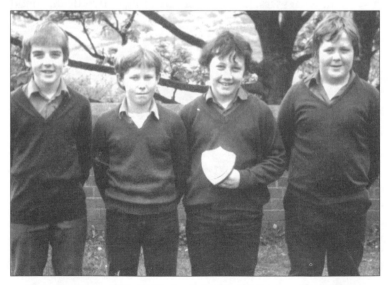

Fi, Robin Jones (Llanfairfechan), Robin McBryde a Mark Baines

ysgol yn gysur mawr i mi. Dwi'n cofio bod wrth fy modd pan dderbyniais gerdyn mawr wedi'i arwyddo gan holl blant y dosbarth a llythyr bach gan bob un ohonyn nhw.

Erbyn hynny roedd chwaraeon wedi dod yn rhan bwysig o 'mywyd i. Ro'n i'n chwarae pêl-droed bob cyfle gawn i, ac yn gapten ar dîm pêl-droed yr ysgol (yn meddwl 'mod i'n rêl boi!). Ro'n i hefyd wrth fy modd yn cymryd rhan ym mabolgampau'r ysgol, ond bu'n rhaid i mi arfer efo dod yn ail i fy ffrind Alan Owen yn y campau hynny – ac felly y bu hi am flynyddoedd!

Ar ôl cyfnod hapus iawn yn Ysgol y Garnedd, roedd y syniad o fynd i Ysgol Tryfan yn codi ofn arna i. Doedd dim angen i mi boeni – mewn dim ro'n i wedi setlo a gwneud ffrindiau newydd megis Berwyn o Lanfairfechan. Roedd Berwyn, Alan Owen a finna'n driawd clòs, yn cwrdd ar benwythnosau yng nghartrefi'r naill a'r llall.

Rocdd tyfu i fyny yn Hirael yn grêt – roedd llwyth o blant yn byw yn yr ardal a digon o fechgyn yn chwarae pêl-droed yn y cae wrth y pwll nofio bob penwythnos yn y gaeaf a phob dydd a nosweithiau yn ystod yr haf. Byddai criwiau mawr ohonan ni'n chwarae *tigers and hunters* – un grŵp yn mynd i guddio, sef y teigrod, a'r grŵp arall yn eu hela. Roedd ffiniau'r gêm yn eang ac roedd hawl mynd mor bell â gwaelod y dre, y pier yn Garth a'r Gwersyll Rhufeinig yn Garth Uchaf. Gallai gymryd drwy'r dydd i ddod o hyd i bawb, ac weithiau roedd yn haws ildio a mynd adra pan oedd hi'n amser te yn hytrach na gorffen y gêm!

Cafodd Alan a finna ein dewis ar gyfer tîm pêl-droed Ysgol Tryfan, ond roedd yn well gan yr athro ymarfer corff, Mr Richie Haines, rygbi na phêl-droed. Erbyn i mi gyrraedd yr ail flwyddyn roedd o wedi fy mherswadio i ddechrau chwarae rygbi, a chefais fy newis i dîm yr ysgol ynghyd ag Alan Owen (pwy ara'
yn dipyn o chwaraewr. Datblygodd fy niddordeb m
diflannodd yr obsesiwn â phêl-droed yn sydy
hefyd wedi dechrau chwarae pêl-fasged. Mi fyd

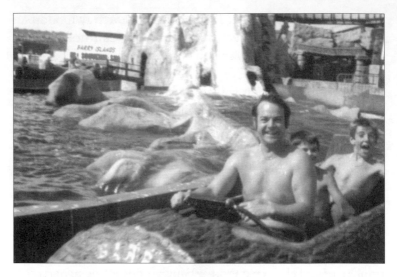

Dyddiau da!

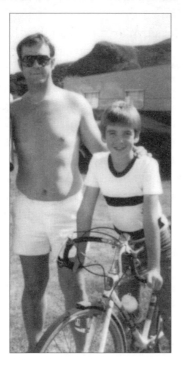

*Ro'n i wedi safio
rhywfaint o fy arian
fy hun i brynu'r beic
yma, ac mi oedd gen i
feddwl y byd ohono fo.*

Haines o dro i dro a dywedodd wrtha i'n ddiweddar ei fod yn meddwl 'mod i'n chwaraewr pêl-fasged da iawn, llawer gwell nag o'n i'n chwara rygbi. Doeddwn i ddim yn siŵr sut i gymryd hynny! Un arall a oedd yn chwarae rygbi a phêl-fasged efo fi oedd Robin McBryde, a dyna pryd y datblygodd ein cyfeillgarwch.

Wrth gwrs, nid chwaraeon oedd unig bwrpas yr ysgol, er mai dyna oedd fy ffocws pennaf i. Edrychais yn ôl ar fy adroddiadau ysgol yn ddiweddar – roedd y tair blynedd gyntaf yn wych, gydag adroddiad reit dda ym mhob pwnc. Erbyn blwyddyn pedwar, y sylw am bob pwnc, heblaw cerdd ac ymarfer corff, oedd 'gall wneud yn well'.

Defnyddiais dor-priodas Mam a Dad fel esgus am y dirywiad yn fy natblygiad addysgol. Pan gyhoeddodd y ddau eu bod yn gwahanu roedd Arwyn a finna'n drist iawn. Ceisiodd Arwyn am wythnosau berswadio'r ddau i ddod yn ôl at ei gilydd, ond ro'n i isio anghofio'r cwbl a threulio cymaint o amser â phosib efo fy ffrindiau. Aeth Mam i fyw efo Nain a Taid i Gyffordd Llandudno ac arhosodd Dad yn ein cartref ym Mangor. Cefais ddewis efo pwy o'n i am fyw, a dewisais aros efo Dad ym Mangor. Dwi'n ymwybodol fod Mam wedi poeni am hyn am flynyddoedd, ac wrth edrych yn ôl dwi'n siŵr y byswn i wedi gwneud yn llawer gwell yn yr ysgol o dan reolaeth Mam. Wnaeth Dad ddim o'i le, wrth gwrs, ond doedd o ddim yn rhoi cymaint o bwyslais ar yr ochr academaidd â Mam. Aeth Arwyn i fyw efo Mam, ond mewn gwirionedd roedd y ddau ohonon ni'n cael mynd a dod i dai'r ddau ohonyn nhw. Mi wnaeth Mam a Dad ddelio efo pethau yn arbennig o dda – byddai'r ddau yn dod efo'i gilydd i weithgareddau'r ysgol neu nosweithiau rhieni, ac yn trafod materion oedd yn ymwneud ag Arwyn a finna yn rheolaidd.

Yn ystod y cyfnod ansicr hwnnw, daeth fy ffrindiau yn bwysig iawn i mi. Erbyn hynny roedd Alan, Robin a finna wedi ymuno â Chlwb Rygbi Bangor, ac yno hefyd roedd Tremayne

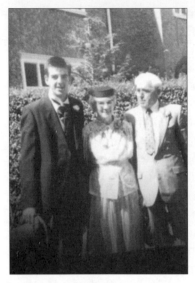

Fi a Nain a Taid Caernarfon ar
ddiwrnod priodas Mandy,
fy nghyfnither

(ei deulu o helpodd noson y ddamwain car) a daeth y pedwar ohonom yn ffrindiau. Daeth hogyn o'r enw Andy Williams hefyd yn rhan o'r criw – doedd Andy ddim yn chwarae rygbi ond roedd o'n gricedwr gwych, ac yn ystod yr haf dyna oedd Alan, Robin a finna yn ei wneud hefyd.

Yn ogystal ag ymddiddori mewn chwaraeon, ro'n i a Robin yn aelodau o Fand Pres Porthaethwy, fo ar y trombôn bas a finna ar yr ewffoniwm. Yn anffodus, ro'n i'n eistedd o flaen Robin yn yr ymarferion ac ambell dro byddai sleid ei drombôn yn taro fy mhen-ôl ar ganol rhyw ddarn o gerddoriaeth! Roedd treulio amser efo Alan, Robin, Tremayne ac Andy yn gysur mawr i mi ar ôl i Mam a Dad wahanu. Byddem yn cerdded i fyny ac i lawr y stryd fawr ym Mangor – roedd hi'n stryd brysur y dyddiau hynny, a phan fyddai ganddon ni arian roeddan ni'n mynd am banad i Gaffi Penguin. Weithiau roeddan ni'n ymlacio yn fy stafell wely, yn chwarae darts, gwrando ar fiwsig pop, siarad am ferched a rhoi'r byd yn ei le. Wrth gwrs, roedd y penwythnosau yn llawn rygbi neu griced, ac ar ddyddiau Sul byddai gemau rygbi yn aml ym Manceinion, Cilgwri ac o gwmpas Caer. Roedd hwyl fawr i'w gael ar y bysys ar y ffordd adra, yn canu caneuon anaddas, chwarae cardiau a mwydro.

Roedd bywyd yn dda, er fy mod i'n dal i deimlo'n drist ynglŷn â'r sefyllfa adra. Ymhen sbel, pan o'n i tua 14, daeth cariad Dad, Helen, a'i dau fab, Gavin a oedd yn chwech a James a oedd yn ddeunaw mis, i fyw efo ni. Yn fuan iawn mi

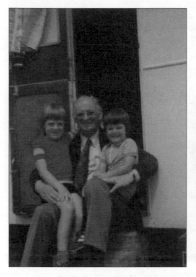

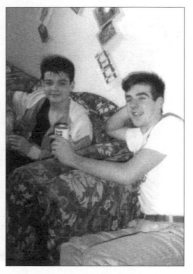

Efo 'Taid Junction yn y garafan yng Nghonwy

Arwyn a finna yn Friars Avenue

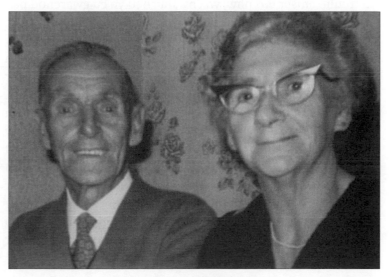

Nan Nan a Deidi

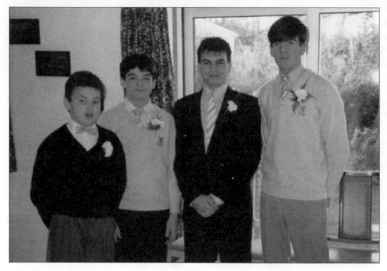
Andrew, Steven, Arwyn a fi ar ddiwrnod priodas Mam a Clive

ddatblygais berthynas glòs efo'r hogia, ac ro'n i wrth fy modd yn treulio amser efo nhw, yn chwarae neu yn eu gwarchod pan oedd Dad a Helen yn mynd allan. Ond wnaeth petha ym Mangor ddim aros yn sefydlog am hir iawn, chwaith, gan y byddai Dad a Helen yn ffraeo, a finna'n trio cysuro'r hogia bach yng nghanol y gweiddi. Roedd Dad erbyn hyn wedi ymddeol o'r heddlu a phenderfynodd ddilyn ei freuddwyd o gadw tŷ tafarn. Pan ddywedodd wrth Arwyn a finna ei fod wedi cael cyfle i redeg y Morgan Lloyd ar y Maes yng Nghaernarfon roedd y ddau ohonom wedi ein siomi'n arw. Doedd na ddim peryg 'mod i am fynd i fyw i Gaernarfon wir – yn hogyn Bangor, cweir fyswn i'n gael! Ar y pryd roedd drwgdeimlad rhwng ieuenctid Bangor a Chaernarfon, ac roedd rhyw gweryla rhwng gangiau'r ddwy dref rownd y rîl. Fel digwyddodd hi, ddaru ni ddim symud o Fangor nes o'n i'n 16 oed, er i Dad a Helen gymryd awenau'r Morgan Lloyd ychydig flynyddoedd ynghynt.

Roedd fy nghanlyniadau lefel O yn siomedig iawn. A dweud y gwir, wnes i ddim adolygu o gwbl ar gyfer yr arholiadau, a do'n i ddim yn malio amdanyn nhw chwaith. Ro'n i'n gweithio erbyn hyn yn y Morgan Lloyd ac mwynhau bywyd rhwng hynny a'r rygbi.

Er hynny, penderfynais gofrestru yn y Coleg Technegol ym Mangor, gan edrych ar hynny fel ail gyfle. Roedd y cwrs yn ddifyr ar adegau, ac mae'n rhaid 'mod i wedi aeddfedu rhyw fymryn gan 'mod i'n barod i weithio ac eisiau llwyddo i basio'r arholiadau TGAU. Yn ystod y cwrs, cefais fy anafu mewn gêm rygbi a threulio amser yn ysbyty Walton yn Lerpwl ac Ysbyty Gwynedd – a'r profiad hwnnw wnaeth i mi benderfynu mai nyrsio oedd yr yrfa i mi. Ar ôl dwy flynedd yn y coleg llwyddais i basio, a chael digon o gymwysterau i gychwyn gyrfa nyrsio.

Ro'n i'n dal i weithio yn y Morgan Lloyd ac yn mynd i aros efo Mam yn rheolaidd. Erbyn hynny roedd hi wedi priodi fy llystad, Clive, ac roeddan nhw wedi symud i Borthaethwy efo Arwyn a dau fab Clive, sef Andrew a Steven. O'r munud y cwrddais i â Clive, ro'n i'n gwybod y bysan ni'n dod ymlaen yn dda. Roedd o'n gefnogwr rygbi o fri, ac wrth gwrs, gan ei fod wedi'i eni lawr yn sir Gâr, roedd o'n falch iawn o alw'i hun yn Sgarlet. Byddai'r ddau ohonan ni'n dadlau am pwy oedd y chwaraewyr a'r timau gorau ac yn y blaen, a byddai'n mynd â ni i wylio Llanelli yn chwarae yn rheolaidd, gan fod y tîm yn dueddol o gyrraedd rownd

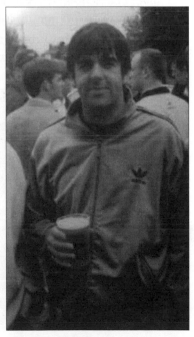

Mwynhau fy hun!

derfynol Cwpan Cymru bob blwyddyn, bron. Roedd ei fam, sef Nanna Cacan, yn byw yng Nglangwili, a dyna lle roeddan ni'n aros pan fyddan ni'n mynd i wylio'r rygbi.

Roedd y ffaith fod Mam a Clive wedi symud yn nes i Fangor yn gwneud pethau yn llawer haws – cyn hynny roedden nhw'n byw ym Mynydd Fflint. Ro'n i erbyn hynny wedi datblygu perthynas gref efo Andy a Steve, ac yn falch o gael treulio mwy o amser efo nhw.

Er 'mod i'n oedolyn bellach ro'n i'n dal i werthfawrogi 'mherthynas agos efo Nain a Taid Junction, y ddau yn bwysig iawn i mi ac yn ddylanwad cryf arna i. Pan o'n i ar y cwrs nyrsio ro'n i'n arfer mynd yno i wneud yr ardd ac ati iddyn nhw – ond roedd yn well gan Taid i mi eistedd i lawr efo fo, am oriau weithiau, i sgwrsio. Roedd gen i andros o barch at Taid ac yn meddwl y byd ohono. Sarjant yn yr heddlu yng Nghonwy oedd o, ac yn ei cael ei nabod fel 'sarj' neu 'sgwâr' (gan mai Owen Owens oedd ei enw, dywedodd rhywun wrtho unwaith mewn gwers fathemateg mai 'Owen Squared' ddylai o fod – ac mi

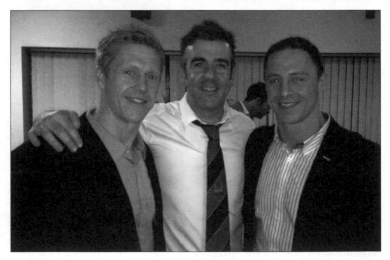

Fi, Gavin a James

sticiodd). Ar ôl iddo ymddeol o'r heddlu daeth yn warden ar barc carafannau mawr yng Nghonwy lle roedd ganddo garafán ei hun, a dyna lle roeddan ni'n cael mynd bob gwyliau Pasg a haf. Gwaethygodd iechyd Nain a Taid pan oedd y ddau yn eu hwythdegau, a bu'r ddau farw o fewn diwrnod i'w gilydd. Cawsant angladd ar y cyd, a oedd yn brofiad anodd iawn, colled arall.

Doedd dim llawer o sefydlogrwydd yn fy nghartref yn y Morgan Lloyd, ond roedd gweithio y tu ôl i'r bar yn andros o hwyl gan y byddwn yn cael sgyrsiau difyr efo'r cwsmeriaid selog, rhai ohonynt yn gymeriadau diddorol iawn. Roedd gweithio nosweithiau yn ystod y penwythnos yn stori wahanol gan ei bod mor brysur – byddai cwffio ac ati, a phobol feddw iawn yn gwneud ffyliaid ohonynt eu hunain – ond ar y llaw arall byddai lot fawr o ferched golygus yn dod i mewn i'r bar! Weithiau, byddai tipyn o gystadleuaeth rhyngdda i a'r hogia eraill oedd yn gweithio y tu ôl i'r bar i gael genod i gytuno i ddêt ... ac er mai fi sy'n dweud, ro'n i'n cael dipyn o lwyddiant!

Er gwaetha'r hwyl, ro'n i'n sylweddoli nad oedd byw mewn tafarn yn beth y gallwn i ei wneud am gyfnod hir, felly pan ddechreuais ar fy ngyrfa nyrsio symudais i fyw i'r cartref nyrsio, gan ddal i fwynhau ymweld â'r Morgan Lloyd bob hyn a hyn.

Ro'n i wedi aeddfedu'n arw erbyn i mi agosáu at ddiwedd fy hyfforddiant nyrsio. Erbyn hynny ro'n i'n 23 oed ac wedi cwrdd â Lisa, fel y soniais yn y bennod ddiwetha, a oedd yn hyfforddi i fod yn athrawes ym Mhrifysgol Bangor. O fewn blwyddyn i ni ddechrau canlyn roedd Lisa'n feichiog – tipyn o sioc i'w theulu, ac i minna – ond erbyn diwedd ei beichiogrwydd roedd pawb wedi cynhyrfu'n lân. Roedd 2 Rhagfyr 1994 yn un o'r dyddiau gorau yn fy mywyd i: ganwyd Lois Angharad, fy mhlentyn cyntaf, a finna wedi gwirioni 'mhen. Roedd addasu i fod yn dad yn dasg hawdd iawn a daeth Lois â hapusrwydd mawr i ni a gweddill y teulu. Roeddan ni wedi prynu ein tŷ cyntaf yn Llanfairpwll, Ynys Môn, ac erbyn i Owen Rhys gael ei

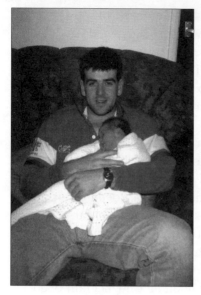

Lois yn fabi

eni dair blynedd yn ddiweddarach, diwrnod hapus iawn arall yn fy mywyd, roeddan ni wedi symud i dŷ mwy i lawr y lôn. Ro'n i ar ben fy nigon – roedd gen i ferch a mab, a'r ddau yn wahanol iawn i'w gilydd, yn gymeriadau unigryw. Dair blynedd yn ddiweddarach daeth babi arall, Beca Fflur, ac roedd y teulu bach yn gyflawn.

Roedd Llanfairpwll yn lle braf iawn i fyw, efo digonedd yn mynd ymlaen yno. Ro'n i'n gadeirydd ar bwyllgor yr ysgol Feithrin ac yn ddiweddarach yn gadeirydd y Gymdeithas Rieni ac Athrawon yn Ysgol Llanfairpwll. Erbyn iddo droi'n bump oed roedd Owen yn chwarae pêl-droed, a gan nad oedd neb arall yn fodlon gwneud, dechreuais hyfforddi ei dîm, sef Llanfair Hotshots, er i mi gyfaddef i bawb nad oedd gen i lawer o syniad am bêl-droed bellach. Drwy lwc daeth Brian, un o'r rhieni eraill, i fy helpu, a daeth yr Hotshots yn dîm llwyddiannus dros ben. Yn ystod y cyfnod yma roedd bywyd yn brysur, rhwng pwysau gwaith, diddordebau Lisa a finna a gweithgareddau'r plant.

Ar y cyntaf o Orffennaf 2003, safodd y byd yn llonydd am ychydig eiliadau. Ro'n i wedi cyrraedd adra o 'ngwaith i dŷ tawel, heb sôn am y croeso arferol gan y plant. Roedd Lisa'n disgwyl amdana i wrth y drws. Dywedodd wrtha i yn syth fod Arwyn wedi marw. Dwi'n cofio eistedd ar waelod y grisiau heb wybod be arall i'w wneud. Roedd Lisa wedi derbyn galwad ffôn gan Steven, ffrind pennaf Arwyn, oedd wedi dod o hyd iddo yn ei wely, ac wedi galw am ambiwlans a gludodd Arwyn i Ysbyty

Gwynedd. Roedd Mam a Clive ar eu gwyliau yn Ffrainc ar y pryd, ac roedd Lisa wedi gorfod eu ffonio i dorri'r newyddion iddyn nhw. Rhuthrais i'r uned ddamweiniau yn Ysbyty Gwynedd ac aeth nyrs â fi i weld Arwyn. Roedd yn edrych yn heddychlon iawn, a rhoddais sws ar ei ben a dweud ffarwél.

Roedd bwlch mawr yn fy mywyd heb Arwyn. Roeddan ni'n agos iawn pan oeddan ni'n blant, a wnaeth y ffaith i ni fyw ar wahân ddim newid hynny. Cafodd gyfnodau anodd iawn yn ei fywyd, a dioddefodd yn ofnadwy efo'i iechyd gan fod clefyd y siwgr wedi bod yn anodd iddo ei drin. Pan oedd yn 21 oed cafodd ddiagnosis o epilepsi, er ein bod fel teulu yn siŵr fod y cyflwr hwnnw arno ers ei blentyndod hefyd. Yn aml, mi fysa Arwyn yn trafod ei broblemau efo fi a chyfaddef ei fod yn isel ei ysbryd ar adegau – roedd y ffaith na allai ddod o hyd i swydd yn cyfrannu at hyn. Ond ym mlwyddyn olaf ei fywyd dechreuodd pethau wella i Arwyn. Ar ei liwt ei hun, aeth i'r swyddfa waith ym Mangor a dechrau gwirfoddoli fel porthor yn Ysbyty Gwynedd. Agorodd hyn ddrws iddo ac roedd wrth ei fodd pan lwyddodd i gael swydd porthor yn yr ysbyty. Dychwelodd ei hyder ac roedd yn mwynhau bywyd unwaith eto. Roedd gan Arwyn ddau o blant, Luke a Holly, ac er nad oedd mewn perthynas efo'u mam, Melanie, roeddan nhw ar delerau da ac roedd o'n eu caru nhw'n fawr iawn. Mi fysa Arwyn yn falch iawn heddiw o weld bod ei blant wedi tyfu'n bobol ifanc cwrtais a chlên, a Luke bellach yn un ar hugain oed a Holly'n un ar bymtheg.

Un o'r pethau anodda i mi orfod eu gwneud erioed ydi dweud wrth Luke fod ei dad wedi marw. Criodd yn uchel am hir iawn, gan afael yn dynn yndda i. Ro'n i hefyd wedi gorfod dweud wrth Dad bod Arwyn wedi marw, oedd yn sioc enfawr iddo yntau. Roedd yr wythnos honno'n un brysur: trefnu'r angladd a chlirio tŷ Arwyn, heb sôn am siarad efo'r holl bobol a ddaeth i gydymdeimlo â ni. Roedd yr angladd yn un anferth, ac roedd gweld cymaint o deulu a ffrindiau yno yn gysur mawr. Mi gymerodd dipyn o amser i bethau setlo ar ôl i Arwyn farw –

doedd pethau byth am fod yr un fath. Dechreuais edrych ar fywyd mewn ffordd wahanol, ac ro'n i'n awyddus i wneud yn fawr o bob cyfle.

Heb fynd i ormod o fanylder, fel yr aeth amser heibio doeddwn i ddim yn teimlo'n hapus yn fy mhriodas. Ro'n i'n teimlo bod Lisa a finna'n byw ein bywydau ar wahân i ryw raddau, ac yn 2007 bu i ni wahanu. Es i fyw at Mam a Clive, oedd erbyn hynny yn byw yn Nhalwrn, a cheisio delio efo cyfnod anodd dros ben. Ro'n i'n bryderus am yr effaith roedd y cwbwl yn ei gael ar y plant, ac yn teimlo'n euog iawn, er fy mod i'n gweld y tri ohonyn nhw'n aml ac yn cario mlaen efo gweithgareddau'r ysgol a'r pentref. Roedd adegau lle roedd hi'n amlwg bod y plant yn drist, ac roedd hynny'n brifo, ond yr unig beth allwn i wneud oedd pwysleisio fy mod yn eu caru a 'mod i ar gael iddyn nhw bob amser. Yn anffodus, doedd Lisa a finna ddim yn cyfathrebu'n dda iawn yn y blynyddoedd cynnar rheini, a doedd hynny ddim yn helpu'r sefyllfa.

Ro'n i wedi cyfarfod Becky drwy fy ngwaith ac wedi disgyn mewn cariad efo hi. Roedd hi'n deall fy sefyllfa yn iawn, ac yn ddeall fod angen i mi weithio ar fy mherthynas efo'r plant. Ar ôl deunaw mis o fyw yn Talwrn symudais i mewn efo Becky ac o fewn ychydig roedd y plant wedi cwrdd â hi hefyd. Doedd pethau ddim yn hawdd iddi hi na'r plant, ac roedd y sefyllfa'n anodd i minnau hefyd gan 'mod i'n teimlo fel petawn i yn y canol yn trio plesio pawb. Roedd genedigaeth Siôn Arwyn yn 2009 yn help mawr i ddod â phawb yn nes at ei gilydd – roedd y tri yn hapus iawn pan anwyd o, ac eto ugain mis yn ddiweddarach yn 2011 pan ddaeth Ianto Huw i'r byd.

Er fy mod wedi cael digon o brofiadau anodd yn ystod fy mywyd, tydw i ddim yn edrych yn ôl a theimlo fod pethau wedi bod yn ddrwg arna i. Dwi'n credu'n gryf 'mod i wedi cael bywyd hapus iawn – ac mae'r profiadau negyddol hyd yn oed wedi dylanwadu arna i a 'ngwneud i'n berson cryfach. Mae 'na bobol mewn sefyllfaoedd llawer gwaeth na fi ledled y byd, ac mi fydda i'n trio cofio hynny pan fydda i'n cael fy nhemtio i gwyno. Mae fy ngwydr o hyd yn hanner llawn, a dwi'n diolch mai felly dwi'n edrych ar bethau.

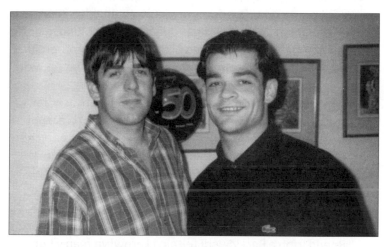

Fi ac Arwyn yn 1996, ym mharti Clive yn 50 oed

'Dwi'n meddwl 'mod i'n mynd i fod angen dy help di'n o fuan, Mans.' Dyna'r cynta i mi glywed gan Irfon nad oedd o wedi bod yn dda. Roedd hynny'n ôl yn Rhagfyr 2014 – roedd o'n amau yn gryf bod ganddo ganser y coluddyn ac er i mi geisio ei argyhoeddi y gallai nifer o gyflyron eraill achosi yr un symtomau, ymddangosai'r hen Irfon yn o siŵr o be fysa canlyniadau'r profion.

Dwi wedi treulio oriau hefo Irfon a Becky dros y tair blynedd dwytha – yn ceisio cynnig cefnogaeth, a rhoi cymorth ymarferol os oedd yr angen yn codi. Drwy edrych yn ôl dros y cyfnodau hynny mewn apwyntiadau a thriniaethau gwahanol, y cyfnod sydd yn dod i'r cof bob amser yw'r diwrnod a'r noson anodd yn Ysbyty Aintree, Lerpwl pan oedd Irfon yn derbyn y llawdriniaeth fawr ar ei iau gan yr arbenigwr ymgynghorol, Mr Malik.

Roedd Irfon a Becky wedi teithio i Lerpwl yn fuan y bora hwnnw a'r bwriad oedd i Sarah, ffrind agos i Becky, a minnau i fynd yno am y diwrnod i gadw cwmni i Becky. Pan gyrhaeddodd Sarah a minnau roedd Becky newydd ffarwelio ag Irfon y tu allan i'r theatr ac yn ei dagrau; mi benderfynon ni fynd yn y car i ganolfan siopa oedd ddim yn bell o Aintree – roedd Becky a finnau'n gwybod bod diwrnod hir ac anodd o'n blaenau.

Ar ôl cinio yn Ben & Jerry's, lot o sgwrsio am ddim byd o bwys ac ymweliad bach â Marks and Spencer's, yn ôl â ni i Aintree. Roedd hi tua pedwar o'r gloch y pnawn erbyn hynny a'r peth cyntaf i'w wneud oedd cael allweddi'r stafell roedd Becky'n aros ynddi dros nos. Wedi i ni sortio hynny, i lawr â ni i'r caffi bach i gael paned – a dwi'n siŵr bod un wedi mynd yn bwmp!

Erbyn oddeutu deg o'r gloch doedd dim newyddion am

Irfon, a'r straen yn dechrau dangos ar Becky, felly dyma gynnig ein bod yn cerdded tuag at yr uned gofal dwys i ofyn a oeddan nhw wedi clywed rwbath. 'They must be getting ready to bring Irfon back as they've asked us to take his bed down,' oedd yr ateb. Roedd mwy o ddisgwyl a mwy o de a choffi o'n blaenau felly!

Oddeutu hanner nos daeth yr alwad ffôn gan Mr Malik – prin yr oedd Becky yn gallu gafael yn ei ffôn gan ei bod yn crynu fel deilen. Roedd y llawdriniaeth wedi mynd fel yr oedd Mr Malik wedi'i obeithio, ond roedd Irfon yn dioddef o sgil-effeithiau llawdriniaeth hir ac anodd. Hanner awr yn ddiweddarach, daeth Mr Malik atom i egluro eto beth roedd o wedi'i wneud, ond roedd ei wyneb yn ddifrifol iawn pan ddwedodd, 'we have to get Irfon through the night. His body is suffering the effects of the surgery and we will have to keep him on a ventilator for the next few hours.'

Yn ôl ei harfer daeth Becky o hyd i nerth o rwla, ac mi aethon ni i'r uned gofal dwys i weld Irfon – anodd iawn oedd ei weld yno, a phan afaelodd Becky yn ei law a dweud ei bod yn ei garu yn fawr iawn a bod Mr Malik wedi cwblhau y llawdriniaeth yn llwyddiannus, ceisiodd Irfon ddeffro a bu'n rhaid i'r nyrs gynyddu lefel y cyffur tawelu. Doeddwn i erioed wedi gweld y ffasiwn beth!

Mae Irfon yn berson unigryw ac arbennig iawn, a phan ofynnodd i mi ysgrifennu darn byr ar gyfer y llyfr yma dywedodd 'dwi'm isio llwyth o ryw rwtsh am ysbrydoliaeth a petha fel'na, 'sti!' Sut all neb ysgrifennu am Irfon heb ddefnyddio'r gair hwnnw? Mae o hefyd yn garedig, doeth, cariadus, direidus ac andros o ddewr! Mae'n anrhydedd ac yn fraint cael bod yn ffrind i ti Irfs, diolch.

Manon Williams, Ffrind a Metron gofal canser
Betsi Cadwaladr

Pennod 4

Ar yr Ochr Arall

Reit, yn ôl â fi i 2014, ac ar ôl cyfnod prysur efo'r briodas a'r trip rygbi i Ddulyn, ro'n i'n awyddus i gychwyn y driniaeth. Cefais gyfarfod â'r meddyg ar Ward Alaw fore Mawrth 11 Chwefror, ac esboniodd y cwbwl i mi. Roedd tri mis o cemotherapi o 'mlaen i, ac er 'mod i'n bryderus ro'n i'n teimlo'n bositif ac yn ffyddiog y bysa'r driniaeth yn llwyddiannus. Ar ben hynny, ro'n i'n benderfynol o aros yn gryf trwy'r cwbwl. Roedd Becky'n teimlo 'run fath – yn llawn egni ac yn barod amdani. Ar ôl y cyfarfod mi es yn ôl i'r stafell aros a disgwyl i gael fy ngalw i mewn i gychwyn y cemo.

Wna i byth anghofio'r ystafell aros honno – treuliais oriau ynddi, dwi'n siŵr, yn ystod y misoedd cyntaf rheini. Roedd tanc pysgod anferth yno, posteri a ffurflenni hyd y waliau, a derbynfa Uned Ddydd Alaw yn ei hwynebu. Byddai gan staff y dderbynfa amser i sgwrsio bob tro, a gwelais ambell un ohonyn nhw'n cysuro claf a oedd un ai'n sâl neu newydd dderbyn newyddion drwg sawl tro. Roxy oedd enw un ohonyn nhw, a dwi'n ei chofio'n eistedd efo fi un pnawn pan o'n i wedi ypsetio am rwbath. Doedd dim yn ormod o drafferth iddyn nhw, a oedd yn gwneud popeth yn llawer haws os oedd angen galw i mewn i holi ynglŷn â rwbath, fel y bu angen i mi wneud yn ddiweddarach yn fy nhriniaeth.

Yn yr ystafell aros ro'n i'n cyfarfod cleifion eraill, ac amryw ohonan ni'n trafod ein sefyllfaoedd, rhannu sgil-effeithiau'r cemo, cymharu ein harferion bwyta (neu fethiant i fwyta) a sut roeddan ni'n ymdopi yn gyffredinol. Un o'r pethau roedd rhai o'r merched yn ei drafod oedd wigiau, gan mai un o sgil-effeithiau triniaethau canser ydi colli gwallt. Doedd o ddim bob amser yn amlwg mai wig roedd rhywun yn ei wisgo gan eu bod yn edrych yn naturiol iawn. Ro'n i'n edmygu dewrder y merched yma – peth digon anodd ydi delio efo canser, heb sôn am golli gwallt, a dwi'n siŵr bod effaith seicolegol hynny'n gallu bod yn sylweddol. Mi wnes i holi a fyswn i'n colli fy ngwallt ond doedd y cemo ro'n i am ei dderbyn ddim yn achosi hynny. Mae cemotherapi wedi datblygu'n rhyfeddol ar hyd y blynyddoedd ac mae gwahanol fathau bellach yn targedu canser penodol. Wrth gwrs, mae sgil-effeithiau yn dal i fod, ac roeddwn ar fin darganfod pa mor ddrwg y gallai'r rheini fod.

Dyma lle roedd clinic y meddygon canser hefyd, a gallai disgwyl yn yr ystafell aros cyn gweld y meddyg fod yn amser ofnadwy. Disgwyl am ganlyniadau sgan neu brawf gwaed oedd y gwaethaf, ac fel y profais i cyn y diagnosis roedd amser fel petai'n arafu pan oeddwn yn disgwyl am newyddion. Er 'mod i'n teimlo'n bositif ynglŷn â chychwyn y driniaeth, yn naturiol ro'n i hefyd yn nerfus a chydig yn ansicr wrth geisio dychmygu beth oedd o 'mlaen. Roedd Becky bob amser yn un dda am dawelu fy meddwl, ond wrth gwrs roedd hi hefyd yn teimlo'r un pryderon â finnau.

Cefais fy ngalw i mewn gan un o'r nyrsys i ystafell go fawr lle byddai'r driniaeth yn digwydd, yn llawn o gadeiriau cyfforddus a tua phump o wlâu, ond yn ôl un o'r nyrsys doedd hi ddim digon mawr. Esboniodd wrtha i fod digonedd o le yn yr uned flynyddoedd yn ôl, ond gan fod cymaint yn fwy o bobol yn derbyn triniaeth erbyn hyn roedd lle yn brin iawn. Eglurodd fod cynlluniau ar y gweill i adeiladu uned newydd, fwy. Gwelais yn fuan iawn pa mor brysur oedd hi – cleifion yn mynd a dod drwy'r dydd a nyrsys yn gweithio'n drefnus ac yn effeithiol. I ddechrau, cafodd Becky a finna baned a bisged. Roedd peiriant diodydd ar yr uned a chroeso i bawb helpu eu hunain. Arian elusennol oedd yn talu am y diodydd a'r bisgedi, a phawb yn falch iawn o'u cael. Cefais bowlen o ddŵr cynnes i roi fy nwylo ynddi er mwyn amlygu fy ngwythiennau, gan fod angen i mi gael tynnu gwaed a chael pin yn fy llaw er mwyn derbyn y feddyginiaeth. Ar ôl gwneud hynny i gyd, daeth Chas, y Nyrs Arbenigol Cemotherapi, ata i i esbonio y byswn i'n treulio pedair awr yn derbyn y feddyginiaeth ar yr uned ac yn cael tabledi i fynd adra efo fi i'w cymryd am bythefnos. Byddai wythnos wedyn heb i mi gael unrhyw driniaeth, cyn mynd yn ôl i ddechrau ar y cylch unwaith eto. O safbwynt y sgil-effeithiau, eglurodd y byswn i'n teimlo'n flinedig ac yn dioddef o *peripheral neuropathy*, sef y teimlad o gael pinnau bach, yn bennaf yn fy nwylo a 'nhraed. Roedd hi'n bwysig cadw llygad ar lefelau'r gwaed hefyd, meddai, gan fod risg o haint.

Pan ddechreuodd y cyffur fynd i mewn roedd o'n teimlo fel petai o'n llosgi, ac yn anghyfforddus fel roedd o'n mynd i fyny fy mraich. Roedd y nyrsys yn cadw golwg manwl arna i ac yn fy asesu'n aml drwy fesur pwysedd gwaed ac yn y blaen. Mi ges i ryw fat plastig arbennig oedd yn cynhesu'r fraich ac yn lleihau'r teimlad annifyr, oedd yn help mawr.

I fod yn onest doeddwn ddim yn siŵr sut awyrgylch i'w disgwyl ar yr uned. Dwi wedi trafod hyn efo ambell un yn y blynyddoedd diweddar, a phobol yn ofni y bysa pawb yn reit drist yno. *Mae* adegau trist, wrth gwrs, a tydi dod i nabod rhywun ar yr uned ac wedyn clywed am eu marwolaeth byth yn dod yn haws. Mae hyn wedi digwydd i mi ryw ddwy waith, ac mae rwbath felly yn gwneud i mi boeni am fy sefyllfa fy hun. Er i mi drio bod yn bositif, roedd profiadau fel hyn yn fy ysgwyd, a byddai'n rhaid i mi weithio'n galed i ganolbwyntio ar fod yn bositif unwaith eto. Ond y gwir ydi nad ydi'r awyrgylch ar yr uned yn drist fel rheol. Mae'r nyrsys i'w gweld yn hapus wrth eu gwaith, mae'r cleifion yn sgwrsio a thrafod ac mae hwyl i'w gael ar adegau. Dwi'n cofio eistedd un tro drws nesaf i ddynes yn ei hwythdegau pan oedden ni'n derbyn ein triniaethau. Roedd hi'n uchel iawn ei hysbryd ac yn dipyn o gês, yn edrych ymlaen i orffen ei chwrs cemo gan ei bod yn mynd dramor ar ei gwyliau. Dechreuais dynnu ei choes drwy ofyn iddi oedd ei bicini hi'n barod, a bu dipyn go lew o chwerthin yn yr uned wrth iddi ddatgelu, '*I don't need a bikini, I'll be skinny dipping*'! Mae rhyw frawdoliaeth ymysg cleifion â chanser sy'n anodd ei ddisgrifio, ond ro'n i'n ei deimlo'n gryf bob amser ar Alaw.

Roedd yn anodd dod i ddygymod â'r profiad o fod yn nyrs ac yn glaf. Ro'n i'n meddwl y byswn i ychydig yn fwy busneslyd nag o'n i, ond mae'n rhaid i mi ddweud bod sgiliau nyrsio staff yr uned yn arbennig o dda. Gan 'mod i wedi bod yn gweithio yn y gymuned ers cymaint o flynyddoedd doedd y nyrsys ddim yn fy nabod i, ond buan y gwnaethon nhw ddechra rhyfeddu 'mod i'n cael cymaint o ymwelwyr tra o'n i'n derbyn fy nhriniaeth, a nifer go helaeth o'r rheini'n aelodau staff yr ysbyty. Roedd Gary yn ymweld yn aml, wrth gwrs, a dwi'n siŵr fod y nyrsys i gyd yn ei nabod gan ei fod wedi gweithio yn yr ysbyty am gyfnod mor hir. Yn ystod ei hamser cinio byddai Karen, nyrs a oedd yn ffrind i mi ers blynyddoedd, yn galw draw, byddai Nerys Haf yn dod am sgwrs yn rheolaidd gan fod ci swyddfa ar yr uned ac roedd Manon Ogwen yn galw i gadw llygad arna i bob hyn a hyn. Yn aml roedd Sharon Thomas hefyd yn galw i weld sut oedd Becky a finna. Roedd Sharon yn uwch reolwr yn y bwrdd iechyd ac mae hi wedi bod yn andros o ffrind da i ni fel teulu.

Ar ôl blynyddoedd o weithio ym maes iechyd meddwl ro'n i'n awyddus iawn i ddileu'r stigma oedd yn gysylltiedig â'r pwnc. Un peth oedd wedi fy siomi ar hyd fy ngyrfa oedd y strwythur hyfforddi nyrsys – roedd nyrsys iechyd meddwl yn gyfrifol am broblemau iechyd meddwl a salwch meddwl, a nyrsys cyffredinol (neu nyrsys oedolion fel y maent yn cael ei galw heddiw) yn edrych ar ôl salwch neu gyflyrau corfforol. Mewn gwirionedd, wrth gwrs, mae'n amhosib gwahanu'r ddau, a dwi'n credu y dylai hyfforddiant nyrsio edrych yn fanwl ar y sefyllfa yma. Sylweddolodd Becky yn fuan iawn nad oedd unrhyw feddyg na nyrs wedi gofyn am fy iechyd meddwl yn benodol – ond er nad oeddan nhw'n sylweddoli hynny, roedd pob un o'r nyrsys ar Ward Alaw yn gwneud gwaith iechyd meddwl yn naturiol drwy ddangos gofal emosiynol ac yn y blaen. Mae ymchwil yn dangos fod canran uchel o gleifion canser yn dioddef o broblemau iechyd meddwl, yn enwedig pryderon dwys ac iselder, a dynion yn llai parod i gyfaddef hynny na merched.

Roedd fy iechyd meddwl i fy hun mewn cyflwr da ar y pryd, ac ro'n i wedi dechrau ymarfer ymwybyddiaeth ofalgar, neu *mindfulness*, unwaith eto. Techneg ddatblygodd yn wreiddiol o Fwdaeth yw hon, sydd erbyn hyn wedi datblygu i fod yn rhan o ymarfer dyddiol nifer fawr o bobol ledled Prydain, a Phrifysgol Bangor yn flaengar yn y maes. Tua blwyddyn ar ôl i Arwyn farw aeth Mam a fi ar gwrs ymwybyddiaeth ofalgar am ddeuddeg wythnos, a bu i'r ddau ohonom elwa'n fawr ohono. Cymerodd amser i mi ddod i arfer efo'r ymarferion, a theimlodd Mam gywilydd mawr unwaith neu ddwy gan i mi syrthio i gysgu yn ystod y sesiynau a chwyrnu fel mochyn dros yr ystafell i gyd tra oedd pawb arall yn trio'u gorau i ymlacio!

Ro'n i'n nabod John Hughes ers ein dyddiau yn fyfyrwyr nyrsio, ac erbyn hynny roedd o'n gweithio fel Therapydd Cyflenwol, yn cynnig gwasanaeth i gleifion canser ar Alaw. I ddechrau cefais apwyntiadau efo John yn wythnosol i weithio ar dechnegau ymlacio. Roedd John yn defnyddio sgriptiau oedd yn fy helpu i feddwl am bethau braf, arafu fy anadlu ac ymlacio'r cyhyrau. Roedd o hefyd yn paratoi CDs i mi wrando arnyn nhw adra, ac ar adegau byddai Becky a finna'n gorwedd yn y stafell haul yn gwrando ar un ohonyn nhw ac yn mwynhau ymlacio efo'n gilydd. Roedd gwneud hyn yn ogystal ag ymarfer ymwybyddiaeth ofalgar yn help mawr i ni allu aros yn bositif a delio efo straen fy salwch. Roedd mynd i gysgu yn y nos yn hawdd erbyn hyn, ac er gwaetha'r sgil-effeithiau ro'n i'n teimlo fy mod yn ymdopi'n dda.

Pan mae rhywun yn cael canser mae llawer iawn o bobol yn cynnig cyngor ynglŷn â be sy orau. Mae'n naturiol fod pawb isio

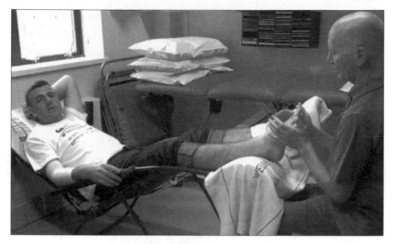

Derbyn triniaeth gyflenwol gan John

chwilio am atebion, ond peth peryg iawn ydi gwrando ar bob cyngor a derbyn pob awgrym, gan gyfeillion ac ar y we. Aeth Becky a fi drwy gyfnod o edrych ar y we am driniaethau gwahanol a darllen am brofiadau pobol eraill. Yn anffodus, roedd yn anodd aros yn bositif wrth ddarllen rhai o'r straeon gan fod rhai ohonyn nhw'n negyddol dros ben.

Cysylltodd nifer fawr o bobol efo fi i fy annog i drio gwahanol bethau. Wnes i ddim anwybyddu neb, ond penderfynais beidio trio'r rhan fwyaf. Dywedodd sawl un fod cannabis yn gallu trin canser, ac mae rhyw fath o dystiolaeth i brofi hyn fel dwi'n dallt. *Apricot kernels* oedd un arall, ac anfonodd un dyn caredig rai i mi i'w trio (ond wnes i ddim). Awgrymodd rhywun arall fod cymryd llond llwy fwrdd o *kerosene*, sef olew injan, bob dydd wedi gweithio mewn rhai gwledydd ... penderfynais beidio trio hwnnw chwaith! Wrth gwrs, ro'n i'n ddiolchgar iawn i bawb am feddwl amdana i.

Un awgrym wnes i drio oedd yfed sudd llysiau. Roedd rhai yn dadlau'n gryf fod ei yfed yn ddyddiol wedi cael gwared ar ganser, ac eraill yn coelio ei fod o leia'n lleihau tiwmors ac yn cadw canser dan reolaeth. Doedd dim i'w golli drwy roi tro arni, ac er nad o'n i'n coelio y bysa'r sudd yn trin y canser mi oedd o'n iach, ac ella y bysa fo'n helpu efo lefelau haearn y gwaed a chadw heintiau draw. Prynodd Becky beiriant suddo drud iawn, ac aeth ati'n syth i baratoi diod i mi yn ddyddiol. Wel, mae'n rhaid i mi gyfaddef, er ei fod o'n iach, nad oedd blas iach arno fo. Dwi'n siŵr 'mod i fel hogyn bach direidus yn disgwyl am asiffeta gan Nain yn yr hen ddyddiau wrth i mi eistedd yn y gegin yn syllu ar y gwydr cyn datblygu'r hyder i'w yfed! Tydi sudd cêl, betys, ciwcymbr neu seleri ddim yn beth y byswn i'n ei argymell i neb o safbwynt ei flas, ond wedi dweud hynny, dwi'n dal i yfed sudd cêl yn ddyddiol hyd heddiw a tydi o ddim wedi gwneud unrhyw niwed i mi!

Yn dilyn pob cylch o cemotherapi roedd y newropathi, neu'r teimlad o binnau bach ar fy nghroen, yn effeithio mwy a mwy arna i. Wrth gerdded allan i'r car ar ôl y driniaeth gyntaf teimlais fel petai tu mewn fy ngwddw yn dechrau rhewi o ganlyniad i'r awyr oer – profiad annifyr iawn. O hynny allan, pan fyddwn wedi treulio diwrnod ar Alaw roedd gofyn i mi wisgo sgarff dros fy ngheg i fynd allan i'r awyr iach. Roedd hi'n amhosib yfed diodydd oer hefyd, ac weithiau ro'n i'n anghofio hynny. Roedd fy nwylo a 'nhraed yn diodda hefyd, ac roedd angen i mi wisgo menig yn rheolaidd – allwn i ddim mynd i'r oergell i nôl llefrith i wneud panad (esgus da!). Yn anffodus, roedd posibilrwydd y byddai'r newropathi yn effeithio arna i am byth, ond mae'r symptomau wedi lleihau yn sylweddol bellach, diolch byth, heblaw ar ddyddiau oer iawn pan mae fy nhraed yn dal yn boenus.

Oxaliplatin oedd enw'r cyffur ro'n i'n ei gael yn yr ysbyty, a Capecitabine oedd enw'r tabledi ro'n i'n eu cymryd adra. Yn ystod wythnos gyntaf y driniaeth mi fyddwn i wastad yn flinedig iawn, yn treulio llawer o amser yn cysgu ar y soffa yn ystod y dydd. Diolch yn bennaf i Becky, ro'n i'n codi o 'ngwely bob bore, cael cawod, gwisgo a mynd lawr y grisiau i gael brecwast a chymryd fy nhabledi. Mi fysa hi wedi bod mor hawdd i mi aros yn y gwely, ond fysa hynny ddim wedi gwneud daioni i mi. Ar ddydd Llun ro'n i'n cael y cemo, a fyswn i ddim yn dod ataf fy hun yn iawn tan y penwythnos. Erbyn yr ail wythnos ro'n i'n gallu gwneud mwy; mynd allan am dro a chael dipyn o awyr iach yn rheolaidd. Erbyn y drydedd wythnos ro'n i fwy neu lai yn iawn, ac yn gwneud yn fawr o'r wythnos honno cyn dechrau ar y cylch eto y dydd Llun canlynol. Cefais dri mis o'r driniaeth honno, a dwi'n meddwl ein bod ni wedi ymdopi'n dda fel teulu.

Roedd amryw o bobol ar gael i gynnig help yn eu ffordd eu hunain, a ninna'n ddiolchgar dros ben am hynny. Roedd ffrindiau Becky, Nia a Gwawr, yn dod acw i'w gweld yn aml gan ddod â chacennau neu sosban o gawl. Bu Gwenllïan, (neu Llian fel mae hi'n cael ei nabod), cydweithiwr i mi yn CAMHS, yn galw draw yn rheolaidd. Roedd ei chawl hi'n neis iawn ond roedd ei chrymbl gellyg yn fendigedig! Roedd ffrindiau'r teulu yn gefnogol hefyd – nid yn unig i ni ond i Mam a Clive yn ogystal. Mi fyswn i'n gallu rhestru enwau fel 'dwn i'm be yn fama, ond wna i ddim gan eich bod chi i gyd yn gwybod yn iawn pwy ydach chi.

Dwi'n cofio eistedd ar y soffa yn ystod yr wythnos gyntaf o gylch cemo a'i chael hi'n anodd cadw'n effro. Doeddwn i ddim yn dweud llawer ar adegau felly, oedd yn anodd iawn i Becky. Mi fydda i'n meddwl yn aml sut effaith oedd hyn yn ei gael ar Siôn a Ianto, a dwi'n cofio teimlo'n euog. Er hynny, erbyn yr ail a'r drydedd wythnos ro'n i'n gallu rhoi sylw iddyn nhw a byw bywyd gweddol arferol. Yr un sefyllfa oedd hi efo'r plant hŷn hefyd – erbyn yr ail benwythnos mi fysa modd iddyn nhw aros acw dros y penwythnos heb drafferth.

Roedd siarad efo nhw yn dal i fod yn anodd. Beca oedd yn aros acw fwyaf ac roedd hi'n hapus ei byd, ddim yn gofyn llawer ond yn gwrando ar yr hyn ro'n i'n ei esbonio iddi. Ro'n i'n gweld llai ar Owen beth bynnag gan ei fod yn gwneud mwy a mwy efo'i

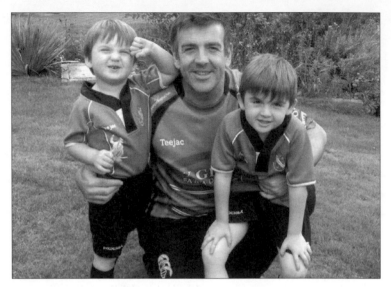

Fi a'r hogia, Siôn a Ianto, yn ein crysau rygbi

ffrindiau, ond doedd o byth yn holi am fy salwch na'r driniaeth – dyma oedd ei ffordd o ddelio efo pethau. Roedd Lois yn gofyn lot o gwestiynau ac yn teimlo'n hapusach pan oedd hi'n cael gwybod popeth.

Rhoddais bwyslais mawr ar gadw'n bositif ac yn iach fy meddwl. Pan fyddwn yn ddigon da, byddai'r penwythnos yn saff o gynnwys trip allan efo'r plant, ac ar fore Sul ro'n i'n mynd lawr i Glwb Rygbi Bangor i hyfforddi'r plant bach. Tua blwyddyn ynghynt ro'n i wedi cychwyn sesiynau rygbi i blant rhwng tair a chwech oed. Y bwriad oedd denu teuluoedd ifanc i lawr i'r clwb, rhoi chydig o hwyl i'r plant ... ac yn bersonol ro'n i'n trio peidio gadael i Siôn a Ianto ddatblygu gormod o ddiddordeb mewn pêl-droed! Pan oedd Owen yn ifanc roedd o'n dangos diddordeb ym mhob math o chwaraeon ac yn chwarae rygbi a phêl-droed. Er nad oeddwn yn gallu rhoi cant y cant i'r sesiynau rygbi ro'n i wrth fy modd yno, heblaw pan oedd hi'n wyntog ac yn oer. Roedd y newropathi yn cicio i fewn bryd hynny, a byddai fy wyneb yn pigo i gyd a 'nhrwyn yn teimlo fel petai wedi rhewi'n gorn! Gan nad oeddwn yn gallu mynd i'r clwb bob wythnos cymerodd un o'r mamau, Claire, gyfrifoldeb am y sesiynau ac mae hi'n cael hwyl arni hyd heddiw.

Roedd cadw cysylltiad efo ffrindiau yn bwysig i mi, ac ymweliadau rheolaidd gan rai o'r hogia yn rhoi pleser mawr i mi, ond yn anffodus, ar adegau roedd yn rhaid i Becky droi pobol i ffwrdd gan 'mod i mor flinedig. Roedd ymateb rhai ohonynt yn fy synnu – un o'r hen hogia rygbi ydi Paul McLennan, a phan alwodd acw am y tro cyntaf esboniodd ei fod wedi bod ofn dod i 'ngweld i gan nad oedd yn gwybod yn iawn be i'w ddisgwyl. Mae llawer yn dychmygu fod pawb sydd â chanser yn colli eu gwallt, yn denau ac yn edrych yn sâl, ond doedd fy ymddangosiad na f'ymddygiad i wedi newid, oedd yn rhyddhad mawr i rai fel Paul oedd yn ymweld am y tro cyntaf. Roedd ymateb pobol allan ar y stryd neu yn y siopau yn ddiddorol hefyd, a rhai nad oeddwn yn eu nabod cystal â hynny yn ei chael hi'n anodd iawn gwybod sut i ymateb. Dwi'n cofio bod yn siopa un diwrnod efo Becky, a fi oedd yn gwthio'r troli. Daeth dynes ata i – ro'n i yn ei nabod ond ddim yn dda iawn – a rhoi ei llaw ar fy ysgwydd, gwyro ei phen i un ochr, gwasgu ei gwefusau at ei gilydd ac edrych arna i'n drist heb ddweud yr un gair, cyn cerdded i ffwrdd! Do'n i'm yn gwybod be i ddweud na'i wneud ond chwerthin!

Erbyn Ebrill 2014 roedd y rownd gyntaf o'r driniaeth wedi dod i ben, a chefais sawl sgan i asesu pa mor effeithiol roedd y cemo wedi bod. Unwaith eto, roedd hi'n amser i ni ddisgwyl am y canlyniadau. Ro'n i'n trio fy ngorau i beidio meddwl gormod amdanyn nhw oherwydd doedd dim allwn i ei wneud ynglŷn â'r peth, ond eto roedd hi'n anodd peidio poeni. Diolch byth, newyddion da oedd gan y meddyg i mi – roedd y cemo wedi bod yn llwyddiannus a'r ddau diwmor yn yr iau wedi lleihau.

Y rhan nesaf o'r driniaeth oedd radiotherapi, yn Ysbyty Glan Clwyd ym Modelwyddan. Yn anffodus, roedd rhestr aros am hwnnw a byddai'n rhaid i mi ddisgwyl. Ro'n i'n bryderus braidd, ac yn ofni y bysa'r tiwmors yn yr iau yn tyfu'n ôl yn y cyfamser. Esboniodd y meddyg y byddai hynny'n cymryd o leia wyth wythnos a'r gobaith oedd y byswn i'n cael cychwyn y driniaeth o fewn yr amser hwnnw.

Ro'n wedi dweud pan fu Arwyn farw y byswn i'n lecio trefnu gweithgaredd elusennol er cof amdano i nodi dengmlwyddiant ei golli. Roedd hi'n 11 mlynedd ers iddo farw, ac ro'n i wedi penderfynu cynnal noson o ryw fath i ddathlu ei fywyd. Doedd y teulu ddim yn awyddus i mi wneud hynny, yn enwedig ar fy mhen fy hun, o ystyried popeth oedd yn mynd ymlaen, ond bachais ar y cyfle rhwng y ddwy driniaeth i drefnu noson elusennol i'w chynnal yn Ebrill 2014. Gan fy mod mor benderfynol, cytunodd Mam a Clive i helpu efo'r trefniadau.

Flwyddyn ynghynt ro'n i wedi trafod fy nymuniad efo fy ffrind Robin McBryde, a gytunodd i fod yn siaradwr gwadd mewn noson yng Nghlwb Rygbi Bangor. Ro'n i hefyd wedi bod mewn cysylltiad â Rupert Moon, a oedd yn gweithio yn y gogledd ar y pryd fel Cyfarwyddwr Rygbi Gogledd Cymru. Roedd Robin a Rupert yn ffrindiau da ers eu dyddiau yn chwarae i Lanelli flynyddoedd ynghynt, ac roedd y syniad o ryw *double act* yn fy mhlesio. Ar ôl trafodaeth efo Mam penderfynwyd y bysa'r elw i gyd yn cael ei roi i elusen epilepsi o'r enw SUDEP (Sudden Unexplained Death due to Epilepsy).

Ar ôl oriau o drefnu fe ddaeth y noson yn gyflym iawn. Y prynhawn cynt, cafodd Mam a fi gyfweliad efo Elin Fflur ynglŷn â bywyd Arwyn, ei farwolaeth, bwriad y noson ac yn y blaen. Cafodd hwnnw ei ddarlledu ar raglen *Prynhawn Da* ar S4C y diwrnod wedyn tra oedd Mam, Clive a rhai o'u ffrindiau yn rhedeg o gwmpas yn gwneud y trefniadau munud olaf. Roedd cwmni Dylan, llystad Becky, wedi cytuno i noddi'r noson, a chawsom gefnogaeth yn ogystal gan gwmnïau lleol megis

Tafarn Paddy's ym Mangor a Morgan Evans (a gynhaliodd yr ocsiwn) a'r clwb rygbi a roddodd ddefnydd y clwb i ni am ddim. Roedd yr eitemau oedd ar ocsiwn yn rhai gwerth chweil a'r tocynnau i gyd wedi eu gwerthu.

Profodd i fod yn noson ardderchog, llawn hwyl, a dwi'm yn amau mai fi oedd yr unig un sobor erbyn diwedd y noson! Roedd sgwrs Robin yn wych a siaradodd o'r galon, ac roedd Rupert yn ddoniol iawn yn herian Robin – roedd y *double act* wedi llwyddo. Teimlad anhygoel oedd darganfod bod dros bum mil o bunnau wedi ei gasglu'r noson honno.

O gwmpas yr un pryd roedd gŵr ifanc o'r enw Stephen Sutton yn cael sylw yn y wasg. Roedd o'n codi miloedd o bunnau tuag at elusen canser pobol ifanc drwy wneud llwyth o weithgareddau fel parasiwtio a neidio bynji. Roedd o'i hun yn dioddef o ganser y coluddyn ac yn ysbrydoliaeth i lawer gyda'i agwedd bositif er ei fod yn ymwybodol ei fod yn marw gan nad oedd yr un driniaeth wedi llwyddo i gael gwared â'r canser. Bu farw Stephen y mis Mai hwnnw, ac unwaith eto cafodd lawer o sylw – nid yn unig oherwydd yr arian a gododd ond hefyd am godi ymwybyddiaeth o ganser ymysg pobol ifanc. Y noson y bu Stephen farw cefais alwad ffôn gan Radio Cymru yn gofyn fyswn i'n fodlon siarad ar raglen Dylan Jones yn y bore ynglŷn â 'mhrofiad i o fyw efo canser y coluddyn a 'nheimladau am farwolaeth Stephen Sutton. Wrth gwrs, cytunais i fynd ar y rhaglen gan fy mod i'n teimlo'n gryf y dylid codi ymwybyddiaeth a rhannu positifrwydd, ac os oedd Stephen Sutton wedi medru

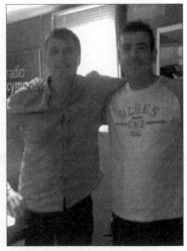

Fi a Dylan Jones, ar ôl ein sgwrs ar Radio Cymru

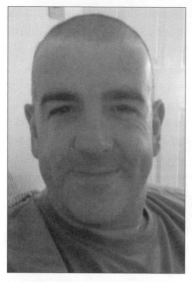

Wedi eillio 'mhen i #tîmirfon

gwneud hynny tan ei ddyddiau olaf y peth lleia allwn i ei wneud oedd dilyn yn ôl ei droed.

Ro'n i wedi siarad ar y radio ac ar y teledu lawer gwaith o'r blaen yn rhinwedd fy swydd yn rheolwr CAMHS, ond erioed wedi siarad yn gyhoeddus ynglŷn â mater mor bersonol. Cefais groeso yn stiwdio'r BBC ym Mangor gan weld amryw o wynebau cyfarwydd yno, wnaeth i mi deimlo'n gartrefol. Roedd Dylan Jones yn wych ac aeth y cyfweliad yn dda iawn er iddo bara'n llawer hirach nag

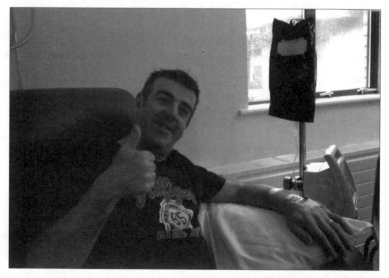

Derbyn y dos cyntaf o cemotherapi yn Chwefror 2014

o'n i'n disgwyl iddo wneud. Yn ystod y cyfweliad siaradais yn onest am y diagnosis a fy nheimladau, y noson elusennol er cof am Arwyn ac, wrth gwrs, y briodas (bu bron i mi anghofio sôn am honno er i Dylan bromptio digon arna i!) Siaradais am ysbrydoliaeth Stephen Sutton a'r teimlad gwych ro'n i wedi'i gael wrth godi arian, a heb feddwl ddwywaith cyhoeddais, yn fyw ar y radio, fy mod i am eillio fy mhen a gwisgo wig ddoniol wahanol bob dydd am bythefnos cyfan er mwyn codi ymwybyddiaeth a chodi arian i gleifion canser Uned Alaw. Pan gyrhaeddais adra roedd Becky mewn dipyn o sioc, ond doedd dim newid ar fy meddwl i ar ôl cyhoeddi'r peth mor gyhoeddus, a hynny heb drafod y peth efo hi gynta!

Roeddan ni wedi priodi erbyn hynny, wrth gwrs, ond wnaethon ni erioed ddyweddïo yn ffurfiol, gan ein bod wedi priodi ar frys. Ro'n i wedi penderfynu y byswn i'n prynu modrwy ddyweddïo i Becky, ac wedi cynilo er mwyn gwneud hynny. Ddechrau Ebrill 2014, mi aethon ni'n pedwar efo Dylan a Glenna (mam a llystad Becky), i Sbaen am wythnos rhwng sesiynau cemotherapi. Tra oeddan ni yno, i ffwrdd â Becky a finna i brynu'r fodrwy ddyweddïo. Y noson honno, ro'n i wedi archebu bwrdd i ni'n dau yn un o'n hoff lefydd bwyta ar sgwâr pentref hyfryd Benalmadena. Pan oeddan ni'n eistedd wrth y bwrdd, mi ddeudis i wrth Becky am roi ei modrwy briodas i mi, a rhoddais hi, efo fy modrwy briodas fy hun, yn fy mhoced. Ar ôl gorffen bwyta, es i lawr ar fy ngliniau efo'r fodrwy ddyweddïo a dweud wrthi, 'Dwi'n dy garu di. Diolch yn fawr iawn am fod yn wraig i mi.' Roeddan ni erbyn hynny yn chwerthin fel plant bach, ac mi rois i gusan iddi. Dechreuodd gweddill y gwesteion ddathlu efo ni ar ôl sylweddoli be oedd yn mynd ymlaen – a gwneud yn siŵr ei bod wedi derbyn! Daeth perchennog y bwyty â photel fawr o Champagne i ni, a dau wydr. Gan na chawn i yfed gofynnodd Becky am wydrau i bawb. Ro'n i'n teimlo'n euog o gael yr holl sylw gan ein bod yn eu twyllo nhw, mewn ffordd!

❦

I first met Irfon over 20 years ago, when he was a paediatric nurse looking after my daughter. Even then he was a bit unusual, everything you would expect from a children's nurse but with an extra dose of charisma and the ability to relate to a child in exactly the right way; in this case with humour.

Our paths crossed professionally many times over the years, as he moved into child and adolescent mental health services, eventually becoming a much respected manager. He had the ability to make all his colleagues feel listened to and come up with solutions that were fair. It hardly needs saying how many young people and families he helped during his career; I often meet parents who still say how he gave them hope when all seemed hopeless and young people who are now parents themselves speak of him with warmth and affection, and of how he turned things round for them.

When Irfon was diagnosed with cancer, the shock waves rippled through all the communities he was part of and the outpouring of love was astonishing. In typical style, he got on with the job and, despite his illness, set about raising funds for others in the same situation, making life a little more bearable. Again, the success of #teamirfon is a testament to the man himself, people just simply wanted to do something, anything, to help and make a difference. As Irfon's illness progressed, he was forced to move to England to have a drug that was not available to him in Wales. This became the impetus for the Hawl i Fyw/Fighting Chance campaign. The campaign aimed to gain cross-party support to end the postcode lottery and end the unfair 'exceptionality' clause that prevented people getting life-saving drugs. The success of the campaign has been well documented but I am sure people would be surprised to know that there was no slick PR machine behind it, just people who wanted to see change and who were prepared to work for it, not just for Irfon but everybody in Wales. Irfon would be the first to acknowledge the behind-the-scenes work that it took to make the campaign such a success, but without his and Becky's willingness to share their story, it would not have happened. At times the media attention was overwhelming for them and we questioned whether we should go on, but whatever personal crises were happening (and there were many) they were determined that despite the cost to themselves, it must continue.

Irfon has received many accolades and awards, all of them well deserved. I think the highest accolade anyone can achieve is to live their life according to their beliefs and principles, not wavering in the face of adversity. He has shown us all his courage, his dignity and determination.

He has been passionate about the things he believed in, in every area of his life. For those of us lucky enough to call him our friend, he has shown us kindness and fun, lots of fun. Even in the darkest days, there has been laughter. I have seen him love and be loved, achieve incredible things and most importantly I have witnessed him be the change he wanted to see in the world. Not bad for a cheeky Welsh lad and an average Scrabble player!

I am reminded of the quote, 'People will forget what you said, people will forget what you did, but people will never forget how you made them feel.' You make us feel special, important, listened to, loved. I hope you feel all those things from us, your friends.

Dr Liz Whitehead

Pennod 5

Awyr Las

Ar ôl y cyhoeddiad mawr trefnais gyfarfod efo Kirsty Thompson, sef rheolwr Awyr Las, elusen y gwasanaeth iechyd yng ngogledd Cymru. Bwriad yr elusen ydi codi arian i dalu am bethau sy'n fwy na'r hyn mae'r gwasanaeth iechyd yn ei gyllido. Enghraifft o hyn yn Uned Alaw ydi wigiau, a gan 'mod i wedi gweld y gwahaniaeth roedd wigiau yn ei wneud i gleifion, ro'n i'n awyddus i helpu'r achos a chodi arian tuag at y rhain, a llu o bethau eraill. Roedd Becky a finna wedi trafod y bysan ni'n medru gosod targed o bum mil o bunnau, ond yn y cyfarfod, awgrymodd Kirsty y bysan ni'n medru codi lot mwy na hynny, a phenderfynwyd ar darged o ugain mil o bunnoedd. Roedd hynny'n swnio'n swm anferth, a dechreuodd y ddau ohonan ni deimlo'n nerfus, gan feddwl y bysan ni'n cymryd amser maith i godi'r fath arian. Trafodwyd y syniad o eillio 'mhen a chafodd Kirsty y syniad o wneud hynny yn Eisteddfod yr Urdd y flwyddyn honno, y tu allan i stondin Awyr Las. Dywedodd y byddai'n gofyn i'r canwr Rhys Meirion a Rhun ap Iorwerth, yr Aelod Cynulliad, fod yn rhan o'r digwyddiad gan eu bod yn noddwyr i'r elusen. Enwodd Kirsty yr ymgyrch yn #teamirfon / #tîmirfon. Wnes i ddim meddwl ddwywaith ar y pryd o fod yn enw a wyneb i ymgyrch o'r fath, achos wnes i erioed freuddwydio y bysa'r peth yn datblygu i fod mor fawr a chael cymaint o sylw.

Yn y Bala oedd Eisteddfod yr Urdd y flwyddyn honno, ac ar y dydd Mawrth, sef y 27ain o Fai 2014, aethom yno am y diwrnod. Daeth Mam a Clive a Dylan a Glenna yno i gefnogi hefyd, a phan ddaeth yr amser i mi eillio 'mhen roedd dipyn go lew o bobol wedi ymgasglu y tu allan i'r babell. Ro'n i'n nabod rhan helaeth ohonynt – roedd cyhoeddiad am y digwyddiad wedi ei roi ar Facebook ac ar Radio Cymru. Rhun ap Iorwerth oedd ar y meic, yn sôn am Awyr Las ac yn annog pobol i ddod i wylio a gofyn iddynt gyfrannu at yr achos da. Mi gawson ni gyfweliad sydyn er mwyn i mi allu esbonio fy stori a f'awydd i gefnogi'r elusen cyn i Rhys Meirion fynd amdani efo'r peiriant eillio. Roedd wyneb Mam yn bictiwr wrth i'r gwallt ddisgyn i ffwrdd ac roedd Becky'n chwerthin, ac yn ysu i gael tro ar y peiriant. Jociodd Rhys nad oedd wedi eillio pen neb o'r blaen ond ei fod wedi cneifio defaid yn y gorffennol, oedd yn brofiad reit debyg! Cyn pen dim, roedd y gwallt i gyd wedi mynd a 'mhen yn teimlo'n reit oer. Roedd y wig gyntaf i mi ei gwisgo yn un ddoniol iawn: wig anferth, gyrliog frown mewn steil affro. Treuliais weddill y diwrnod yn cerdded o amgylch y maes efo'r wig am fy mhen. Roedd Siôn a Ianto yn ei weld yn ddoniol iawn a Becky'n dal i fethu coelio ei bod yn mynd i dreulio pythefnos cyfan efo fi'n gwisgo wig gwahanol bob dydd. Roedd lot o bobol yn syllu'n syn arna i'r diwrnod hwnnw – rhai'n chwerthin ar fy mhen i, eraill yn edrych yn hurt, ac mi wnaeth un dyn hyd yn oed ofyn i mi ai dyna fy ngwallt naturiol!

Gwisgais wigiau o bob math dros y pythefnos hwnnw, o wigiau cyrliog amryliw i rai pinc merchetaidd a Mohican du a coch. Roedd ymateb pobol yn amrywio'n fawr. Byddai rhai yn dod ataf dan chwerthin ac yn rhoi arian i'r achos a rhai yn holi be o'n i'n wneud, ond mi oeddwn i'n chwerthin pan fyddai pobol yn edrych arna i, dweud dim a chario 'mlaen fel petai dim o'i le! Bob dydd am y pythefnos hwnnw roedd llun ohona i'n cael ei roi ar dudalen Facebook Awyr Las, efo negeseuon ynglŷn â helpu cleifion canser. Cefais lwyth o hwyl efo'r wigiau ac roedd yn amlwg fod yr ymgyrch wedi helpu'n aruthrol i godi ymwybyddiaeth o'r ymgyrch yn ogystal â'r elusen.

Penderfynodd Dad wneud y 'wigathon' ar fy ôl, i ddangos ei gefnogaeth i mi. Trefnwyd noson tu allan i dafarn y Morgan Lloyd lle cafodd o eillio'i ben, ac roedd Siôn a Ianto wrth eu

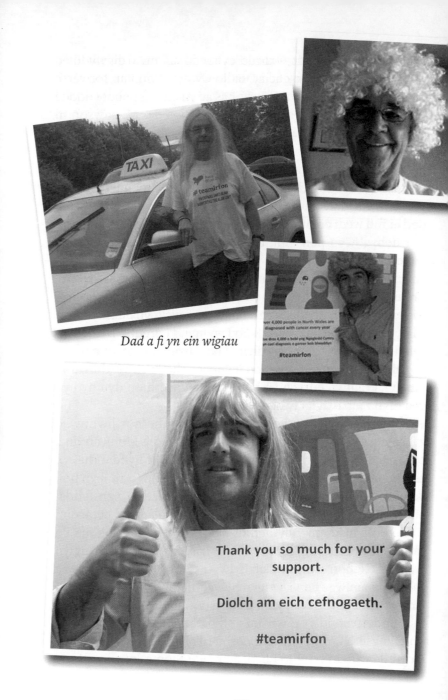

Dad a fi yn ein wigiau

boddau pan gawson nhw dro efo'r peiriant i eillio gwallt Taid. Golygfa ddoniol iawn oedd Dad yn gwisgo'i wigiau. Mae Dad yn gyrru tacsis yng Nghaernarfon ac mi ges i ambell adroddiad gan bobol oedd wedi ei weld yn gyrru heibio yn gwisgo'r wigiau rhyfeddaf. Wn i ddim aeth busnes i lawr am y pythefnos hwnnw – yn bendant, fyswn i ddim wedi mynd i mewn i dacsi efo unrhyw yrrwr oedd yn gwisgo wig fawr gyrliog a honno'n felyn llachar! Rhyngddom, llwyddwyd i godi bron i bum mil o bunnau yn ystod mis cyntaf #tîmirfon a daeth yn amlwg fod yr achos, sef cefnogi anghenion pobol leol oedd â chanser, yn un agos iawn at galon y gymuned.

Yn sydyn iawn cysylltodd llwyth o bobol yn cynnig cefnogi'r achos. Trefnodd Clwb Pêl-droed Iau Llanfairpwll gêm elusennol, a daeth John Pierce Jones a Llion Williams (Arthur Picton a George o *C'mon Midffild*) yno i gefnogi'r digwyddiad. Mae Llion a finna'n ffrindiau ers i mi gymryd rhan mewn rhaglen deledu ynglŷn ag iechyd meddwl efo fo rai blynyddoedd yn ôl, ac mae o wedi cadw cysylltiad efo fi drwy fy salwch. Roedd Elin Fflur wedi trefnu i griw ffilmio'r rhaglen *Heno* fod yno, a chafodd yr achlysur gryn dipyn o sylw. Llwyddwyd i godi dros ddwy fil o bunnau. Roedd amryw o bobol yn codi arian drwy redeg rasys, a gosododd un cymydog i mi, Carl Thatcher, her iddo'i hun i redeg amryw o rasys. Roedd y sialensau roedd pobol yn eu gosod iddyn nhw'u hunain yn mynd yn fwy anodd ac anghredadwy. Cwblhaodd fy ffrind Alan Owen yr Iron Man

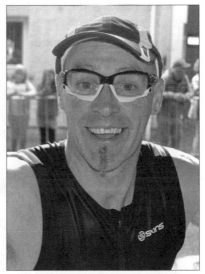

Alan Owen ar ôl un o'i heriau

yn Ninbych-y-Pysgod un wythnos. Ar ôl hynny dringodd y Pum Copa efo dau arall, Gwyn Griffiths ac Irfon Davies, efo Big Kev yn eu cefnogi drwy eu gyrru o un lleoliad i'r llall mewn fan. Cychwynnodd yr hogia yn Mhen y Fan, wedyn aethant i fyny Cader Idris, yr Wyddfa, Scafell Pike yng ngogledd Lloegr a darfod ar Ben Nevis yn yr Alban, i gyd mewn 36 awr! Yn dilyn hynny, roedd rasys bob wythnos am fis, yn gorffen efo ras 10K Bangor, a rhedodd Becky honno hefyd.

Roedd yr holl weithgareddau elusennol yn rhoi ffocws bositif i ni, a finna'n mwynhau'n fawr. Wrth gwrs, roedd fy nhriniaeth yn dal i fynd yn ei blaen, ac yn ystod Mehefin a Gorffennaf derbyniais radiotherapi yn ddyddiol (heblaw ar y penwythnos) am bump wythnos. Roedd angen i mi deithio i Ysbyty Glan Clwyd yn Modelwyddan yn ddyddiol i dderbyn y driniaeth honno, rhyw 34 milltir i ffwrdd o Fangor. Do'n i ddim yn gweld y daith yn rhy anodd a dweud y gwir, ond ro'n i'n teimlo dros y rheini oedd yn dod o bell, llefydd fel Pen Llŷn a Meirionnydd. Cyn cychwyn ar y radiotherapi hwnnw, cwrddais â'r ymgynghorydd a oedd yn gyfrifol am y rhan honno o'r driniaeth. Esboniodd bopeth yn fanwl, gan ddweud y byswn i'n cael fy asesu gan y radiograffydd ac yn cael dau 'datŵ' bychan ar fy mol er mwyn iddyn nhw allu targedu lleoliad y tiwmor yn y coluddyn yn fanwl. Esboniodd hefyd y byddai sgil-effeithiau – a dweud y gwir wnes i ddim clywed be oedd eu hanner nhw gan i mi gael cymaint o fraw pan ddywedodd fod posibilrwydd y byswn i'n *impotent* ar ôl y driniaeth gan eu bod yn targedu man a oedd yn agos at nerfau fy system atgenhedlu. Wrth adael yr ystafell ro'n i'n chwys laddar, a dywedodd Becky fod fy ymateb wedi bod yn waeth na phan ddywedon nhw bod canser arna i yn y lle cynta!

Roedd y gwasanaeth radiotherapi yn slic iawn, a finna'n lwcus i gael slot apwyntiad y peth cynta yn y bore, sef chwarter wedi naw bob dydd. Roedd gofyn i mi godi'n gynnar er mwyn

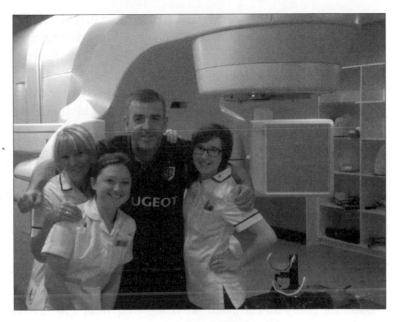

Nyrsys yr adran radiotherapi

cael brecwast a gwneud fy hun yn barod i adael y tŷ cyn hanner awr wedi wyth. Weithiau roedd Manon Ogwen yn mynd i Glan Clwyd i fynychu cyfarfodydd, a bryd hynny ro'n i'n teithio efo hi, a chael panad ar ôl y driniaeth tra byddwn i'n disgwyl iddi ddarfod ei chyfarfod er mwyn cychwyn yn ôl i Fangor.

Hanner ffordd drwy'r driniaeth roedd gen i apwyntiad efo'r ymgynghorydd i weld sut oedd pethau'n mynd. Roedd Becky efo fi, a tra oeddan ni'n aros, mi biciais i i'r lle chwech. Tra o'n i yno, dyma ddyn oedd yn eistedd wrth ymyl Becky yn gofyn iddi, *'what's the matter with your father?'* Roedd hi'n gweld y peth yn reit ddoniol, ac mae hi wedi f'atgoffa i o'r digwyddiad yn aml. Ro'n i'n gwbod 'mod i'n edrych yn sâl, ond do'n i ddim yn meddwl 'mod i mor ddrwg â hynny!

Wedi i mi ddod i arfer efo'r driniaeth a deall nad o'n i'n dioddef o sgil-effeithiau (gan gynnwys yr un pwysig hwnnw, dwi'n falch o gyhoeddi!) dechreuais yrru fy hun yno'n ddyddiol. Anaml iawn y byddai'n rhaid i mi ddisgwyl mwy na chwarter awr am y driniaeth. Roedd y staff yno yn wych, yn broffesiynol a di-lol ac yn bobol neis iawn hefyd. Tua pum munud oedd hyd y driniaeth ei hun, wedyn ro'n i'n rhydd i ddychwelyd adra. Gan fod apwyntiadau pawb yr un amser bob dydd, mi ddois i nabod y cleifion eraill oedd yno ar yr un pryd â fi. Roedd un ddynes yn ei hwythdegau yno efo'i chwaer, a'r ddwy wrth eu boddau yn herian eu bod nhw isio fi fel *toy boy*. Buan iawn y daeth y pum wythnos i ben, ac roedd hi'n amser i mi gael sgan arall i weld a oedd y cwrs cemo a'r radiotherapi wedi gweithio.

Unwaith eto roedd hi'n amser disgwyl yn yr ystafell aros yn Uned Alaw yn Ysbyty Gwynedd am ganlyniad y sgan. Galwodd Dr Bale ni i fewn i'w ystafell. Newyddion da! Roedd y driniaeth wedi llwyddo i leihau'r tiwmor yn y coluddyn a'r ddau yn yr iau. Roedd hyn yn newyddion gwych, wrth gwrs, ac yn golygu y bysa modd i mi gael y llawdriniaeth ar yr iau yn gyntaf, a hynny yn Lerpwl, ac un arall ar y coluddyn ychydig ar ôl hynny ym Mangor.

Yn ystod y cyfnod yma roedd Mr Bhalerao, yr ymgynghorydd a welais i gyntaf, wedi fy nghyfeirio at arbenigwr yn Lerpwl. Ysbyty Aintree ydi safle arbenigol yr iau i ogledd Cymru ac enw'r llawfeddyg yno oedd Mr Hassan Malik. Wrth i ni ymchwilio i'w hanes ar y we daeth yn amlwg 'mod i mewn dwylo diogel – roedd Mr Malik yn flaenllaw yn ei faes ac yn adnabyddus ledled y byd. Dwi'n cofio ei gyfarfod am y tro cyntaf yn Lerpwl i drafod y llawdriniaeth ro'n i am ei derbyn. Mae'n rhyfedd sut mae rhywun yn creu darlun o bobol cyn cwrdd â nhw – roedd o'n hollol wahanol i'r hyn ro'n i wedi'i ddisgwyl. I ddechrau, roedd ganddo acen Albanaidd gref, ond roedd o'n andros o ddyn clên. Ro'n i'n teimlo'n hollol gyfforddus yn ei gwmni a chymerodd ei amser i ddangos sgan o fy iau i mi cyn esbonio beth oedd o am ei wneud. Roedd o'n amlwg wedi sylweddoli 'mod i'n awyddus i brynu cymaint o amser ag y gallwn i, ac roedd yntau'n fodlon gwthio'r ffiniau i sicrhau y byddai hynny'n digwydd. Yn syth, llwyddodd i leddfu unrhyw bryderon oedd gan Becky a finna, a datblygais barch mawr tuag ato. Cyflwynodd ni i'r Nyrs Arbenigol Claire Burston, ac aeth â ni i ystafell arall i ddisgrifio'r broses y byddwn yn mynd drwyddi cyn y driniaeth. Wrth gwrs, ddaru ni ddim sylweddoli ar y pryd rhan mor bwysig y byddai'r ddau yn ei chwarae yn ein bywydau dros y ddwy flynedd nesaf.

Roeddwn yn teimlo'n bositif iawn, roedd y boen bron iawn â diflannu oherwydd y cemo a'r radiotherapi, doeddwn i ddim yn rhwym (a oedd yn gwneud pethau'n llawer haws) ac roedd fy iechyd meddwl mewn cyflwr da. Ro'n i'n cysgu'n dda, yn bwyta ac yn mwynhau cymdeithasu efo'r teulu a ffrindiau. Erbyn hyn, roedd llawer o bobol yn dilyn fy hanes ar Facebook a llwyth o bobol yn fy ychwanegu fel 'ffrind' er nad oeddwn i'n nabod lot ohonyn nhw. Ro'n i'n cael negeseuon di-ri gan bobol oedd yn dweud 'mod i wedi bod yn help mawr iddyn nhw drwy fod yn agored am fy nghanser, a bod fy agwedd bositif wedi eu hysbrydoli nhw neu aelodau o'u teuluoedd. Gwnâi negeseuon fel hyn i mi deimlo'n hapus iawn, er gwaetha'r ffaith nad o'n i'n meddwl 'mod i'n gwneud unrhyw beth arbennig iawn. Un peth a dyfodd yn ei boblogrwydd yn ystod yr haf hwnnw oedd fy '100 Diwrnod Hapus' ar Facebook. Ro'n i wedi postio llun a oedd wedi

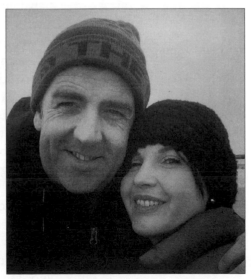

Un o fy hoff luniau '100 Diwrnod Hapus'

'ngwneud i'n hapus y diwrnod hwnnw bob dydd am gant o ddyddiau. Fy mwriad oedd canolbwyntio ar fod yn bositif ac annog pawb i sylweddoli mor bwysig ydi gwerthfawrogi pethau mewn bywyd, gwneud yn fawr o bob munud a deall bod pethau da yn digwydd yn ddyddiol, dim ond i ni gymryd sylw ohonynt. Roedd fy lluniau yn amrywio o ddydd i ddydd: hunlun ohona i a Becky ar lan y môr, llun o'r hogia yn cerdded i'r ysgol efo neges fer yn esbonio cymaint o fraint oedd cael gwneud hynny'n ddyddiol. Ymysg y delweddau roedd llun o flodyn hardd, llun o darten mwyar duon cyn i mi ei bwyta, llun ohona i efo Lois, Owen a Beca a llun o'r haul yn machlud dros Ynys Seiriol.

Derbyniais lawer o negeseuon ddaeth â dagrau i'm llygaid. Cysylltodd amryw o fy nghyn-gleifion efo fi yn dymuno'n dda i mi, gan ddweud faint o ddylanwad ro'n i wedi ei gael ar eu bywydau. Gyrrodd un dyn lun o stori roedd o wedi'i hysgrifennu amdana i yn yr ysgol wedi cyfnod yn yr ysbyty, pan oeddwn i wedi gofalu amdano. Roedd mwy a mwy o bobol hefyd yn cysylltu efo syniadau am ffyrdd i godi arian i'r achos ac erbyn mis Gorffennaf roedd yr ymgyrch wedi hen basio'r targed, ac roedd bron i £30,000 wedi ei godi. Mi ges i andros o sioc pan glywais i hynny – roedd #tîmirfon bellach wedi tyfu yn llawer mwy nag yr oedd Becky a finna wedi dychmygu y byddai o.

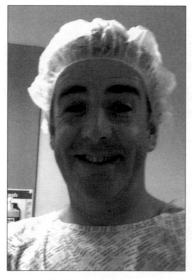

Cyn y driniaeth gyntaf ar yr iau

Cefais ddyddiad i fynd i Lerpwl ar gyfer y llawdriniaeth i dynnu'r tiwmors oddi ar yr iau, sef 1 Awst 2014, ond roedd yn rhaid i mi fynd yno am ddiwrnod yr wythnos flaenorol i gael pre-op, sef amryw o brofion er mwyn paratoi am y llawdriniaeth. Cefais fy mesur a 'mhwyso, tynnu gwaed, prawf ar y galon ac un prawf hollol annisgwyl, sef prawf ffitrwydd ar feic! Roedd hwn yn dipyn o hwyl a dweud y gwir – rhoddwyd weiars yn sownd yndda i i fesur curiad y galon a chyn i mi gychwyn roedd yn rhaid cael cyfres o brofion anadlu, sef chwythu i mewn i beipan nes i mi fod yn gyfan gwbl allan o wynt. Tra o'n i ar y beic ro'n i'n gwisgo mwgwd plastig tyn dros fy ngheg. Ar y dechrau roedd reidio'r beic yn hawdd, ond fel ro'n i'n pedlo roedd hi'n mynd yn anoddach ac yn anoddach, a finna'n blino, yn cwffio am fy ngwynt a 'nghoesau'n brifo. Fel tasa hynny ddim yn ddigon, roedd yn rhaid i mi wneud y prawf anadlu sawl gwaith wedyn! Cododd fy nghalon pan sylweddolais mai fi oedd y person 'fenga yn yr ystafell aros o bell ffordd, a bod rhai o'r dynion prin yn gallu cerdded heb sôn am reidio beic!

Ar ôl yr holl brofion cefais gyfweliad efo nyrs, a esboniodd bopeth i mi am drefn y driniaeth, a chyfarfod â'r anaesthetydd, Dr Carmen – Sbaenes glên iawn wnaeth i mi deimlo ar ben fy nigon. Wrth iddi ddarllen canlyniad y prawf beic gofynnodd, 'Are you an athlete?' Ro'n i wedi gwirioni! Ella'i bod hi'n cellwair rhyw fymryn, ond ro'n i'n ddiolchgar 'mod i wedi cadw'n weddol heini ar hyd fy oes, ac wedi cario mlaen i redeg a mynd i'r gampfa hyd yn oed ar ôl i mi orffen chwarae rygbi.

Daeth 31 Gorffennaf yn sydyn iawn. Roedd ysgrifenyddes Mr Malik wedi trefnu i ni aros yn yr Hospital Hotel y noson honno gan y byddai angen i mi fod yn yr ysbyty erbyn hanner awr wedi saith y bore wedyn. Roedd y gair 'hotel' yn gamarweiniol braidd – ystafell heb glo arni efo dau wely (a dillad gwlâu ysbyty arnyn nhw) oedd hi. Roedd ystafell molchi a chawod ynddi, ac roedd yn hen ddigon da i ni gael chydig o gwsg, yn hytrach na gorfod teithio o Fangor ben bore. Wnes i ddim cysgu rhyw lawer y noson honno – nid am fy mod yn bryderus, ond rhag ofn i mi gysgu'n hwyr … yr un teimlad ag y bydda i'n ei gael cyn dal awyren gynnar i fynd ar wyliau.

Y bore wedyn, dechreuais deimlo'n reit bryderus, er i mi drio cuddio hynny rhag Becky. Roedd hithau, erbyn dallt, yn teimlo 'run fath, ond ddim isio gadael i mi wybod hynny! Ar ôl cawod sydyn a gwisgo, i fyny â ni i adran aros y theatr. Yn anffodus, doedd Becky ddim yn cael bod yno efo fi a bu'n rhaid i mi ffarwelio â hi cyn mynd i mewn.

Roedd y nyrsys yno yn groesawus, ond yn amlwg yn brysur. Ar ôl i mi gael profion sydyn, pwysedd gwaed ac yn y blaen, cefais fy hebrwng i swyddfa arall lle roedd un o dîm Mr Malik yn aros amdana i. Dyn o Seland Newydd oedd o, ac wrth gwrs, mi ddechreuon ni siarad am rygbi. Roedd ei daid wedi chwarae i'r Crysau Duon, medda fo. (Dwi'n cofio Gŵglo'r peth ychydig ddyddiau yn ddiweddarach, a gadarnhaodd y ffaith!) Yn dilyn sgwrs efo fo, esboniodd Dr Carmen, yr anaesthetydd, sut y bydden nhw'n rheoli'r boen ar ôl y llawdriniaeth. Dywedodd wrtha i fod gwely wedi'i gadw ar yr uned gofal dwys rhag ofn y byddwn ei angen, a gwnaeth hynny fi ychydig yn fwy pryderus. Roedd ffrind i ni, Liz Whitehead, wedi gofyn i mi anfon llun

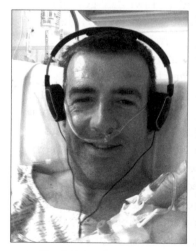

Ar ôl y driniaeth ar yr iau yn Aintree, Awst 2014

ohona i fy hun yn y goban a'r het bapur roedd yn rhaid i mi eu gwisgo yn y theatr, ac edrychodd un o'r nyrsys arna i'n syn pan ofynnais iddi dynnu llun ohona i o'r cefn efo fy mhen ôl yn dangos. Roedd Liz wedi addo i mi na fyddai'n ei rannu efo neb, yn enwedig ar Facebook! O fewn dim, ro'n i'n gorwedd ar y bwrdd yn y theatr a meddygon a nyrsys o'm cwmpas. Cefais bìn yng nghefn fy llaw a mwgwd ocsigen ar fy wyneb, a chyn i mi allu cyfrif i bump, roeddwn yn cysgu'n sownd.

Bu Becky'n disgwyl am chwe awr yn stafell y 'gwesty' am yr alwad yn dweud bod y llawdriniaeth wedi darfod, a 'mod i wedi cael fy symud i Ward 4. Dyma'r tro cyntaf i mi fod ar y ward hon, ac ar y pryd doeddwn i ddim yn sylweddoli pa mor dda y byddwn i'n dod i adnabod y nyrsys yno. Tydw i ddim yn cofio llawer mwy am y diwrnod hwnnw, ond cefais wybod bod y llawdriniaeth wedi bod yn llwyddiannus, a phob darn o'r canser wedi'i dynnu allan.

Y bore wedyn, deffrais yn teimlo'n weddol. Roedd gcn i bwmp morffin i ladd y boen, er nad oeddwn yn ei ddefnyddio rhyw lawer, plaster i lawr canol fy mol a chathetr i basio dŵr, oedd yn teimlo'n reit annifyr. Cefais andros o sioc pan ddaeth y nyrs ataf fi. Mark oedd ei enw, dyn lleol efo acen gref a ocdd yn amlwg yn dipyn o gês ond yn glên iawn. Dywedodd

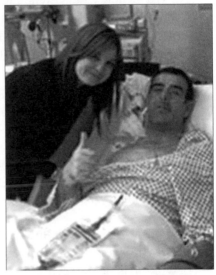

Y driniaeth wedi mynd yn dda

wrtha i fod yn rhaid i mi godi o 'ngwely, ac i ddechrau ro'n i'n meddwl ei fod yn tynnu fy nghoes. Ond bum munud yn ddiweddarach, ro'n i'n eistedd mewn cadair efo bowlen o 'mlaen yn molchi a siafio, efo chydig o help gan Mark. Mae Ward 4 yn ymarfer yr hyn sy'n cael ei alw'n *enhanced care*, ac yn ôl Mark, mae ymchwil yn dangos mai gorau po gynta mae rhywun yn dechrau symud o gwmpas ar ôl cael llawdriniaeth. Daeth ffisiotherapydd i fy ngweld y bore hwnnw hefyd, a cherdded efo fi i fyny ac i lawr y coridor. Cefais fy annog i wneud hynny o leiaf bedair gwaith y dydd yn y dyddiau cynnar hynny.

Ar ddydd Sul, 3 Awst roedd grŵp o ffrindiau i mi yn gwneud her oedd braidd yn hurt, yn fy marn i. Cafodd Dewi Morris, un o fy ffrindiau o Lanfairpwll, y syniad o nofio ar draws y Fenai i godi arian i #tîmirfon. Roedd y syniad wedi datblygu o fewn chydig wythnosau, ac roedd tîm cyfan o bobol yn mynd i gymryd yr her, yn cynnwys Paul McLennan, ei fab Sam, Anna Jones, Anna Morewood, fy ffrind ysgol Trystan Williams – ac wrth gwrs, Alan Owen. Roedd Trystan wedi gwahodd dyn o'r enw Alan Chambers i gymryd rhan yn ogystal. Roedd Alan yn arfer bod yn y Fyddin ac wedi cyflawni llawer iawn o sialensiau anodd yn cynnwys cerdded i Begwn y Gogledd. Roedd Kirsty o Awyr Las hefyd wedi gwahodd yr actor Richard Harrington (o Y *Gwyll*) i gymryd rhan. Doedd Alan na Richard ddim wedi deall peryglon y Fenai, ac er iddynt gwblhau'r her, dywedodd y ddau ohonynt mai dyna'r peth anoddaf iddynt ei wneud erioed. Roedd Richard hefyd, yn ôl y sôn, wedi dweud bod nofio'r Fenai yn llawer anoddach na rhedeg marathon yn y Sahara!

Pan ges i'r hanes a'r lluniau roedd hi'n amlwg bod y tywydd yn echrydus a llif y Fenai yn andros o gryf y diwrnod hwnnw. Dewi Morris oedd y cyntaf i mewn a phawb arall yn ei ddilyn, efo'r cychod diogelwch yn gwneud yn siŵr fod pawb yn saff ar hyd y ffordd. Yn ôl yr hyn glywais i, roedd y bobol Iechyd a Diogelwch yn amheus a ddylai'r sialens fynd yn ei blaen oherwydd y tywydd garw, ond neidiodd y criw i mewn a mynd amdani beth bynnag! O dan bier Bangor roedd pawb yn gorffen, ac roedd yn braf clywed bod y Pier yn llawn o bobol oedd wedi dod i gefnogi'r nofwyr, yn amlwg yn gwerthfawrogi pa mor anodd oedd yr hyn roeddan nhw wedi'i gyflawni. Roedd coblyn o barti wedyn wedi'i drefnu gan Hayley Meek, oedd yn rhedeg tafarn yr Iard Gychod ym Mangor ar y pryd, a Dafydd Hardy, y gwerthwr tai, yn cynnwys ocsiwn o roddion gan fusnesau lleol a rhywfaint o waith yr arlunydd Pete Jones. Wrth gwrs, mi fyswn i wedi bod wrth fy modd yn cael bod yno, ond fel y deudis i wrth Becky ar y pryd, roedd yn llawer gwell i mi fod lle oeddwn i, a'r tiwmors wedi cael eu tynnu allan.

Erbyn dydd Llun, 4 Awst ro'n i'n teimlo'n llawer gwell. Roedd y cathetr a'r plastar ar fy mol wedi mynd, a doedd arna i ddim angen y pwmp lladd poen bellach. Daeth y meddygon o gwmpas, gan awgrymu y byswn i'n mynd adra y bore wedyn. Gan ei bod hi'n ben-blwydd ar Siôn Arwyn yn bump oed y diwrnod hwnnw, llwyddais i'w perswadio i adael i mi fynd adra y diwrnod hwnnw. Ffoniais Becky i ddweud y newyddion da, a gan fod Alan Owen yn dod i 'ngweld i y pnawn hwnnw beth bynnag, cytunodd i ngyrru i adra i Fangor.

Pan gyrhaeddais y tŷ ro'n i mewn dipyn o boen, ond rhoddais y bai ar sgiliau gyrru Alan am hynny. Roedd yn deimlad gwych bod efo Becky a'r hogia, ac yn digwydd bod, roedd Dad acw hefyd. Ar ôl iddo fo fynd adra mi gawson ni ddathlu pen-blwydd Siôn yn deulu bach.

Dros yr wythnosau nesaf, bu i mi wella cryn dipyn a byw bywyd gweddol normal. Roedd priodas Steve, fy llysfrawd, a'i gariad Tracey ar 16 Awst – yn amlwg, roeddan nhw wedi bod yn bryderus na fyswn i'n ddigon da i fod yno. Doeddwn i ddim yn teimlo gant y cant y diwrnod hwnnw a dweud y gwir, ac wedi bod yn cael poenau, ond ro'n i wedi cymryd bod hynny i'w ddisgwyl yn dilyn y llawdriniaeth. Gan fy mod i'n blino'n hawdd roedd Steve a Tracey wedi trefnu y byddai ystafell wely ar gael i mi gael gorffwys yn ystod y dydd. Roedd y briodas yn achlysur hapus, llawn hwyl, ac roedd hi'n braf bod yno efo Becky, fy mhlant i gyd a gweddill y teulu. Er i mi deimlo'n wan ac mewn ychydig o boen ar adegau, ymdopais yn weddol dda yn ystod y dydd, gan hyd yn oed lwyddo i gefnogi Peredur, y gwas priodas, efo'i gân am lemonêd yn ystod ei araith!

O fewn mis i'r llawdriniaeth, dechreuais deimlo poen difrifol yn fy nghluniau. Roedd yn rhaid i mi ailddechrau cymryd meddyginiaeth ar gyfer y boen, a dechreuais bryderu mai tiwmor y coluddyn oedd yn ei achosi gan fod dipyn go lew o amser wedi mynd heibio ers i mi gael cemotherapi a radiotherapi. Cefais apwyntiad yn Ysbyty Gwynedd efo Dr Bale, a awgrymodd y dylwn fynd i weld y meddyg oedd yn gyfrifol am y radiotherapi i weld a oedd hynny'n gysylltiedig â'r boen. Yn y cyfamser, trefnodd sganiau ar fy nghyfer i asesu a oedd rhywbeth arall o'i le. Nid y radiotherapi oedd wedi achosi'r boen, yn ôl y meddyg, a buan iawn y cefais apwyntiad i gael canlyniadau'r sgan.

Dwi'n cofio eistedd yn ystafell aros Ward Alaw ar fy mhen fy hun un bore, ganol Medi 2014. Doedd Becky ddim yn gallu bod yno efo fi y diwrnod hwnnw am fod Ianto'n sâl. Ond a dweud y gwir, do'n i ddim yn disgwyl newyddion drwg gan fod y llawdriniaeth ar yr iau wedi bod yn llwyddiannus, yn ôl adroddiad Mr Malik yn Lerpwl. Ro'n i'n dal i ddisgwyl am lawdriniaeth ar y coluddyn ym Mangor, felly roedd yn naturiol i mi deimlo mai dyma oedd yn achosi'r boen, gan fod y tiwmor hwnnw yn dal yno.

Gwelais Dr Fuller yn hytrach na Dr Bale y diwrnod hwnnw – ro'n i'n nabod Dr Fuller o'r cyfnod pan o'n i'n hyfforddi yn nyrs a hithau'n feddyg ifanc. Erbyn hyn, roedd wedi dod yn arbenigwraig ar ganser. Treuliodd Dr Fuller dipyn o amser yn egluro canlyniadau'r sgan, ac roedd hi'n amlwg yn bryderus wrth ddweud y newyddion wrtha i. Cefais fraw ofnadwy pan esboniodd fod saith tiwmor newydd wedi ymddangos ar yr iau. Wrth gwrs, roedd hyn yn esbonio'r holl boen. Dangosodd y sgan i mi gan ddweud bod y tiwmors wedi lledu ar hyd yr iau, ac nad oedd hi'n bosib eu trin eto efo llawdriniaeth. Eglurodd y byddai'n rhaid i mi gychwyn cwrs gwahanol o cemotherapi i reoli'r tiwmors, ond nad oedd hi'n bosib mwyach i gael gwared o'r canser. Dechreuais grio yno, yn ei swyddfa hi, am yr hyn oedd yn ymddangos i mi yn amser hir iawn. Roedd hi'n ffeind iawn efo fi, gan roi digon o amser i mi ddod ataf fy hun, a thrafod sut y byswn i'n torri'r newyddion i weddill y teulu.

Gofynnodd i mi eistedd yn yr ystafell aros tra oedd hi'n trefnu dyddiad i mi gychwyn cemotherapi, a dechreuais grio yno wedyn. Daeth Eleri, un o staff yr uned, ata i a fy symud i ystafell breifat gan aros efo fi i 'nghysuro nes i mi gael y llythyr apwyntiad cemotherapi.

Eisteddais yn y car am chwarter awr dda yn hel meddyliau cyn cychwyn am adra i dorri'r newyddion i Becky, ond doedd ond yn rhaid iddi hi edrych ar fy wyneb i sylweddoli fod rhywbeth o'i le. Dechreuais grio unwaith eto wrth ddweud wrthi nad oedd mwy y gallen nhw ei wneud i gael gwared o'r canser, ac y byddai'n rhaid i mi gychwyn cwrs arall o gemotherapi gan nad oedd triniaeth arall yn opsiwn. Yn amlwg, cafodd Becky druan dipyn o sioc, a bu'r ddau ohonan ni'n crio ar ysgwyddau ein gilydd am hir.

Ar ôl i ni setlo, sgwrsio chydig a chael paned, mi wnaethon ni'r penderfyniad y byddai'n rhaid i ni ganolbwyntio ar fod mor bositif â phosib a mwynhau bywyd gymaint ag y gallen ni. Siaradais efo Lisa ac esbonio'r sefyllfa iddi, a gofyn iddi gefnogi Lois, Owen a Beca. Daeth Dylan a Glenna draw yn fuan ar ôl clywed y newyddion dros y ffôn, a daeth Mam a Clive acw hefyd. Galwad ffôn gafodd Dad ac roedd o yn amlwg yn siomedig dros ben ac yn ddagreuol o glywed y newyddion.

Cychwynnais ail gwrs o gemotherapi yn fuan iawn wedyn. Roedd y cwrs hwn yn gofyn i mi gael meddyginiaeth i mewn i wythïen drwy ddrip unwaith bob pythefnos, ac wedyn treulio dau ddiwrnod adra pan fyddai pelen maint pêl tenis yn bwydo cyffur arall i'r wythïen. Er mwyn cael mynediad i'r corff roedd angen i mi gael llinell PICC, sef peipen barhaol i mewn i wythïen yn fy mraich. Roedd hyn yn arbed i mi orfod cael pin yn fy llaw bob tro y byddai angen tynnu gwaed neu gael unrhyw feddyginiaeth yn syth i'r wythïen. Yr unig anfantais oedd bod yn rhaid i mi ei chadw'n sych, felly allwn i ddim mynd i nofio efo'r hogia ac roedd yn rhaid i mi fod yn ofalus yn y gawod. Roedd sgil-effeithiau i'r feddyginiaeth hefyd. Er nad oeddwn am golli fy ngwallt yn gyfan gwbl roedd yn bosib y byddai'n teneuo. Yn y diwedd, chollais i ddim blewyn oddi ar fy mhen (er i 'ngwallt newid ei liw) ond collais lawer o flew fy nghorff, oedd yn deimlad od i rywun oedd â choesau mor flewog â fi. Roedd angen i mi gymryd cwrs o steroids am dridiau ar ôl cael y feddyginiaeth, a chafodd hwnnw effaith arna i. I ddechrau ro'n i'n ei chael hi'n anodd i gysgu, ond y sgil-effaith amlycaf oedd y newid i 'mhersonoliaeth. Ro'n i dros ben llestri o hapus, yn uchel fy nghloch ac yn malio dim faint o'n i'n wario. Cafodd Becky fag drud iawn nad oedd hi wir ei angen, a phrynais lot o grysau rygbi i mi fy hun, nes i ni sylweddoli be oedd yn mynd mlaen a chadw llygad ar y peth!

'Would you be available to shave someone's head at the Urdd Eisteddfod in Bala?' Dyma sut y dois i ar draws Irfon am y tro cynta. Cwestiwn gan Kirsty Thompson, Awyr Las, pan oedd Irfon am shafio'i wallt i ffwrdd er mwyn codi arian i Tîm Irfon drwy ymgyrch gwisgo wigiau o bob lliw a llun.

O'i gyfarfod am y tro cyntaf roeddwn yn sylweddoli fy mod yng nghwmni personoliaeth a chymeriad arbennig iawn. Roeddwn wedi cyfarfod ac adnabod un arall y byddwn yn ei roi yn yr un cae ag Irfon, ond yn meddwl na fyddai neb yn dod yn agos ato o ran ysbrydoliaeth i mi fel person, sef Bryan 'Yogi' Davies. Fel gyda Yogi, mewn sefyllfa eithriadol o drist ac anobeithiol, pan dach chi'n trio'u cysuro a gwneud iddynt deimlo'n well, maen nhw, drwy eu personoliaeth a'u hagwedd bositif, yn gwneud i chi deimlo'n well o fod yn eu cwmni.

Rwyf yn gweld yn Irfon, yn ei hiwmor, ei ras a'i bositifrwydd, ryw nerth, dewrder, a dyfalbarhad a fyddai y tu hwnt i unrhyw reddf naturiol sydd ynof, dwi'n amau. Alla i ond gobeithio ein bod ni i gyd sydd yn ei adnabod ac wedi dod i'w adnabod ar y daith gythryblus yma, yn ceisio prosesu a dysgu gwersi ar sut i wynebu bywyd a'i holl sialensiau yn well. Dysgu sut i werthfawrogi beth sydd ganddom, gwneud y mwyaf o unrhyw gyfleoedd sy'n dod ger ein bron a chwilio am y gorau mewn pobl a sefyllfaoedd yn lle diflasu wrth fethu mynd heibio'r pethau negyddol.

Anaml iawn mae chwaraewr rygbi neu bêl-droed yn cael 'Man of the Match' mewn gêm nad oedd yn bosib ei hennill, lle roedd yr *odds* mor echrydus yn ei erbyn a'r gwrthwynebwyr yn ddidrugaredd efo'u holl nerth, pŵer, creulondeb a gallu. Ond myn uffarn i, yn y frwydr anodd, hir a chythreulig o greulon yma, Irfon Williams yw'r 'Man of the Match'. Ei berfformiad diflino ac angerddol o y byddwn ni yn ei gofio ac yn ymfalchïo ynddo, ac a fydd yn destun sgwrs rhwng mêts tra byddwn ni'n dal yn y gêm.

Rhys Meirion

Pennod 6

#tîmirfon

Roedd gweithgareddau #tîmirfon yn cario ymlaen ac yn ein cadw'n brysur iawn. Er i mi gychwyn y cemotherapi yn y mis Medi hwnnw ro'n i'n awyddus i gario ymlaen efo'r gwaith elusennol – roedd bron i £40,000 wedi ei godi erbyn hynny. Trefnodd Becky a finna swper ac ocsiwn yn ngwesty Plas Rhianfa ar gyfer 30 Medi. Unwaith eto, fel pan oeddan ni'n trefnu'r briodas, roedd y staff a'r rheolwyr yn ffeind iawn efo ni. Er i mi boeni na fysa llawer yn dod gan fod y digwyddiad yn ystod yr wythnos, llwyddwyd i werthu pob tocyn. Scott Quinnell oedd y siaradwr gwadd y noson honno – mae o'n ffrind i John Burns, un o'm ffrindiau i – a chytunodd i deithio i ogledd Cymru efo'i wraig, Nicola, a bod yn ŵr gwadd yn y noson heb godi ceiniog am ei wasanaeth. Roedd y tywydd yn fendigedig y noson honno, a chafodd y gwesteion eu croesawu gan y telynor talentog Dylan Cernyw, oedd yn chwarae yn y cefndir. Roedd yntau hefyd wedi rhoi ei wasanaeth am ddim a llwyddodd i greu awyrgylch hyfryd, a phawb yn ymlacio'n braf ac yn mwynhau. Wrth gwrs, roedd y gwin yn llifo hefyd, a oedd yn help i annog y gwario!

Simon Jones, arwerthwr cwmni Morgan Evans, oedd yn gyfrifol am yr ocsiwn y noson honno – roedd o'n wych a hwyliog unwaith eto. Roedd nifer o bobol wedi rhoi eitemau i'r raffl a'r ocsiwn, a Becky a finna wedi casglu nifer o'r eitemau ein hunain hefyd. Roedd Robin McBryde wedi trefnu i'r tîm cenedlaethol arwyddo llwyth o grysau rygbi i ni – aeth rhai o'r crysau yn y noson er cof am Arwyn ond roedd rhai ar ôl, a rhai ychwanegol wedi eu rhoi wedyn gan Robin a Scott. Y noson honno, llwyddwyd i godi oddeutu pum mil o bunnau. Mi wnaeth un o'r gwesteion wario dros £600 ar ei ben ei hun, a rhoddodd fy ffrind Gary ei hun fel eitem yn yr ocsiwn hefyd. Roedd am fod yn gaethwas am y diwrnod i bwy bynnag oedd isio'i gael o – talwyd £85 am ei wasanaeth a chafodd Huw a Siwsan werth eu pres, dwi'n siŵr!

Yn ogystal, cynhaliwyd noson gymdeithasol yng nghlwb Cymdeithasol Maesgeirchen ym Medi 2014 – doeddwn i na Becky fawr o awydd mynd yno gan ein bod yn teimlo'n reit isel ar ôl y newyddion drwg diweddar, ond dwi'n falch iawn ein bod wedi mynd gan ei bod yn noson ddifyr iawn. Cafodd grŵp o hogia eu noddi i wacsio'u coesau er budd yr achos a bu ocsiwn a bingo, ac adloniant gan Gôr Tenovus. Roedd hi'n noson liwgar iawn!

Daeth gwahoddiad i mi fynychu noson wobrwyo, oedd i gael ei chynnal ddechrau Hydref. Roedd cwmni Scottish Power a'r cwmni papurau Trinity Mirror yn gwobrwyo prosiectau

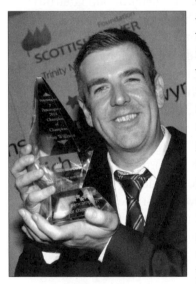

cymunedol yn flynyddol ac roedd #tîmirfon wedi ei enwebu am wobr elusennol. Roeddwn yn falch iawn o fod yng Ngwesty'r George yn Llandudno y noson honno gan mai Phil Bennett, cyn-chwaraewr rygbi Llanelli, Cymru a'r Llewod o'r saithdegau, oedd yn cyflwyno'r gwobrau. Arfon Haines Davies oedd yn cymryd yr awenau, a phrofodd i fod yn noson werth chweil, yn llawn hwyl ac emosiwn. Roedd amryw o bobol oedd wedi gweithio'n ddiflino yn eu cymunedau ledled gogledd Cymru yno y noson honno, oll yn llawn haeddu cael eu llongyfarch yn gyhoeddus. Enillodd #tîmirfon y

Fi efo Tlws Pencampwr y Pencampwyr

wobr elusennol ac ro'n i ar ben fy nigon, yn falch ohonaf fy hun a'r bobol oedd wedi cyfrannu tuag at yr ymgyrch. Roedd grŵp o ffrindiau oedd wedi bod yn weithgar iawn efo #tîmirfon efo ni y noson honno, ac roedd Alan Owen a finna fel hogia bach wedi cynhyrfu'n llwyr wrth i ni gyfarfod Phil Bennett. Ar ddiwedd y seremoni cyhoeddodd Arfon Haines Davies fod un wobr arall ar ôl i'w chyflwyno: Pencampwr Cymunedol. Dywedodd fod y wobr yma'n mynd i unigolyn oedd wedi gweithio'n ddiflino i wella'r gymuned. Wrth iddo esbonio llwyddiannau'r person hwnnw roedd hi'n amlwg mai amdana i roedd o'n siarad: soniodd am fy mrwdfrydedd tuag at iechyd meddwl plant, fy rôl yn hyfforddi pêl-droed a rygbi plant, ac wrth gwrs #tîmirfon. Daeth hyn yn dipyn o sioc a syrpréis i mi ac roedd yn amhosib i mi beidio crio. Cerddais i'r llwyfan wrth sychu fy nagrau.

Roedd llawer o ddiddordeb yn #tîmirfon o gyfeiriad y wasg yn ogystal â gwefannau cymdeithasol. Bu'r papurau lleol yn gefnogol dros ben ac roedd rhaglen *Heno* bob amser yn barod i hybu ein gweithgareddau. Ro'n i'n dechrau dod i arfer efo cyfweliadau teledu a radio ac un profiad da oedd siarad efo Beti George ar ei rhaglen radio *Beti a'i Phobl* fis Rhagfyr 2014. Roedd Beti George yn gyfarwydd i mi gan ei bod ar y teledu o hyd pan o'n i'n tyfu i fyny. Deallais ei bod yn awyddus iawn i siarad yn breifat efo'i gwesteion cyn recordio'r rhaglen, a braint oedd cael sgwrs efo hi o flaen llaw. Mae hi'n ddynes gyfeillgar dros ben a wnaeth i mi deimlo'n gartrefol yn siarad efo hi, yn union fel ro'n i wedi dychmygu y byddai hi. Roedd y cyfweliad ar y radio yn llwyddiannus a chysylltodd amryw o bobol efo fi wedyn i ganmol.

Roedd yr holl weithgareddau a'r sylw iddynt yn y wasg yn codi ymwybyddiaeth o ganser y coluddyn a sefyllfa cleifion canser, ac roedd mwy a mwy o bobol yn dilyn fy stori ac yn ymuno yn yr ymgyrch. Dechreuodd grwpiau o blant ysgol lleol godi arian gydag amrywiol weithgareddau, yn cynnwys Ysgol Brynrefail (sioe radio 24 awr), Ysgol David Hughes (codwyd £1,287 gyda chyngerdd yn yr Anglesey Arms, Porthaethwy) ac Ysgol Tryfan (a gododd £580 am gael peidio gwisgo gwisg ysgol). Arweiniodd hyn at wahoddiadau i mi fynd i ysgolion i dderbyn sieciau. Roedd hynny'n rhoi cyfle i mi ddiolch iddyn nhw, a siarad yn gyhoeddus am ganser. Do'n i ddim yn disgwyl ymateb mor gadarnhaol. Dwi'n cofio neges gan un eneth bymtheg oed o'r enw Cara, oedd yn awyddus i eillio'i phen ar ei phen-blwydd yn un ar bymtheg er cof am ei modryb. Ar ddiwrnod ei phen-blwydd cwrddais â hi a'i theulu tu allan i siop trin gwallt ym Mangor. O fewn munudau roedd ei gwallt hir melyn prydferth wedi mynd. Roedd ei theulu'n falch iawn ohoni ac yn emosiynol – peth dewr iawn i eneth mor ifanc ei wneud.

Plant oedd yn fy synnu i fwyaf, a dweud y gwir. Byddai plant diarth yn dod i'r drws efo bagiau o arian at yr achos, ar ôl iddyn nhw ei gasglu drwy werthu cacennau ac ati. Roedd un eneth wedi rhoi'r gorau i fwyta pethau da am bythefnos i godi arian, un arall wedi gwneud cannoedd o freichledi *loom bands* i'w gwerthu a grŵp arall o blant lleol wedi creu gêm dyfalu enw'r tedi yn ffair Nadolig eu hysgol. Roedd trefnydd grŵp Majorettes yn Llangefni wedi codi arian, a chefais fy ngwadd yno i'w gwylio nhw'n perfformio cyn iddynt gyflwyno siec i #tîmirfon. Roedd meithrinfa yn Ynys Môn wedi codi arian at yr achos hefyd a bu i mi ymweld â nhw efo Nel Del, sef masgot Awyr Las. Ro'n i'n trio derbyn pob gwahoddiad ro'n i'n ei gael i fynd i weithgareddau oedd yn codi arian i #tîmirfon – wedi'r cwbwl, roeddan nhw'n gweithio'n galed er mwyn achos ro'n i wedi ei amlygu – ond weithiau ro'n i'n stryglo i fynd gan 'mod i'n teimlo'n flinedig iawn. Roedd Becky'n dweud wrtha i am arafu ac ymlacio, ond doeddwn i ddim yn gwrando ar ei chyngor bob tro.

Cefais wahoddiad gan y gwerthwr tai Dafydd Hardy i fod yn westai yn noson agored ei swyddfa newydd ym Mangor, a rhoddodd y fraint o agor y swyddfa'n swyddogol i mi! Roedd o'n awyddus i mi wneud, medda fo, gan fy mod yn adnabyddus yn yr ardal ac (yn ei eiriau o) yn ysbrydoliaeth. Yn mis Rhagfyr roedd grŵp cymunedol ym Mangor yn trefnu diwrnod o ddathlu'r Nadolig ar y stryd fawr. Trefnodd Becky Ras Santa, ras o ganol Bangor, lawr i Hirael ac yn ôl; milltir o hyd. Roedd yn boblogaidd iawn, efo dros gant o bobol a phlant yn cofrestru i redeg. Erbyn hynny roedd #tîmirfon wedi codi £50,000.

Roedd trefnydd y dathliadau Nadolig, Nigel Pickavance, yn gefnogol dros ben i'r ymgyrch, gan gydlynu ymgais i gasglu tocynnau arbennig o bapur newydd y *Daily Post* er mwyn ennill rhodd i'r elusen. Trefnodd ddiwrnod hwyl ym Maesgeirchen hefyd. Nigel oedd yn gyfrifol am drefnu atgyfodiad y carnifal ym Mangor a bu Samantha, un o ffrindiau ysgol Becky, yn gyfrifol am drefnu cystadleuaeth i freninesau'r carnifal, a rhoi'r elw i gyd (£605) i #tîmirfon.

Yn ystod yr un cyfnod cefais wahoddiad i noson wobrwyo Bwrdd Iechyd Betsi Cadwaladr. Roedd #tîmirfon wedi ei enwebu am wobr am waith elusennol, a gan fod cymaint o bobol o'r Bwrdd Iechyd wedi codi arian hefyd daeth llawer ohonyn nhw i'r noson efo fi. Enillodd #tîmirfon y wobr ac ro'n i'n falch bod gwaith caled a brwdfrydedd pawb wedi cael ei gydnabod.

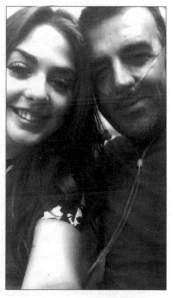

Roedd y driniaeth yn mynd yn ei blaen, wrth gwrs. Ro'n i'n ymweld ag Uned Alaw bob pythefnos i gael cemotherapi, ac yn ymdopi'n weddol dda efo'r driniaeth a'r llinell PICC oedd yn fy mraich.

Fi a Lois yn 2014

Roedd Becky a finna wedi trafod chwilio am ail farn yn Ysbyty Christie, sef yr ysbyty arbenigol ar gyfer canser ym Manceinion. I ddechrau ro'n i'n gyndyn i wneud hyn – do'n i ddim isio creu stŵr, ac ro'n i'n hapus iawn efo'r gofal gwych ro'n i'n ei dderbyn ar Alaw. Un diwrnod, tra o'n i'n cael fy nhriniaeth, aeth Becky i drafod y peth efo Dr Bale, a oedd yn fwy na bodlon fy nghyfeirio yno am ail farn. Erbyn dallt, doedd o ddim yn beth anghyffredin i gleifion gogledd Cymru gael eu gweld yn Christie's. Yn fuan wedyn daeth apwyntiad i ni weld arbenigwr canser y coluddyn yno.

Roedd cyrraedd Christie's o Fangor yn weddol hawdd heblaw bod y traffig yn cynyddu'n sylweddol wrth nesáu at Fanceinion. Ar ôl parcio mewn maes aml-lawr, cerddodd Becky a finna y canllath tuag at fynedfa'r ysbyty. Ro'n i'n ei chael hi'n anodd asesu maint yr ysbyty o'r tu allan gan ei fod mewn ardal brysur ar gyrion y ddinas a llwyth o adeiladau eraill o'i gwmpas, ond wrth gerdded i mewn i'r cyntedd prysur roedd yn amlwg ei fod yn anferth, ac ro'n i'n methu credu mai cleifion canser yn unig oedd yn cael eu trin mewn ysbyty mor fawr. Roedd y gair 'cancer' i'w weld ym mhobman, a gwnaeth hynny bethau yn fwy real, rywsut. Wrth i ni gerdded i lawr y coridor law yn llaw rhedodd bachgen bach tuag aton ni – roedd ei ben yn hollol foel. Edrychodd Becky a finna ar ein gilydd. Os oedd yr hogyn bach hwnnw'n gallu wynebu canser a gwên ar ei wyneb, mi allwn innau wneud yr un peth. Rhoddodd y digwyddiad bach hwnnw bopeth mewn persbectif – diolchais mai fi ac nid yr hogia oedd yn mynd drwy hyn.

Daethom o hyd i'r adran cleifion allanol a oedd yn lle mawr a'r ystafell aros fel stesion brysur yn llawn pobol amrywiol o bob oed. Fi, fel arfer, fyddai'r ieuengaf yn ystafelloedd aros wardiau ac unedau canser yng ngogledd Cymru ond yma roedd nifer o blant a phobol ifanc. Dechreuais feddwl pa fath o ganser oedd gan bawb, ac a oedd rhywun yn yr un sefyllfa â fi.

Roedd ganddyn nhw system drefnus iawn yno, a chefais fy

ngyrru yn syth i gael tynnu gwaed ar ôl cofrestru. Un o fanteision y llinell PICC oedd bod hynny yn rhwydd iawn bellach. Wedyn, eisteddais yn yr ystafell aros i ddisgwyl iddyn nhw alw fy enw – i wneud pethau'n haws i gleifion roedd sgrin deledu ym mhob ystafell aros yn rhoi gwybodaeth reolaidd ar sut roedd y clinig yn rhedeg – hynny ydi, faint o amser aros oedd. Yn anffodus, o 'mhrofiad i ym mhob ysbyty mae'r rhan fwyaf o glinigau yn rhedeg o leia awr yn hwyr, ond o leia roedd gwybod hynny'n ei gwneud hi chydig yn haws. Roedd gwybodaeth hefyd am y mathau o wasanaethau oedd ar gael, yn ymwneud â lles, iechyd meddwl, materion cymdeithasol ac ariannol, ac yn y blaen. Penderfynodd Becky a finna ein bod yn awyddus i #tîmirfon gefnogi pethau felly ym Mangor.

Dr Saifee Mullamitha oedd enw'r meddyg welais i, dyn clên iawn. Roedd wedi cael fy hanes i gyd gan Dr Bale a gwrandawodd yn astud ar fy stori. Esboniodd y buasai yn fy nhrin i yn union yr un ffordd â Dr Bale, ond y byddai o yn cynnwys rhyw feddyginiaeth a alwodd yn *biological agent*. Trafododd y posibilrwydd hefyd i mi fod yn rhan o dreial clinigol, sef ymchwil sy'n treialu triniaethau newydd ar gleifion. Nid oedd ganddo un dan sylw ar y pryd, ond mi fuasai yn fy ystyried petai rhywbeth addas yn codi. Dywedodd na fuasai'n trefnu i 'ngweld i eto, ond bod croeso i ni gysylltu yn uniongyrchol â'i ysgrifenyddes petawn i'n awyddus i'w weld o. Roedd ei esboniad wedi rhoi ffydd i ni yn y gofal ro'n i'n ei dderbyn ym Mangor, ac roeddan ni'n awyddus i drafod y *biological agent* hwnnw efo Dr Bale.

Gan fy mod yn gweld Dr Bale bob pythefnos cyn i mi dderbyn y cemotherapi, daeth y cyfle i siarad amdano yn reit sydyn. Esboniodd hi nad oedd y driniaeth honno'n cael ei defnyddio yn Nghymru, a chan fod fy mhrofion gwaed yn dangos 'mod i i weld yn ymateb i'r cemo, nad oedd llawer o bwynt ei ystyried. Derbyniais yr esboniad hwnnw heb feddwl llawer mwy am y peth.

Erbyn diwedd Tachwedd 2014 roedd hi'n amser i mi gael sgan eto i fesur y tiwmors – yn enwedig y rhai ar yr iau. Roedd lefelau fy ngwaed wedi bod yn weddol sefydlog, a'r gobaith oedd y byddai'r tiwmors wedi lleihau'n ddigonol i mi allu cael llawdriniaeth bellach. Fel arfer, roedd disgwyl am y canlyniadau yn anodd a Becky a finnau'n amlwg ar bigau'r drain yn yr ystafell aros. Newyddion drwg ac annisgwyl oedd yn disgwyl amdanon ni – doedd y tiwmors ddim wedi crebachu o gwbl ac roedd un neu ddau wedi tyfu hyd yn oed, y mwyaf bellach yn 8cm o hyd. Cawsom sgwrs ddagreuol efo Dr Bale ynglŷn â goblygiadau'r newyddion, ac mi ddywedodd nad oedd gobaith y byddai triniaeth yn llwyddo i gael gwared o'r canser mwyach. Roedd torri'r newyddion hwnnw i'r teulu a'n ffrindiau yn anodd.

Ar y deunawfed o Ragfyr cawsom weld Mr Malik yn Lerpwl. Roedd o hefyd yn amlwg wedi'i siomi â'r canlyniadau a chadarnhaodd nad oedd modd cynnig llawdriniaeth ar y iau i mi fel yr oedd pethau'n sefyll. Soniodd yntau am y *biological agent* y cawsom wybod amdano yn Ysbyty Christie, ac enwodd gyffur o'r enw Cetuximab. Esboniodd fod llawer o'i gleifion wedi cael canlyniadau da efo'r cyffur hwn, ond ei fod ar ddeall nad oedd o ar gael yng Nghymru. Roedd Becky a finna'n teimlo'n reit ddryslyd ar ôl yr apwyntiad hwnnw – wrth gwrs, doeddan ni ddim yn dallt y materion gwleidyddol, y polisïau ac yn y blaen, oedd yn gyfrifol am y sefyllfa hon. Roedd Becky wedi ypsetio'n lan, a ffoniodd Dr Bale o'r maes parcio yn Lerpwl yn esbonio ein bod yn awyddus i drio'r cyffur 'ma, Cetuximab. Roedd hithau'n bendant nad oedd posib ei dderbyn yn Nghymru, a'i chyngor i ni oedd mynd adra a mwynhau'r Dolig.

Roedd y ddau ohonom yn gwybod am system o'r enw IPFR, sef Individual Patient Funding Request, polisi oedd wedi ei sefydlu gan Lywodraeth Cymru i alluogi byrddau iechyd i geisio am arian nad oedd yn prif lif. Mae gan bob bwrdd iechyd banel amlddisgyblaeth sy'n gwrando ar y ceisiadau a phenderfynu ydi'r cais yn ddilys ... ond doeddan ni ddim yn dallt ar y pryd pa mor anodd oedd mynd drwy'r system honno. Roeddan ni'n reit naïf, yn meddwl y bysa'r bwrdd iechyd yn siŵr o gefnogi'r cais i mi gael derbyn y cyffur. Doedd barn Dr Bale ddim mor galonogol, gan nad oedd hi erioed wedi cael llwyddiant gyda chais i'r panel, ac er iddi esbonio nad oedd hi'n obeithiol am adborth positif gan y panel IPFR cytunodd i gefnogi'r cais am gyllid ar gyfer y driniaeth.

Gwnaethpwyd y cais yn syth. Cysylltodd Becky â'n haelod Cynulliad, Alun Ffred Jones, a llwyddodd yntau i ddwyn perswâd ar y panel i gyfarfod yn gynt, ar noswyl Nadolig yn lle 20 Ionawr.

Ar y pryd ro'n i yn ôl yn fy ngwaith ac roedd hynny'n rhoi rhyw fath o ffocws gwahanol i mi. Roedd Yvonne, fy rheolwr, yn dal i fod yn gefnogol dros ben a finna'n mwynhau gweithio a chadw'n brysur. Roedd fy nghydweithwyr yn gefnogol iawn hefyd, ac er nad oeddwn yn gwneud fy nyletswyddau i gyd (doeddwn i ddim yn teithio i gyfarfodydd yn Wrecsam, er enghraifft) ro'n i'n teimlo 'mod i'n dal i allu gwneud gwahaniaeth drwy gefnogi aelodau eraill y tîm a gorffen tameidiau o waith oedd ar eu hanner ers i mi fod yn sâl.

Ar noswyl y Nadolig ro'n i yn fy nghar ar ôl mynychu cyfarfod yng Nghaernarfon. Derbyniais alwad ffôn gan aelod o'r panel IPFR yn esbonio bod fy nghais iddynt ariannu'r cyffur Cetuximab wedi ei wrthod. Er 'mod i'n siomedig, doedd y penderfyniad ddim yn syrpréis. Eglurodd fod gen i dri dewis. Yn gyntaf, roedd modd i mi apelio yn erbyn y penderfyniad efo cefnogaeth Dr Bale; yn ail, edrych ar bosibiliadau cyllido'r cyffur fy hun; neu yn drydydd – a chefais dipyn o sioc pan awgrymodd hyn – symud i Loegr i dderbyn y cyffur yno. Gofynnais iddo am y gwaith papur oedd yn ymwneud â'r achos, yn cynnwys cofnodion cyfarfod y panel, a chytunodd i'w yrru i mi.

Roedd wedi bod yn gyfnod o straen aruthrol. Y noson

honno penderfynodd Becky a finna roi popeth o'r neilltu am amser byr er mwyn canolbwyntio ar fwynhau'r Nadolig drannoeth – wedi'r cwbwl, doedd gan y ddau fach ddim syniad be oedd yn mynd ymlaen. Roedd ganddon ni lwyth o bethau i'w gwneud, ac ar ôl treulio oriau'n lapio anrhegion Dolig, aeth Becky i'r gwely gan fy ngadael i i orffen lapio'r rhai olaf. Bûm yn crio y noson honno ar ben fy hun, gan hel pob math o feddyliau. Ai hwn fyddai fy Nadolig olaf? Oedd fy mywyd i mor ddi-werth a hynny o ystyried bod y gwasanaeth iechyd yn gwrthod cyllido triniaeth i'w arbed? Roedd y pethau hyn oll yng nghefn ein meddyliau drwy gydol y Nadolig, a ninnau'n awyddus i dderbyn papurau'r panel IPFR cyn gynted â phosib er mwyn apelio yn erbyn y dyfarniad. Mi lwyddon ni i fwynhau'r Nadolig – roedd 13 ohonon ni'n dathlu efo'n gilydd, ac er bod pawb yn ymwybodol o'r sefyllfa, wnaeth neb yngan y gair 'canser' drwy'r dydd.

Pan setlodd popeth i lawr, roedd Becky'n amlwg yn benderfynol o ddod o hyd i atebion a phosibiliadau eraill. Roedd dogfennau'r panel wedi ein cyrraedd a dwi'n cofio eistedd wrth y bwrdd yn yr ystafell fwyta yn mynd drwy'r taflenni heb wybod lle na sut i ddechrau ymateb i benderfyniad y panel. Am y tro cyntaf ers y diagnosis roeddan ni'n teimlo'n anobeithiol. Clywais am ddynes oedd wedi bod drwy brofiad tebyg efo'i mam, a rhoddodd honno ni mewn cysylltiad ag arbenigwr canser y coluddyn yn Llundain. Weithiau mi fyswn i'n deffro yng nghanol y nos a darganfod bod Becky yn effro, ac ar yr ipad yn ymchwilio – o fewn dim roedd hi wedi dysgu llawer am yr arbenigwr hwnnw yn Ysbyty Hammersmith. Ei enw oedd Professor Wassan, arbenigwr ar ganser y coluddyn a oedd yn arwain ymchwil ym Mhrydain yn ymwneud â'r canser a'r cyffur Cetuximab. Trefnodd Becky apwyntiad preifat i ni yn Llundain efo fo, a gyrrodd fy meddyg teulu wybodaeth am fy achos iddo o flaen llaw.

Roedd fy nhriniaeth yn parhau drwy hyn i gyd, ac er i Dr

Bale gytuno i gefnogi'r apêl roedd hi'n negyddol ynglŷn â'r canlyniad tebygol gan nad oedd tystiolaeth newydd i'w gyflwyno i'r panel. Un rheswm pam y cafodd y cyffur ei wrthod i mi oedd tamaid o ymchwil roedd NICE (y National Institute of Clinical Excellence) wedi ei gymeradwyo. Roedd Becky a finna'n gyfarwydd â NICE, corff sy'n casglu ymchwil am bob mathau o afiechydon ac yn awgrymu'r ffyrdd gorau i drin unrhyw fath o salwch ar sail yr ymchwil hwnnw, gan ein bod ein dau yn defnyddio'i gasgliadau yn ein gwaith bob dydd. Roedd NICE wedi cyhoeddi ymchwil a oedd yn awgrymu fod canran uchel o gleifion a oedd yn derbyn Cetuximab efo'r cemotherapi Oxyplatin yn marw ar ôl llawdriniaeth. Wrth gwrs, gan ein bod yn gyfarwydd â darllen papurau ymchwil doeddan ni ddim yn derbyn bod yr ymchwil hwn yn berthnasol i mi, gan fy mod yn cael y cemo Irinotecan erbyn hyn (oedd yn gyffur gwahanol). Er hyn roedd Dr Bale yn amau'n gryf y bysa unrhyw arbenigwr canser yn ofalus iawn cyn awgrymu Cetuximab a llawdriniaeth i'w ddilyn – mewn gwirionedd roedd yn cael ei ystyried yn gyffur a oedd yn cadw cleifion yn fyw yn hirach yn hytrach na chyffur i leihau tiwmors cr mwyn paratoi am lawdriniaeth i gael gwared â'r afiechyd.

Yn hwyrach ym mis Ionawr 2015 teithiodd Becky a finna i Lundain. Roedd yr apwyntiad yn hwyr yn y dydd ac roedd y daith ar y trên a'r *underground* i gyrraedd Ysbyty Hammersmith yn un hir. Roedd Dr Wassan yn ddyn clên, a chymerodd ei amser i drafod fy achos. Esboniodd fod llawer o ddryswch ynglŷn â'r ymchwil diweddar, ac y byddai'r ymchwil hwnnw'n debygol o gael ei dynnu'n ôl gan NICE gan fod llawer o feddygon canser, fel Dr Bale, yn poeni am ganlyniad negyddol i'w cleifion. Eglurodd Dr Wassan hefyd fod profion genetig yn cael eu cynnal ar gleifion canser y coluddyn – profion i ddarganfod a oedd eu math arbennig nhw o ganser yn debygol o ymateb i *biological agent* fel Cetuximab. K-RAS oedd enw'r prif brawf, a gwahoddodd fi i fod yn rhan o ymchwil roedd yn ei wneud yn Llundain fyddai'n darganfod a oedd fy nghanlyniad K-RAS i yn gadarnhaol. Buasai hynny'n golygu symud i Lundain am gyfnod, a chofrestru efo meddyg teulu yno. Gadewais yr apwyntiad yn teimlo'n llawer mwy gobeithiol, ac ar ôl i mi a Becky drafod anawsterau symud i Lundain, mi benderfynon ni mai dyna fyswn i'n ei wneud, petai rhaid. O fewn hanner awr roedd Becky wedi cysylltu â'i chyfnither, Emma, yn Richmond, a oedd yn fwy na bodlon i mi aros efo hi a'i gŵr am gyfnod i dderbyn y driniaeth. Braf oedd cael ffonio teulu efo newyddion da, am unwaith.

Wrth i ni deithio ar yr *underground* roedd gwên ar ein hwynebau a daeth rhyw deimlad o ryddhad drostan ni. Hawdd oedd mwynhau sioe *Billy Elliot* y noson honno, a chael noson dda o gwsg yn ein gwesty. Yn ystod y siwrne yn ôl i Fangor ar y trên fore trannoeth roedd Becky wrthi eto ar ei ipad yn ymchwilio i'r profion genetig. Siaradodd efo'r labordy cenedlaethol yng Nghaerdydd, sy'n gwasanaethu Cymru i gyd,

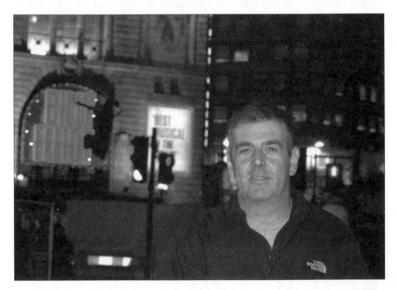

Yn Llundain

a chafodd gadarnhad bod y prawf K-RAS ar gael yno. Dechreuodd Becky gyfathrebu ag aelod o'r panel IPFR ynglŷn â'r profion gan ein bod yn teimlo y bysa canlyniad cadarnhaol i'r prawf yn wybodaeth ychwanegol, newydd i'w gyflwyno i'r panel. Cysylltodd Becky yn uniongyrchol â Claire Burston yn Aintree i weld oedd modd gyrru sampl o'r tiwmor dynnwyd o'r iau y mis Awst cynt i gael ei brofi, gan nad oedd sampl ar gael o'r colonosgopi gwreiddiol, a chawsom gadarnhad y byddai hynny'n bosib. Trefnodd y tîm yn Aintree i gael gwneud y prawf.

Doedd Becky na finna yn gweithio erbyn hyn – ymchwilio i driniaethau, casglu gwybodaeth ac ati oedd canolbwynt bywyd Becky bellach, a finna'n trio rhoi fy ffocws ar gadw'n iach er mwyn bod mewn sefyllfa gref i ymladd y canser. Trefnais i gael sgwrs efo un o'r uwch fferyllwyr yn Ysbyty Gwynedd – esboniais fy sefyllfa iddi ac aeth hithau ati i gasglu gwybodaeth i mi ynglŷn â chostau ac argaeledd Cetuximab petawn yn penderfynu cyllido'r driniaeth fy hun. Roedd yn bosib cael cyflenwad o'r cyffur i'r ysbyty mewn diwrnod felly nid oedd hynny'n broblem – ond y gost am gwrs 3 mis oedd pymtheg mil o bunnau, llawer iawn mwy na'r rhan fwyaf o'r cyffuriau sy'n cael eu darparu gan y gwasanaeth iechyd. Pris am y cyffur yn unig oedd hwnnw, a phetawn i ddim yn cael fy nhrin gan y gwasanaeth iechyd yn barod, byddai costau nyrsio ac ati wedi bod yn gost ychwanegol.

Erbyn hanner tymor yn y mis Chwefror cawsom wybod bod yr apêl wedi ei gwrthod. Nid oedd hyn yn sioc, ond erbyn hynny roeddan ni'n benderfynol o frwydro yn erbyn y system hon oedd i weld yn annheg ac yn amhosib i gleifion a'u teuluoedd ei deall.

Ar ôl meddwl yn ofalus am y peth, penderfynodd Becky a finna y bysan ni'n cyhoeddi ar Facebook beth oedd wedi digwydd. Sgwennodd Becky neges gyhoeddus ar ei thudalen y noson honno, Chwefror 18fed, 2015:

Today Irfon for the second time was declined a drug that he needs to have a fighting chance at beating his Cancer. The Welsh NHS which is supposed to be there to preserve life is denying Irfon a chance of cure. It has been a desperate, degrading and unbelievably stressful 8 weeks appealing for a drug, a drug that will not be prescribed due to cost. To obtain the medication Irfon will now have to move to England – receive his care away from family and many friends and away from his Welsh language. Irfon has received excellent nursing care locally which we have valued however the postcode lottery is a disgrace and Welsh Cancer patients are being treated by the Welsh Government as second class citizens.

Roedd yr ymateb gawson ni yn annisgwyl a dweud y lleia, a'r sefyllfa yn amlwg wedi codi gwrychyn llawer o bobol yn y gymuned. Roedd galwadau am i'r arian yr oedd #tîmirfon wedi ei godi gael ei ddefnyddio i dalu am y cyffur i mi, a dechreuodd unigolion gwestiynu pam nad oedd hynny'n bosib. Bu'n rhaid i Kirsty yn Awyr Las egluro mai ar gyfer dibenion eraill, nid ariannu triniaeth cleifion unigol, roeddan ni wedi codi'r holl bres. Dywedai rhai fod yr holl beth yn warth, yn enwedig o gofio faint o arian roedd #tîmirfon wedi'i godi, gan wneud sylwadau fel, 'a chditha wedi gweithio i'r bwrdd iechyd mor hir dy hun!'. Awgrymodd mwy nag un person y bysa'n rhaid cychwyn ymgyrch newydd i ariannu'r driniaeth, a sefydlodd un cydweithiwr i mi dudalen codi arian a'i hysbysebu ar Facebook, yn annog pobol i roi arian. Bu'n rhaid i mi gysylltu â hi'n reit sydyn a gofyn iddi ei diddymu, er 'mod i'n ddiolchgar iawn am ei chefnogaeth a'i brwdfrydedd.

Roedd yn bwysig ein bod yn tawelu'r dyfroedd yn sydyn cyn i bethau fynd yn flêr, ac i Becky a finna ddelio efo'r mater gydag urddas. Er nad oeddwn yn gwrthwynebu'r arfer o godi arian i unigolion mewn angen, doeddwn i ddim yn gyfforddus â gwneud hynny yn bersonol. Do'n i ddim yn gweld y peth yn deg. Ro'n i hefyd yn bendant na fyddai arian #tîmirfon yn cael ei ddefnyddio arna i – bwriad yr arian hwnnw oedd helpu cleifion â chanser yng ngogledd Cymru drwy Awyr Las. Roedd pobol yn amlwg yn flin efo'r bwrdd iechyd am wrthod y driniaeth i mi, ond mewn gwirionedd mater gwleidyddol oedd hwn gan mai'r llywodraeth sy'n gyfrifol am gyllido gwasanaethau iechyd, a'u polisi nhw ydi'r IPFR.

Cawsom lawr o sylw yn y wasg, yn lleol ac yn genedlaethol, ac yn ogystal â siarad â chyfryngau a phapurau Cymru, bu i mi wneud cyfweliadau i'r BBC yn genedlaethol ac i'r *Daily Mail*, ddaeth draw acw i 'nghyfweld i.

Roedd Becky a finna'n teimlo'r straen yn ofnadwy, yn teimlo'n rhwystredig ac yn ddi-werth. Dwi'n Gymro balch iawn ac ro'n i'n teimlo bod y wlad ro'n i'n ei charu ac yn ffyddlon iddi yn fy ngadael i lawr. Meddyliais am yr holl gleifion eraill oedd heb gael y cyffur yma – ella nad oeddan nhw'n ymwybodol ohono, neu heb ddigon o hyder i herio'r system, cwestiynu meddygon a gwleidyddion. Faint o bobol oedd wedi marw'n gynt nag oedd yn rhaid oherwydd y polisi yma? Ro'n i'n teimlo'n gryf fod cyfrifoldeb arna i i godi ymwybyddiaeth a herio'r system ddifrifol o annheg yma ... ond yn gynta roedd yn rhaid delio efo fy sefyllfa fy hun.

Trefnwyd apwyntiad arall i mi yn Christie's efo Dr Mullamitha. Roedd o'n cydymdeimlo'n llwyr ac yn teimlo yr un mor rhwystredig â ninnau am y sefyllfa yng Nghymru o safbwynt Cetuximab. Roedd o wedi gweld llawer o lwyddiannau o ganlyniad i'r driniaeth – doedd pob claf ddim yn ymateb yn dda i'r cyffur a rhai ddim hyd yn oed yn ymateb yn ddigon da i gael bod yn gymwys am lawdriniaeth, ond o leia roedden nhw'n byw yn hirach gan i Cetuximab leihau'r tiwmors. Roedd o'n teimlo bod siawns o tua 15% y byswn i'n cael gwared â'r canser yn gyfan gwbl petai'r driniaeth yn llwyddiannus. Rhoddodd hynny dipyn o hwb i mi. Cytunodd Dr Mullamitha i 'nhrin i â Cetuximab yn Christie's gan ei bod yn bosib iddo gael mynediad i'r cyffur drwy'r Cancer Drugs Fund (CDF), ond buasai'n rhaid i mi fyw yn Lloegr, a chael meddyg teulu yno.

Roedd Sarah, cyfnither Becky, yn nyrs yng Nghaer ac yn byw yn Ellesmere Port. Cynigiodd i mi symud yno i fyw ati am gyfnod y driniaeth yn Christie's. Er bod y peth yn mynd yn erbyn y graen i ryw raddau – ro'n i'n teimlo'n gryf na ddylwn i na neb arall orfod symud dros y ffin i gael triniaeth – roedd posib i'r cyffur hwn achub fy mywyd, neu o leia fy nghadw'n fyw yn hirach. Doedd dim dewis gen i mewn gwirionedd. Roedd y cyfle yn un rhy dda i beidio'i gymryd, a chofrestrais efo meddyg teulu yn Ellesmere Port a pharatoi i dreulio cryn dipyn o amser yno.

It is devastating enough to be diagnosed with cancer at any time of life – but when you are young, at the height of your career and with young children, the moment can be life changing. How you react will, from my experience as a GP for 34 years, shape the future.

Irfon accepted the diagnosis and immediately looked at the positive. As a Mental Health worker with an interest in mindfulness, he decided his glass was to be half full and embarked on a mission to help himself and others in the same situation, embracing the public and media to highlight the need for positive action in cancer.

At a time of greatest need and susceptibility, he came up to a brick wall. The drug that could help him was not available in his native land. It was not the first time I had suggested to a patient that, in order to receive treatment, re-location would be required. Against his principles, but to prolong his life, he moved across the border to England, where the drug was available, and was successful in curtailing the cancer. He would not have survived more than a few months without it – now, three years on, he is writing of his journey.

Positive thoughts and positive attitude undoubtedly make the path easier, and it makes caring for patients with cancer a more seamless process for the professionals, family and friends. Irfon has been remarkable and, with Becky's help, has been able to reach the goals he set at the onset. With his autobiography, his journey will be shared by many for years to come and his name will be synonymous with a positive attitude to a devastating disease.

Dr David Jones, GP

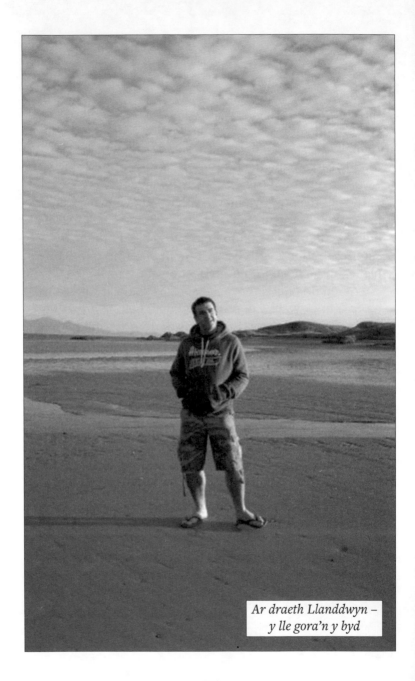

*Ar draeth Llanddwyn –
y lle gora'n y byd*

Pennod 7

Hawl i Fyw

Yn fuan iawn, lledaenodd y newyddion fy mod yn symud i Loegr i gael triniaeth. Roedd Becky a grŵp o'n ffrindiau agos ni yn teimlo'n gryf iawn y dylent godi ymwybyddiaeth am yr annhegwch, ac wrth iddynt drafod dechrau ymgyrch meddyliodd Aled Prys Davies, un o'n ffrindiau penna ni, am yr enw 'Hawl i Fyw'. Sefydlwyd tudalen gyhoeddus ar Facebook ar ddiwedd Chwefror 2015 ac o fewn pythefnos roedd dros 24,000 o bobol wedi ymateb ac ymuno â'r grŵp.

Bu'r mis Chwefror hwnnw'n fis prysur iawn. Gan fod y cyfryngau yn dangos cymaint o ddiddordeb yn y stori roedd yn rhaid i mi fod yn sicr iawn o'r ffeithiau wrth drafod fy iechyd yn ogystal â'r materion gwleidyddol a'r polisïau oedd yn datgan na allwn dderbyn Cetuximab yng Nghymru. Roedd yn rhaid i ni fod yn ofalus hefyd fy mod i'n siarad o fy safbwynt fy hun fel claf, a Becky hithau fel gwraig i glaf, yn hytrach nag o safbwynt staff y gwasanaeth iechyd.

Cefais wahoddiad i siarad yn fyw ar Radio Cymru a BBC Wales yn ogystal â rhaglen *Newyddion 9* ar y teledu, oedd yn brofiad heriol iawn, a finna'n gorfod atgoffa Rhodri Llywelyn mai claf oeddwn i, nid gwleidydd. Er hynny, ro'n i'n siŵr o'm ffeithiau ac yn hollol realistig nad oedd posib i bawb gael mynediad llwyr i bob triniaeth gan nad oes pot diwaelod o arian ar gael. Roedd papurau newydd, yn enwedig y *Daily Post*, yn adrodd ar y stori yn rheolaidd, a'r papurau lleol, wrth gwrs, yn gefnogol iawn ac yn help mawr i godi ymwybyddiaeth.

Roedd Alun Ffred Jones, Aelod Cynulliad Arfon dros Blaid Cymru, yn gefnogol iawn a chafodd Becky a finna wahoddiad i gyfarfod efo fo, Hywel Williams AS ac Elin Jones, Aelod

Cynulliad Ceredigion, yng nghynhadledd Plaid Cymru yng Nghaernarfon ar 7 Mawrth 2015. Roedd y cyfarfod yn un buddiol iawn, a chynigiodd y Blaid ei chefnogaeth i mi fel unigolyn ac i ni fel teulu, ac i'r ymgyrch yn ogystal. Roedd yn bwysig i ni o'r cychwyn cyntaf fod y mater gwleidyddol hwn yn uwch nag unrhyw blaid benodol, ac roeddan ni'n galw am gefnogaeth amlbleidiol. Bu ymateb Andrew R. T. Davies, Aelod Cynulliad y Ceidwadwyr, yn bositif hefyd. Cytunodd i gwrdd â ni i drafod yr achos ymhellach a chynnig ei gefnogaeth. Wnaeth y Democratiaid Rhyddfrydol ddim ymateb i unrhyw un o'n gwahoddiadau, ac roedd y Blaid Lafur yn gyndyn iawn o siarad efo ni. Wrth gwrs, roeddan ni wedi ysgrifennu at Mark Drakeford, y Gweinidog Iechyd ar y pryd, a doedd ei ymateb drwy lythyr yn gwneud fawr iawn o synnwyr, a dweud y lleia.

Cefais andros o fraw pan o'n i'n gwylio'r teledu yn fyw o'r Senedd un diwrnod, rai wythnosau'n ddiweddarach. Clywais

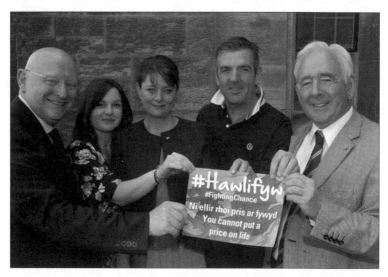

Hywel Williams, Leanne Wood a Dafydd Wigley o Blaid Cymru yn cefnogi #Hawlifyw

Leanne Wood, Arweinydd Plaid Cymru, yn holi Carwyn Jones am y mater, ac yn erfyn arno i gwrdd â fi i drafod yr achos. Doedd ei ymateb ddim yn un calonogol, a dywedodd yn gyhoeddus nad oedd yn gweld unrhyw fudd yn y math hwnnw o gyfarfod – disgrifiodd fi fel 'achos anffodus'. Cefais hyd yn oed mwy o fraw ychydig ar ôl hynny wrth wylio *Prime Minister's Question Time* o San Steffan. Roedd Hywel Williams wedi codi'r achos yno ac roedd yn od clywed David Cameron, y Prif Weinidog ar y pryd, yn siarad amdana i gan ddweud ei fod yn gwir obeithio y byddwn yn cael mynediad at y driniaeth roeddwn ei hangen yn Lloegr, er ei fod yn teimlo ei bod yn warth nad oedd y driniaeth ar gael i mi yng Nghymru.

Roedd yr holl sylw i f'achos yn wych i'r ymgyrch, a dechreuais dderbyn negeseuon di-ri yn disgrifio nifer fawr o achosion tebyg i f'un i. Rhoddodd y rhain yr hwb angenrheidiol i mi i barhau efo'r ymgyrchu. Dechreuais deimlo'n flin wrth ystyried sawl un oedd wedi marw yn ddiangen neu'n rhy fuan, a heb gael chwarae teg a mynediad at driniaeth fyddai wedi bod o fudd iddyn nhw.

Daeth Graham Satchell o *BBC Breakfast* a'i ddyn camera i'n cartref ac roeddynt yn awyddus i'n ffilmio ni efo'r plant ar gyfer eitem newyddion ar yr ymgyrch. Ro'n i wedi gofyn i Lois ddod draw hefyd ond gan ei bod yn hŷn doedden nhw ddim am ei ffilmio hi – dim ond yr hogia bach 'ciwt' roeddan nhw isio. Wel, ro'n i'n flin am hyn, ond roedd Lois yn dallt, chwarae teg iddi. Ro'n i'n benderfynol o gynnwys Lois, Owen a Beca yn yr ymgyrch gymaint â phosib, ac yn gwneud pwynt o gyfeirio ataf fy hun fel tad i bump o blant ym mhob adroddiad a chyfweliad. Do, mi gafodd Graham ei 'ciwt' ffactor yn ystod y ffilmio, a chyhoeddodd Siôn ar ddiwedd y darn ei fod yn fy ngharu 'yr holl ffordd i Dduw'.

Roedd angen creu pwyllgor ar gyfer Hawl i Fyw, a phenderfynwyd cynnal cyfarfod cyhoeddus yng Nghlwb

Cymdeithasol Maesgeirchen ym Mangor i wneud hynny. Deilliodd llawer iawn o syniadau o'r cyfarfod hwnnw, a chynigiodd lot fawr o bobol eu cefnogaeth. Yn y diwedd, sefydlwyd y pwyllgor â Becky yn arwain, gyda'n ffrindiau Dr Liz Whitehead (oedd hefyd yn gydweithiwr i mi), Sue Roberts, Aled Prys Davies a Dyfed Jones o Lanfairpwll (oedd hefyd yn teimlo'n gryf iawn am yr achos oherwydd rhesymau personol) yn aelodau. Ychydig yn ddiweddarach daeth Patrick Roberts, a oedd wedi bod mor gefnogol i ni yn rhinwedd ei swydd gydag Awyr Las, yn rhan o'r pwyllgor hefyd. Cawsom andros o siom pan glywsom na allai rhai o'n ffrindiau a oedd yn gweithio i Fwrdd Iechyd Betsi Cadwaladr gynnig eu cefnogaeth yn gyhoeddus ac yn naturiol i ni oherwydd ein gwaith. Clywais fod e-bost wedi'i hanfon o amgylch y Bwrdd yn rhybuddio pobol i fod yn ofalus ynglŷn â chefnogi ymgyrch wleidyddol, yn enwedig ar wefannau cymdeithasol – ac yn amlwg, er na chafodd ei enwi, at Hawl i Fyw roedden nhw'n cyfeirio. Erbyn deall, roedd staff cynghorau sir lleol hefyd wedi cael yr un rhybudd. Roedd Aled Prys yn gweithio i Gyngor Ynys Môn, a Liz (ynghyd â Becky a finna) yn cael ein cyflogi gan y gwasanaeth iechyd. Cysylltais â Choleg Brenhinol Nyrsio Prydain am gyngor er mwyn osgoi unrhyw broblem broffesiynol: cyn belled â 'mod i'n cadw fy mywyd proffesiynol allan o'r peth yn gyfan gwbl, meddent, ddylai'r peth ddim bod yn broblem. Cafodd Becky yr un cyngor. Roed yn bwysig cofio mai claf o'n i yng nghyd-destun yr ymgyrch, er bod rhai pobol yn ei chael hi'n anodd gwahaniaethu rhwng fy rôl broffesiynol a 'mywyd personol o safbwynt Hawl i Fyw. Ac felly y bu hi – y pwyllgor yn gweithio'n ddiflino tu ôl i'r llenni, fel petai, yn cefnogi Becky a finna a oedd yn wynebau cyhoeddus i'r holl weithgarwch.

O hynny ymlaen, tyfodd yr ymgyrch yn fwy nag y buasai unrhyw un wedi gallu ei ddychmygu. Cawsom gymorth gan lawer o fusnesau lleol, a bu cwmni Watkin Jones o Fangor yn ogystal â chwmni Stephen Edwards, Cread Cyf, yn dda iawn efo ni gan gynnig eu gwasanaethau am ddim i ddatblygu logo i'r ymgyrch a chynhyrchu posteri a ffurflenni i hybu'r broses. Roedd ein cefnogaeth fwyaf yn amlwg yng ngogledd Cymru, ond daeth negeseuon i'n cefnogi hefyd gan bobol drwy Gymru, Prydain a ledled y byd. Roedd yn deimlad dychrynllyd mewn un ffordd, a bu'n rhaid i mi ddod i arfer â'r cyhoeddusrwydd yn sydyn iawn. Wrth gwrs, roedd yn bwysig ein bod yn gwahaniaethu rhwng gwaith #tîmirfon ac Awyr Las, elusen a oedd ynghlwm i'r Bwrdd Iechyd, ac ymgyrch Hawl i Fyw. Roeddan ni'n ceisio esbonio'r gwahaniaeth yn rheolaidd – nid elusen oedd Hawl i Fyw, ond ymgyrch i newid agwedd, codi ymwybyddiaeth ac, os yn bosib, dylanwadu ar bolisïau'r Llywodraeth. Ro'n i'n teimlo'n gryf iawn fy mod i isio cario ymlaen i godi arian i Ward Alaw, oherwydd y bwriad o'r dechrau cyntaf oedd gwneud bywydau pobol leol oedd yn dioddef o ganser yn haws. A doedd y broblem wleidyddol, yn fy marn i, yn newid dim ar hynny.

Yn y cyfamser, roedd gen i driniaeth i ganolbwyntio arni. Er mwyn cofrestru efo meddyg teulu yn ardal Ellesmere Port roedd yn rhaid i mi gyflwyno dau fil o 'nghartref dros dro yn dangos fy enw i a'r cyfeiriad arnyn nhw. Bu'n rhaid i Sarah, cyfnither Becky, fy ychwanegu i at dreth cyngor ei chartref – oedd yn golygu ei bod yn colli ei disgow1nt person sengl. Cymerodd y cyfan dipyn go lew o amser i'w drefnu, ac ar ôl hynny i gyd roedd yn rhaid i mi wneud apwyntiad efo fy meddyg teulu newydd. Dwi'n cofio cerdded i mewn i'r feddygfa yn teimlo fel hogyn drwg yn twyllo'r system, a doedd gen i ddim syniad sut ymateb y byswn i'n ei gael gan Dr Hogan, fy meddyg newydd. Ond doedd dim rhaid i mi fod wedi poeni – roedd Dr Hogan yn dallt y sefyllfa'n iawn ac wedi dod ar draws nifer o bobol oedd wedi gwneud yr un peth o 'mlaen i.

Er hynny, ro'n i'n nerfus iawn yn ystod y siwrne gyntaf

honno i dŷ Sarah yn Ellesmere Port, i aros yno cyn mynd am driniaeth i Christie's. Cefais brofion gwaed i wneud yn siŵr fod popeth yn iawn – ac yn anffodus, ar ôl gweithio fy hun i fyny at dderbyn y cyffur bu'n rhaid gohirio'r driniaeth oherwydd fod gen i dymheredd uchel. Wythnos yn ddiweddarach, i ffwrdd â ni ar yr un perwyl unwaith eto. Anodd iawn oedd gadael Bangor – roeddan ni wedi trefnu i Mam a Clive edrych ar ôl yr hogia, ac wedi trio esbonio iddyn nhw bod Mam a Dad yn mynd i ffwrdd am chydig ddyddiau er mwyn i Dad gael ei ffisig sbesial. Ro'n i'n drist fod y math yma o beth yn mynd i fod yn rhan o'u bywydau nhw am fisoedd, a finnau'n teimlo'n gryf eu bod nhw angen y sefydlogrwydd o gael eu rhieni o gwmpas fwy nag erioed yn ystod cyfnod mor gythryblus. Ond mae plant yn wydn iawn, ac roedd y ddau yn ystyried mynd i aros efo Nain a Taid yn antur ac yn bleser, a finna'n gwybod y bysan nhw'n siŵr o gael eu sbwylio.

Ar ôl cyrraedd Christie's ar fore 18 Mawrth 2015, a chael tynnu gwaed unwaith yn rhagor, roedd rhaid i mi ddisgwyl i weld Dr Mullamitha, wnaeth fy mharatoi ar gyfer y cemotherapi a'r Cetuximab roeddwn am ei dderbyn y prynhawn hwnnw. Esboniodd y sgil-effeithiau unwaith eto – ond i fod yn hollol onest, doeddwn i'n malio dim amdanyn nhw, dim ond yn teimlo'n hapus dros ben fy mod i yno o'r diwedd i dderbyn y driniaeth, dri mis ar ôl clywed am y cyffur am y tro cyntaf. Bu'n rhaid i mi ddisgwyl oriau cyn cychwyn y driniaeth y diwrnod hwnnw oherwydd na allai'r fferyllfa ryddhau'r cyffur nes cael canlyniadau'r profion gwaed. Roedd hi tua 3 o'r gloch y pnawn erbyn i mi gael fy ngalw i'r uned ddydd. Cefais fy nghyflwyno i ddau neu dri o'r nyrsys, oedd yn glên iawn ac yn amlwg yn ymwybodol o fy stori. Yn anffodus, darganfu un nyrs fod fy nhymheredd fymryn yn uwch nag y dylai fod a bu'n rhaid disgwyl i Dr Mullamitha roi ei ganiatâd i barhau â'r driniaeth. Wedi iddo gael golwg ar bethau, roedd o'n hyderus mai'r canser ei hun oedd yn creu'r tymheredd ac nid haint. Teimlad anhygoel oedd gweld y bag llawn hylif yn mynd i fyny ar y polyn – o'r diwedd, ro'n i ar fin cael y cyffur ro'n i wedi bod yn breuddwydio mor hir amdano.

Roedd hi wedi hanner nos erbyn i bopeth ddarfod, a'r uned ddydd i fod i gau am wyth! Cytunodd dwy nyrs glên iawn i aros i edrych ar fy ôl, ac ro'n i wir wedi blino y noson honno erbyn i ni gychwyn ar y siwrne'n ôl i Ellesmere Port.

Ddeuddydd yn ddiweddarach roedd yn rhaid dychwelyd i Christie's i gael tynnu'r pwmp cemo cyn teithio'n ôl i Fangor i weld yr hogia. Sylweddolais y byddai'r driniaeth yn dipyn o sialens, ac y byddai'n fy mlino i, a Becky wrth gwrs. Ro'n i'n ddiolchgar dros ben fod Dr Mullamitha wedi rhagweld y straen y byddai'r sefyllfa yn ei achosi, ac wedi penderfynu rhoi dos dwbl o Cetuximab i mi bob pythefnos efo'r cemo yn hytrach na'r dos wythnosol arferol. Roedd hyn yn golygu y byswn yn cael mwy o amser adra rhwng y triniaethau.

Roedd hi'n braf bod adra ym Mangor ar ôl y driniaeth gyntaf honno, ac roedd gwybod bod y broses wedi cychwyn yn rhyddhad mawr. Er na wyddwn i hynny ar y pryd, roedd Becky yn dechrau poeni nad o'n i'n dangos unrhyw arwydd o ddatblygu sgil-effeithiau'r cyffur. Ar ôl darllen am y pwnc a thrafod efo Dr Mullamitha a'r nyrsys, roedd hi'n amlwg bod rash tebyg i *acne* yn arwydd da bod y corff yn ymateb yn bositif i'r cyffur. Doedd dim rhaid iddi boeni – deffrais wythnos union ar ôl y driniaeth gyntaf yn teimlo'n reit wahanol. Roedd fy wyneb a 'mhen wedi chwyddo'n fawr ac yn blastar o smotiau, yn enwedig o gwmpas fy nhrwyn, fy nhalcen a 'ngwddw ... smotiau poenus iawn oedd yn cosi'n ofnadwy. Dwi'n cofio edrych yn y drych a methu credu'r peth. Ro'n i wedi osgoi *acne* yn ystod fy arddegau felly roedd gan fy ffrindiau gyfle gwych i fy herian rŵan. Gyrrais hunlun i Lois, a chael neges yn ôl ganddi yn fy ngalw fi'n 'wyneb pizza'! Ymhen rhyw dridiau ro'n i wedi dod i arfer efo f'ymddangosiad ac erbyn y penwythnos ro'n i'n barod i fynd allan am y tro cyntaf. I dŷ ein ffrindiau Aled a

Gwawr yr aethon ni, ac erbyn dallt roedd Becky wedi eu rhybuddio ymlaen llaw. Chwarae teg, roedd eu hymateb yn gefnogol. Wrth gwrs, er gwaetha'r teimlad annifyr, y poen a'r cosi difrifol, ro'n i hefyd yn dathlu dyfodiad y rash gan ei fod yn arwydd bod y Cetuximab yn gwneud ei waith. Gwaethygu ddaru'r sefyllfa, ac wrth i mi barhau â'r driniaeth lledaenodd y rash i weddill fy mhen, dros fy mrest, fy nghefn a 'nghoesau, ac roedd pobman yn cosi'n ofnadwy. Cefais feddyginiaeth i leddfu rhywfaint ar y symptomau, ond mi ddois i arfer efo'r peth yn y diwedd (er 'mod i'n dueddol o fynd allan i'r sinema a llefydd tebyg lle na allai pobol fy ngweld i). Bob tro ro'n i'n gweld Dr Mullamitha mi fyddai'n gwirioni ac yn dathlu'r ffaith fod y rash mor giaidd!

Bu i mi brofi sgil-effeithiau eraill hefyd – un ohonyn nhw'n anghyffredin iawn. Tyfodd fy amrannau'n hir, gan ddechrau cyrlio i fyny. Roedd Becky'n reit genfigennus, gan ddweud bod merched yn talu ffortiwn i edrych felly. Bu'n rhaid i mi roi trim iddyn nhw unwaith neu ddwy gan eu bod yn rhwbio ar fy sbectol!

Bu i'r ail driniaeth bythefnos yn ddiweddarach redeg yn hwyr hefyd, ac roedd hi wedi hanner nos arnon ni'n cyrraedd yn ôl i Ellesmere Port. Unwaith eto, bu'n rhaid teithio'n ôl i Christie's ddeuddydd yn ddiweddarach i gael tynnu'r pwmp a thrin y llinell PICC. Roedd y cwbwl yn flinedig dros ben, a phenderfynodd Becky edrych ar bosibiliadau eraill. Cysylltodd gydag amryw o fy ffrindiau ac o fewn dim roedd llwyth ohonyn nhw wedi cynnig helpu, gan gymryd amser o'u gwaith ac ati i fynd â fi i Christie's yn uniongyrchol o Fangor bob pythefnos er mwyn osgoi gorfod aros yn Ellesmere Port o hyd. Ar ôl trafod efo Manon a staff Uned Alaw, mi wnaethon nhw gytuno i dynnu'r pwmp a thrin y PICC fel na fyddai'n rhaid dychwelyd i Christie's i wneud hynny.

Yn ystod y cyfnod hwn, roedd cyngor ein meddyg teulu ym Mangor yn andros o fuddiol. Er 'mod i wedi cofrestru'n swyddogol yn Lloegr, roedd modd i Dr David Jones fy nhrin fel ymwelydd lleol pan o'n i adra efo 'nheulu. Sefyllfa hurt bost a dweud y gwir, ond ro'n i'n ddiolchgar dros ben i Dr Jones a staff Alaw am gytuno i wneud hynny, gan y byddai gweddill y driniaeth ym Manceinion yn haws o hynny allan.

Tra o'n i'n mynd drwy hyn, roedd yr ymgyrch yn cryfhau. Dwi'n cofio fy ffrind Robin McBryde yn siarad amdana i ar raglen *Heno* S4C, ac yn datgan ei gefnogaeth i Hawl i Fyw. Argraffwyd crysau T gan cwmni Krypton Cloth, fu'n hael iawn – roedd Robin wedi gofyn i ni yrru rhai iddo ac roedd hi'n wych

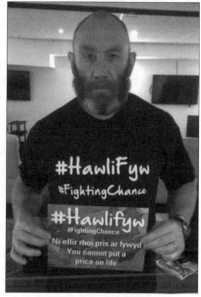

Fy mêt, Robin McBryde, yn cefnogi'r achos

gweld tîm rygbi cenedlaethol Cymru yn cefnogi'r ymgyrch drwy wisgo crysau Hawl i Fyw cyn eu gêm chwe gwlad yn erbyn yr Eidal y flwyddyn honno. Cytunodd pob aelod o'r garfan i afael mewn poster Hawl i Fyw er mwyn cael tynnu eu lluniau i ddangos eu cefnogaeth. Bu clybiau chwaraeon lleol megis Clwb Rygbi Bangor a Chlwb Pêl-droed Cae Glyn yn gwisgo crysau efo #tîmirfon a #Hawlifyw arnynt, a gyrrodd nifer o glybiau luniau o'u timau yn arddangos posteri yn cefnogi'r ymgyrch. Cynhaliwyd nifer o deithiau beics noddedig hefyd – seiclodd Andy Owen a tua pymtheg o'i ffrindiau i Gaerdydd a chodi swm dda o arian. Bu i John Burns a pedwar o'i fêts yntau feicio o Land's End i John o' Groats er mwyn codi arian i Ysbyty Christie, ac roedd degau o bobol yn rhedeg rasys yn rheolaidd i godi arian i #tîmirfon.

Roedd Aled Prys wedi cael syniad, ac wedi cysylltu â'r gantores Elin Fflur a Mari Pritchard, cerddor o fri sy'n gwneud llawer i ddatblygu doniau pobol ifanc Ynys Môn yn y byd cerddoriaeth, ynglŷn â'r peth. Ro'n i'n nabod y ddwy ac yn eu hystyried yn dalentog ac yn bobol neis iawn hefyd. Roedd Gary, gŵr Mari, a finna'n aelodau o fand pres cymdeithasol Biwmares, sef LSW (Last of the Summer Wind) ac yn cael dipyn o hwyl arni. Trefnwyd cyfarfod i drafod y syniad hwnnw – sef y posibilrwydd o recordio cân enwog Dafydd Iwan, 'Hawl i Fyw', er budd yr ymgyrch – yn stiwdio Sain ger Caernarfon. Yno roedd Elin, Mari, rheolwr y stiwdio, Aled, Dyfed a finna ... a'r dyn ei hun, Dafydd Iwan. Roedd Mari ac Elin yn awyddus i ddod â rhai o gantorion enwocaf Cymru at ei gilydd i ganu'r gân er mwyn rhoi sylw i'r system wleidyddol o fynediad at driniaethau nad oedd yn deg i bawb – syniad gwych ond dipyn o her. Wnes i ddim sylweddoli ar y pryd gymaint o argraff fyddai'r prosiect yma'n ei gael, arna i fel unigolyn ac ar y cyhoedd yng Nghymru.

Doedd dim stop ar Mari ac Elin a chyn bo hir roedd ganddynt restr hirfaith o gantorion a cherddorion a oedd wedi

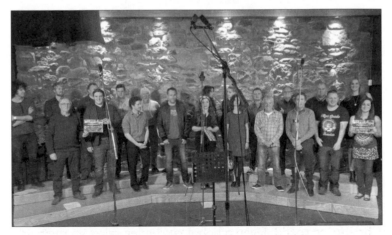

Recordio'r gân 'Hawl i Fyw' yn stiwdio Sain

gwirfoddoli eu hamser, a dyddiadau penodol i recordio wedi eu trefnu. Roedd Becky a finna yn awyddus iawn i drefnu gwyliau pan fyddai'r cyfle yn codi, ac am fod Mam a Clive yn treulio'r Pasg y flwyddyn honno yn eu cartref yn Ffrainc, penderfynodd Becky a finna fanteisio ar y cyfle i ni a'r hogia dreulio wythnos yno efo nhw. Roedd fy llysfrawd, Steve, a'i deulu am deithio yno o'u cartref ym Mrwsel hefyd. Yn anffodus, roedd hynny'n golygu na allwn fod yn stiwdio Sain yn ystod bwrlwm y recordio. Ond mewn un ffordd ro'n i'n falch hefyd, gan 'mod i'n sicr y byddai wedi bod yn anodd i mi ymdopi ag emosiwn y diwrnod.

Aeth y drydedd driniaeth yn Christie's yn rhwydd iawn. Fy ffrind John Burns oedd wedi cael y dasg o fynd â fi yr wythnos honno, ac ro'n i mor falch nad oedd yn rhaid i mi aros yn Ellesmere Port. Daeth John acw i fy nôl i am saith y bore er mwyn cyrraedd Christie's erbyn hanner awr wedi naw – roedd o wedi cymryd diwrnod i ffwrdd o'i waith gan esbonio i'w

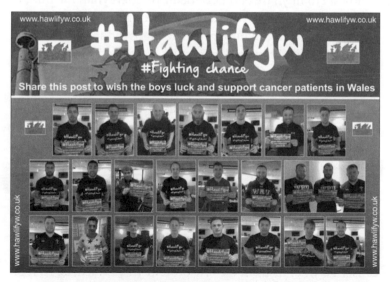

Poster o hogia tîm rygbi Cymru yn dangos eu cefnogaeth

gydweithwyr ei fod yn mynd â fi am driniaeth. Cafodd John a finna dipyn o hwyl y diwrnod hwnnw, yn chwerthin a hel atgofion am yr hen ddyddiau yn y clwb rygbi a rhoi'r byd yn ei le yn gyffredinol. Bu'n rhaid i mi ddweud wrtho am dawelu unwaith neu ddwy rhag bod ein chwerthin yn amharu ar rai o'r cleifion oedd, falle, ddim yn teimlo cystal â fi.

Erbyn hyn, roedd cwmni teledu ITV wedi trefnu i gynhyrchu dwy raglen ddogfen amdana i: *Y Byd ar Bedwar* i S4C yn y Gymraeg a *Wales This Week* yn Saesneg ar ITV. Roedd Siân Morgan Lloyd, y cyflwynydd teledu, yn awyddus iawn i 'nilyn i adra ym Mangor, yn Ellesmere Port ac yn Christie's. Bu adran gyfathrebu Ysbyty Christie yn gefnogol dros ben ac yn barod i hwyluso'r gwaith ffilmio gymaint â phosib. Roedd Dr Mullamitha hefyd yn hapus i gymryd rhan yn y rhaglen. Pan es i yno ar gyfer y bedwaredd driniaeth, roedd Siân Morgan Lloyd a dyn camera yn fy nilyn i. Treuliodd y swyddog cyfathrebu y diwrnod efo ni yn dweud beth oedd yn dderbyniol i'w ffilmio, ac roedd hi wedi ei syfrdanu bod rhaglen gyfan yn mynd i gael ei chynhyrchu yn y Gymraeg, gan ddangos diddordeb mawr yn yr iaith. Roedd ei hwyneb yn bictiwr y diwrnod hwnnw wrth i ni eistedd yn yr ystafell aros. Eisteddai teulu Tsieineaidd yr ochr arall i'r ystafell aros i ni, a dyma un ohonynt, gŵr gweddol ifanc, yn codi ac yn cerdded ataf fi a dweud yn Gymraeg wrth ysgwyd fy llaw, 'Irfon Williams ia? Hawl i Fyw? Dwi'n dilyn chdi ar Facebook!' Bu bron i ên y swyddog cyfathrebu druan daro'r llawr. Erbyn dallt, roedd y dyn wedi treulio'i blentyndod yn ardal Llanberis efo'i deulu, oedd yn rhedeg siop têc-awe Tsieineaidd yno, a chafodd ei addysg yn Ysgol Brynrefail, Llanrug, cyn symud yn ôl i Fanceinion.

Yr wythnos honno, roeddwn hanner ffordd drwy'r driniaeth Cetuximab. Mae 'na brawf gwaed sy'n dangos gweithgaredd y canser ac yn ei fesur drwy ryw brotein yn y gwaed, ac ro'n i'n aros am ganlyniadau'r prawf hwnnw. Roedd fy lefelau i wedi bod yn weddol sefydlog ers i mi gael yr ail cemo, o gwmpas 60 i 80. Cefais newyddion gwych wrth dderbyn y driniaeth yr wythnos honno: roedd y mesur wedi haneru a Dr Mullamitha yn credu'n gryf fod hynny'n arwydd da, a fy mod yn ymateb i'r cyffur. Wrth gwrs, roedd o'n dal i ddathlu'r ffaith fod y rash yn dal i fod arna i hefyd.

Yn dilyn y newyddion da hwnnw, i ffwrdd â ni i Ffrainc am wyliau haeddiannol iawn yn yr haul yn dilyn cyfnod prysur, blinedig a llawn straen. Tra oedden ni yno, cynhaliwyd y diwrnod mawr yn stiwdio Sain hefyd. Ro'n i mewn cysylltiad efo Aled a Liz, ac yn ôl y ddau ohonyn nhw, roedd pawb wedi cyffroi'n lân. Roedd Côr y Brythoniaid wedi cael gwahoddiad i ymuno yn y gân, a chan fod Dad yn aelod o'r côr roedd o wedi cael dipyn o sylw yn ystod y dydd, yn gwneud cyfweliadau i bapurau newydd a'r tcledu a ballu. Roedd rhaglen *Heno* wedi recordio gweithgareddau'r dydd ac yn eu darlledu yr wythnos honno fel rhaglen arbennig. Cefais sgwrs efo Dad, ac roedd hi'n amlwg ei fod wedi'i chael yn anodd ar adegau i ddal y dagrau'n ôl wrth ganu. Am ryw reswm, roedd o wedi meddwl dipyn go lew yn ystod y dydd am Arwyn, yn ogystal ag amdana i. Wna i ddim enwi pawb a fu'n rhan o'r diwrnod arbennig hwnnw ond mi fydda i'n ddiolchgar byth bythoedd i bawb a roddodd eu hamser i'r achos. Roedd Mari ac Elin wedi gweithio'n ddiflino ar y prosiect ac wedi cynhyrchu rhywbeth gwerth chweil. Pan welais y fideo am y tro cyntaf mi ges i dipyn o sioc a dweud y gwir, i feddwl bod yr holl unigolion wedi rhoi eu hamser i 'nghefnogi fi a'r ymgyrch fel ei gilydd. Roedd yn fraint gweld pobol fel Dafydd Iwan, Bryn Fôn, Rhys Meirion, Yws Gwynedd, Alys Williams, Meinir Gwilym ac wrth gwrs Elin Fflur, yn canu eu darnau, ac roedd hi'n bleser gweld deuawd fy ffrind Bedwyr Morgan â Sarah Louise. Ac wrth gwrs, ro'n i wedi dotio gweld bod Caryl Parry Jones yno, yn enwedig o gofio 'mod i yn ei ffansïo pan o'n i'n 'fengach!

Aeth yr ymgyrch o nerth i nerth ar ôl hynny. Gwerthwyd yr

holl gopïau o'r CD mewn dim, ac ro'n i'n derbyn negeseuon rheolaidd gan bobol nad o'n i'n eu nabod yn canmol yr ymgyrch, a chlipiau fideo o blant yn canu'r gân. Cafodd Becky a finna wahoddiad i fynd i Ysgol yr Hendre yng Nghaernarfon ar achlysur codi arian ychydig ar ôl hynny. Roedd y croeso yno'n arbennig, ac wrth i ni fynd o ddosbarth i ddosbarth roedd pob plentyn yn gwybod pwy o'n i, a bron pob un yn awyddus i ganu 'Hawl i Fyw'. Y broblem oedd, wrth gwrs, bod fy llygaid yn dyfrio bob tro ro'n i'n clywed y gân, ac maen nhw'n dal i wneud hynny hyd heddiw.

Roedd gweithgarwch mawr ar dudalen Facebook Hawl i Fyw gan fod pobol yn postio lluniau ohonyn nhw'u hunain efo posteri'r ymgyrch arni. Roedd enwogion yn eu mysg, a bu tipyn go lew o fwrlwm pan dderbyniwyd negeseuon a lluniau gan aelodau carfan bêl-droed Cymru, yn enwedig Gareth Bale. Roedd Gwyn Griffiths hefyd wedi gyrru llun ohono'i hun yn yr Himalayas efo baner Hawl i Fyw. Ond y gorau oedd y llun a ddaeth gan Allan Chambers, un o'r criw a nofiodd ar draws y Fenai y flwyddyn cynt. Roedd o wedi teithio i Begwn y Gogledd efo dau o gyn-chwaraewyr rygbi rhyngwladol Lloegr, Steve Borthwick a Lewis Moody, ac roeddan nhw wedi cario baner Hawl i Fyw yr holl ffordd efo nhw i'w phlannu yn y pegwn. Feddyliais i erioed y byswn i mor ddiolchgar i ddau o chwaraewyr rygbi Lloegr! Ond roedd hyn oll yn datgan neges gref

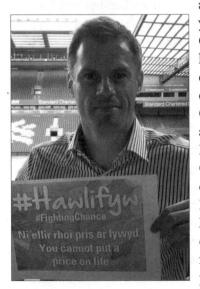

Jamie Carragher, cyn-chwaraewr i dîm pêl-droed Lerpwl, yn cefnogi'r achos

ynglŷn â nerth yr ymgyrch, ac roedd yn anodd iawn i unrhyw un ei hanwybyddu bellach.

Roedd y gwleidyddion, yn enwedig Leanne Wood a'r Ceidwadwr Andrew R. T. Davies, yn dal i roi pwysau ar Carwyn Jones i gyfarfod efo Becky a finna, ac yn y diwedd, doedd ganddo ddim dewis ond cytuno i wneud hynny. Mi gawson ni dipyn o fraw o dderbyn galwad gan ei staff i drefnu cyfarfod yn Swyddfa'r Llywodraeth yng Nghyffordd Llandudno ym mis Gorffennaf 2015. Yn y cyfamser, roedd y driniaeth yn Christie's yn mynd yn ei blaen bob pythefnos, a'm ffrindiau Robbie ac Al Prys, a Dad, wedi cadw cwmni i mi yn ystod y dyddiau hir a'r siwrne yn ôl adra i Fangor ar ôl hanner nos. Roedd y cyfnod rhwng y driniaeth a'r sganiau i fesur ei lwyddiant yn un pryderus, ac ar ben popeth roedd yn rhaid i ni benderfynu a oeddan ni am adael i'r criw teledu recordio Dr Mullamitha yn rhoi'r canlyniad i ni. Dwi'n cofio trafod y peth efo Becky ar y ffordd i Fanceinion y bore hwnnw – roedd yn rhaid i ni dderbyn beth oedd o'n blaenau ni, ond roedd y ddau ohonan ni'n obeithiol iawn mai mynd i dderbyn newyddion da oeddan ni. Roedd y teulu i gyd ar bigau'r drain drwy'r dydd, dwi'n siŵr, yn disgwyl am ein galwad. Chwarae teg i Dr Mullamitha, roedd o wedi trefnu efo swyddog cyfathrebu Christie's y byddai'n ein cyfarfod ni yn ei swyddfa y diwrnod hwnnw yn hytrach nag yn y clinig cleifion allanol, gan fod criw teledu efo ni. Roedd hi'n ddiwrnod braf, y rash yn cosi, ro'n i'n nerfus dros ben a Becky yn reit ddagreuol. O fewn dim, cyflwynodd Dr Mullamitha y canlyniadau – roedd o'n amlwg yn hapus dros ben wrth iddo esbonio bod y canlyniad yn llawer gwell na'r hyn yr oedd wedi ei ragweld. Roedd y tiwmors yn fy nghorff wedi lleihau 60%, a hynny'n golygu y byswn i'n sicr yn byw yn hirach. Rhybuddiodd ei fod wedi trafod fy achos yn fanwl efo tîm o lawfeddygon ym Manceinion, ac nad oedd eu hymateb nhw yn gadarnhaol – petawn i'n glaf iddyn nhw fysa 'run ohonyn nhw'n ystyried llawdriniaeth oherwydd bod cymaint o diwmors ar yr iau a'r rheini wedi lledu yn eang ar hyd yr iau. Ddaru hynny ddim fy mhoeni'n ormodol gan fod gen i ffydd yn Mr Malik, oedd yn llawfeddyg uchelgeisiol. Ro'n i'n hyderus fod posibilrwydd cryf iawn rŵan y byddai Mr Malik yn fodlon ystyried llawdriniaeth arall.

Roedd ffonio o gwmpas i rannu'r newyddion yn bleser. Penderfynais roi datganiad ar Facebook a chefais negeseuon yn eu cannoedd yn fy llongyfarch. Bu'r driniaeth yn siwrne anodd ac roedd Becky a finna'n emosiynol iawn diwrnod hwnnw, gan deimlo rhyddhad bod y cyffur wedi gweithio ar ôl i ni frwydro mor galed a bod mor benderfynol. A dweud y gwir, ro'n i wedi bod yn poeni be fysa pobol wedi'i feddwl os na fysa'r driniaeth wedi llwyddo ar ôl yr holl stŵr ro'n i wedi'i greu ynglŷn â chael Cetuximab, ond go iawn, dwi'm yn meddwl y bysa llawer wedi fy meio am ddilyn y trywydd hwnnw, beth bynnag fyddai'r canlyniad. Bellach, ro'n i'n llawer mwy hyderus a phendant y byswn i'n gallu trechu'r afiechyd 'ma a byw'r bywyd ro'n i wedi gobeithio amdano i mi, Becky a'r plant.

Er i mi drio, roedd cario ymlaen i weithio wedi profi'n amhosib. Roedd fy ffrindiau gwaith wedi bod yn gefn i mi drwy'r amser, yn gyrru negeseuon a holi amdana i. Roedd Yvonne, fy rheolwr, wedi bod yn wych ac yn fwy cefnogol nag y bysa unrhyw un yn ei ddisgwyl, i fod yn deg. Ond erbyn hynny roedd hi'n amlwg bod yn rhaid i mi drafod fy nyfodol yn y gwaith.

Wedi i mi a Becky sgwrsio'n onest, mi ddaethon ni i'r penderfyniad mai ymddeol oherwydd cyflwr fy iechyd oedd yr unig opsiwn call i mi, ac roedd Yvonne yn hapus i gefnogi'r dewis hwnnw. Roedd yn andros o gam i'w gymryd o ystyried mai dim ond 45 oed o'n i y mis Gorffennaf hwnnw, dyn ifanc oedd yn dal i fod yn angerddol ynglŷn â 'ngwaith a 'ngyrfa, ond a dweud y gwir roedd y penderfyniad yn un llawer haws na'r disgwyl. Roedd bod adra wedi rhoi cyfle i mi feddwl mwy am bethau pwysig bywyd, ac i mi, treulio amser efo fy nheulu oedd yn bwysig. Er 'mod i wedi mwynhau fy swydd, sylweddolais faint o straen oedd wedi bod arna i yn y blynyddoedd cyn i mi fynd yn sâl a doeddwn i ddim isio dychwelyd i hynny. Roedd angen i mi ganolbwyntio ar fy iechyd ac ar wella. Sortiodd Yvonne yr holl beth i mi, fy helpu efo'r gwaith papur a 'nghefnogi drwy'r broses i gyd gan fod yn feddylgar a chefnogol tu hwnt. Ro'n i'n mynd i ymddeol ym Medi 2015 a derbyn y pensiwn o'r Gwasanaeth Iechyd ro'n i wedi bod yn talu i mewn iddo, diolch byth, ers i mi fod yn ddeunaw oed. (Gyda llaw, bu'n rhaid i mi aros tan y flwyddyn wedyn i gael fy mharti ymddeol, a gynhaliwyd yn y Ganolfan Reolaeth ym Mhrifysgol Bangor. Roedd cydweithwyr o'r presennol a'r gorffennol wedi trefnu fflashmob i un o ganeuon Bruno Mars, 'Uptown Funk', ac mi ges i goblyn o sioc pan gododd Becky i ymuno yn y peth hefyd! Yn ddiarwybod i mi, roedd hi wedi bod yn ymarfer efo nhw ar gyfer y noson fel syrpréis.)

Yn fuan iawn cefais apwyntiad i weld Mr Malik yn Aintree. Roedd ei neges yn glir iawn: roedd yn barod i gynnig llawdriniaeth i mi, ac yn hyderus y gallai lwyddo i gael gwared o'r canser o'r iau. Esboniodd y byddai hyn yn creu cyfle i drin y coluddyn ar yr un pryd, ac roedd wedi trefnu i mi gyfarfod â'i gydweithiwr, Mr Skaiff, sef y llawfeddyg ymgynghorol oedd yn arbenigo mewn trin y coluddyn. Er i'r tîm ym Mangor ar ddechrau'r daith esbonio y byswn i angen colostomi parhaol, doedd Mr Skaiff ddim yn cytuno. Roedd o'n credu y byddai'n bosib trin y tiwmor drwy dorri tamaid o'r coluddyn i ffwrdd efo'r tiwmors a chlymu'r ddau ben yn ôl at ei gilydd. Esboniodd y ddau y byddai'r driniaeth yn un fawr – yr iau fysa'n cael sylw gynta, wedyn y coluddyn, ac roedd yn debygol y byswn i angen treulio cyfnod yn yr uned gofal dwys am gyfnod yn dilyn y llawdriniaeth. Oherwydd yr holl cemotherapi ro'n i wedi'i dderbyn roedd yn rhaid disgwyl am gyfnod cyn rhoi'r driniaeth i mi, er mwyn gadael i'r corff setlo i lawr ac i wneud yn siŵr y byswn i'n gallu mendio'n iawn. Roedd hyn yn amlwg yn creu pryder i mi, ond roedd Mr Malik yn ffyddiog na fysa'r tiwmors yn tyfu'n ôl yn sydyn ac yn atal y driniaeth. Cytunodd Dr Mullamitha i fy nhrin i efo dau gwrs arall o Cetuximab heb y cemo er mwyn cadw pethau'n sefydlog. Yn y cyfamser roedd llawer o waith paratoi ar gyfer y llawdriniaeth – yn gyntaf, roedd yn rhaid cael y profion ffitrwydd ar y beic unwaith yn rhagor. Do'n i ddim yn disgwyl gwneud hanner cystal y tro yma o ystyried yr holl cemo, ond roedd Dr Carmen, yr ymgynghorydd anaesthetig, yn hapus dros ben efo'r canlyniad gan honni fy mod i'n dal i fod yn ffit iawn efo ysgyfaint cryf. Ro'n i reit falch ohona i fy hun a dweud y gwir! Mi ges i lwyth o brofion gwaed ac yn y blaen, ac roedd popeth i'w weld yn iawn, felly trefnwyd i mi weld Mr Skaiff i gael colonosgopi arall. Do'n i ddim yn edrych ymlaen at hynny, yn amlwg, ond roedd yn rhaid i mi ei gael, esboniodd – gan i'r driniaeth i leihau'r tiwmor ar y coluddyn fod mor llwyddiannus, doedd hi ddim yn hawdd ei weld ar y sganiau CT ac MRI ro'n i wedi'u cael.

Cyn y colonosgopi roedd yn rhaid i mi gael enema, profiad annifyr ond angenrheidiol arall i glirio'r coluddyn fel y gallai'r meddyg ei weld yn glir. Ta waeth, gwnaed y prawf, a rhoddodd Mr Skaiff farciau fel tatŵs yn y coluddyn i farcio pa ran yn union roedd angen iddo ei dorri allan ohono.

Roedd Becky yn disgwyl amdana i yn y car, ac ar ôl diod o ddŵr cefais fy rhyddhau o'r uned ac ffwrdd â fi at Becky. Cyrhaeddais giât y maes parcio, gwelais Becky yn y car .... ac yn sydyn mi ges i deimlad ofnadwy o angen cael fy ngweithio – ar frys! Troais ar fy sodlau a cherdded mor gyflym ag y gallwn i i'r toiled agosaf. Roedd hwnnw'n dipyn o enema.

Trefnodd Mr Malik sgan ar gyfer y mis Awst i fesur unrhyw dyfiant yn yr iau, a chefais ddyddiad i fynychu Ysbyty Aintree i gael y llawdriniaeth ar 1 Medi 2015.

Mae gan gerddoriaeth bŵer anhygoel – boed i godi ysbryd, lleddfu calon drom, cynhyrfu torf neu dawelu cynulleidfa. Mae cerddoriaeth yn beth personol iawn ac weithiau, mae'r briodas gywir o gerddoriaeth, geiriau a lleisiau yn gallu symud rhywun y tu hwnt i allu unrhyw beth arall.

Mi ges i'r fraint o gyd-weithio am gyfnod byr iawn hefo Irfon pan oeddwn i'n gweithio fel therapydd cerdd i Gyngor Sir Ynys Môn sawl blwyddyn yn ôl bellach. Wna i byth anghofio'r tro cyntaf i mi ei gyfarfod o mewn diwrnod hyfforddiant iechyd meddwl; meddyliais, 'Wow! Pwy 'di hwn?' Mi allwn i fod wedi gwrando arno fo drwy'r dydd – yn berson doeth, deallus, carismatig (a waeth i mi gyfaddef, golygus hefyd!).

Sioc enbyd oedd clywed am salwch Irfon a phan oedd ymgyrch Hawl i Fyw ar ddechrau mi ges i fy nghynnwys, ymysg llu o bobl eraill, mewn grŵp Facebook oedd yn trafod cyngerdd yn enw'r ymgyrch. Dwi'n cofio'n glir teimlo nad oedd cyngerdd yn ddigon rywsut – roedd angen lledaenu'r neges dros Gymru gyfan a thu hwnt gan ddal sylw'r cyfryngau ym mhob ffordd bosib. O nunlle mi ddaeth y gân 'Perfect Day' ac yna 'Dwylo dros y Môr' i fy meddwl i, a dyma feddwl am gân Dafydd Iwan, wrth gwrs – oni fyddai hyn yn bosib i ymgyrch Irfon? Oni fyddai rhywbeth fel hyn yn llawer mwy pwerus ac yn cyrraedd llawer mwy o bobl nag un cyngerdd? Wedi trafod gydag Irfon a Becky, eiliadau gymerodd hi i bawb gytuno – ie, amdani!

Wel, lle oedd dechrau ar y ffasiwn beth? Yn ffodus iawn, roedd Elin Fflur hefyd yn rhan o'r tîm a dyma'r ddwy ohonom yn mynd ati i drefnu. Y stop cyntaf, yn ddi-os, oedd Dafydd Iwan a chwmni Sain, ac mewn cyfarfod yn Llandwrog bu i Irfon a'i ffrindiau agosaf gyfarfod â ni a'r ddau Ddafydd o Sain i drafod y posibiliadau – wedi'r cyfan, ymgyrch wleidyddol ei natur oedd hon ac roedd yn rhaid gwneud yn siŵr fod pawb yn llawn ddeall y cyd-destun. Roedd Irfon mor ddiymhongar ag arfer ac yn pwysleisio mai rhywbeth llawer ehangach ydoedd, i bobl Cymru gyfan, ac roedd ymroddiad Dafydd Iwan a Sain i'r cyfan oll yn gwbl ddiamod. Ymlaen â'r gân felly...

Roedd gan Elin a minnau restr hir o gantorion delfrydol – a fydden nhw'n dod i ganu? Yn hollol wirfoddol? Does dim geiriau i ddisgrifio'r ymateb ysgubol fu i'r gwahoddiad, a chyn pen dim roedd stiwdio Sain yn fwrlwm o gantorion enwocaf ein cenedl yn canu anthem yr ymgyrch Hawl i Fyw gyda Dafydd ei hun yn canu llinell! Wrth arwain y canu a syllu mewn rhyfeddod ar y bobol o fy mlaen i ro'n i'n credu 'mod i mewn breuddwyd.

Ac ie, braf fyddai meddwl mai breuddwyd oedd y cyfan oll ac nad oes angen cwffio dros achos Irfon a phawb arall sydd yn yr un cwch ag o. Y realiti oedd bod Irfon yn yr ysbyty tra oedden ni'n recordio, ac er i ni deimlo cyffro, cyd-chwerthin a chyd-ganu, nid oedd hynny'n bell o feddwl yr un ohonom, yn enwedig felly ei dad oedd yn canu gyda Chôr y Brythoniaid ar y diwrnod.

Do, mi wireddwyd y freuddwyd a bu sylw'r cyfryngau ar y gân a'r ymgyrch, wrth gwrs, am ddyddiau wedyn gyda'r cryno-ddisg yn gwerthu allan yn y siopau ac yn cyrraedd brig siartiau itunes am wythnosau. Mae hi hyd heddiw yn ffefryn ac wedi cyrraedd y pedwerydd safle yn siart deugain uchaf Radio Cymru. Gwych, yndê?

Diolch diffuant i Elin am ei gwaith caled ac i bawb fu'n rhan o'r cyfan oll, ond mae'r diolch mwyaf yn mynd i Irfon am fod yn ysbrydoliaeth mor anhygoel i ni i gyd!

Mari Pritchard

Roeddwn wedi dilyn hynt Irfon a Becky, a'u cyfarfod i drafod eu sefyllfa ingol. Gwelwn yma enghraifft o greulondeb eithaf y loteri cod post. Roedd triniaeth a allai fod o fudd i Irfon. Ond am resymau nad oedd ddim oll i'w wneud ag ef, doedd y driniaeth honno ddim ar gael. Eto, roedd ar gael i eraill dim ond 60 milltir i ffwrdd i'r dwyrain.

Roedd Irfon a Becky yn llwyddo'n rhagorol yn darlunio ac esbonio'r anghyfiawnder. Yr hyn oedd yn brin oedd ymateb swyddogol priodol, o fudd nid yn unig i Irfon ond i bawb oedd wedi eu dal yn y fath fagl.

Y cam amlwg i mi oedd codi'r achos efo Prif Weinidog Prydain Fawr. Daeth cyfle, a minnau wedi cael gwarant o gwestiwn yn ei sesiwn holi ac ateb wythnosol. Bydd y sesiwn hon yn aml yn llawn twrw a herio, ffalsio a dicter. Ond o bryd i'w gilydd bydd Aelod Seneddol yn codi achos go iawn, a'r Prif Weinidog weithiau yn rhoi ateb call. Dyna'r hyn y gobeithiwn ei gyflawni.

Roedd ateb David Cameron yn gydymdeimladol. Ond ag Etholiad Cyffredinol yn yr arfaeth heriodd record iechyd Llywodraeth Lafur Cymru. Ymatebodd Caerdydd trwy ddifrïo Cronfa Gyffuriau Canser Lloegr, brolio trefn Cymru, gan orffen efo 'We have no plans to introduce a cancer drugs fund in Wales.' Ond yn ddiweddarach dewisodd Llywodraeth Cymru adolygu'r drefn gan wahodd Irfon i gyfrannu.

Gobeithio y bu fy nghyfraniad o gymorth i'w perswadio i wneud hynny. Ond p'run bynnag, yr hyn sy'n rhyfeddu ac yn calonogi rhywun cymaint ydy llwyddiant eithriadol Irfon a Becky – yn troi trychineb bersonol yn ysbrydoliaeth i gynifer.

Hywel Williams AS

Pennod 8

Aintree

Ar 23 Gorffennaf 2015, cawsom y fraint o'r diwedd o gyfarfod Carwyn Jones, Prif Weinidog Cymru, yn swyddfa'r Llywodraeth yng Nghyffordd Llandudno. Roedd Becky a finna'n falch iawn iddo gytuno, o'r diwedd, i gael trafodaeth agored efo ni. Esboniodd ar y dechrau nad oedd am wneud unrhyw sylwadau nac addo dim yn ystod y cyfarfod, ac mai ei brif fwriad oedd gwrando ar ein stori, a holi am ein barn a'r hyn roeddan ni yn ei argymell o safbwynt newidiadau i'r polisi mynediad at gyffuriau a thriniaethau anghyffredin neu newydd yng Nghymru – gan ganolbwyntio, wrth gwrs, ar Cetuximab, a oedd erbyn hyn wedi gweithio yn fy achos i. Dim ond fo, Becky a finna oedd yn yr ystafell, ac mi wrandawodd yn astud arnon ni am dros awr, gan holi ynglŷn â'r broses roeddan ni wedi bod drwyddi. Er tegwch iddo, ro'n i'n teimlo ei fod wedi'n cymryd ni o ddifrif, ac yn parchu'r ffordd roeddan ni wedi mynd o gwmpas pethau o safbwynt Hawl i Fyw. Mi ddywedon ni wrtho am farn yr arbenigwyr yn Lloegr ynglŷn ag effeithiolrwydd Cetuximab i rai cleifion efo canser y coluddyn, a sut nad oedd y drefn yng Nghymru yn caniatáu cynnal profion genetig i gryfhau tystiolaeth achosion unigol ar gyfer IPFR. Bu i ni roi ein sylwadau yn bendant iawn ynglŷn â'r broses IPFR, yr annhegwch roeddan ni wedi'i deimlo fel teulu, y ffaith fod anghysondeb i'w weld ledled Cymru, a'n bod yn teimlo'n ddiwerth drwy'r holl broses. Ar ddiwedd y cyfarfod, addawodd Mr Jones y byddai'n adrodd yn ôl i'w dîm ar y dystiolaeth roeddan ni wedi'i chyflwyno iddo ac ymateb i ni o fewn deufis efo adborth o ryw fath. Roedd Becky a finna yn teimlo i'r cyfarfod fod yn un llwyddiannus, a'n bod wedi cyflwyno'n sylwadau'n glir. Roeddem yn ffyddiog y byddai trafodaeth ynglŷn â'r mater, o leiaf.

Roedd y wasg wedi dysgu bod y cyfarfod wedi cael ei gynnal, ac unwaith eto cefais wahoddiad i siarad yn fyw ar Newyddion 9 ar y teledu yn ogystal ag ar Radio Cymru y bore trannoeth. Daeth newyddiadurwyr y papurau newydd acw i 'nghyfweld i, a phawb yn dangos diddordeb yng nghynnwys y cyfarfod a'n barn ni amdano. Doeddwn i ddim am fanylu gormod am yr hyn a drafodwyd, ond roedd yn bwysig ein bod yn dweud bod Carwyn Jones wedi rhoi o'i amser i wrando arnon ni, a'n bod ni'n ffyddiog o gael canlyniad pendant i'r cyfarfod.

Ym mis Awst, aeth Becky, fi, Beca, Siôn a Ianto i Sbaen ar ein gwyliau. Roedd hi'n boeth iawn yno, a bu'n rhaid i mi fod yn ofalus gan fod rash y Cetuximab yn dal arna i. Bu i mi godi cywilydd mawr ar Beca druan drwy wisgo hetiau nad oedd yn cŵl, yn ei barn hi! Braf oedd treulio amser yn ymlacio, nofio yn

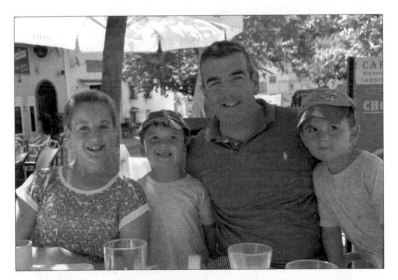

Beca, Ianto, fi a Siôn yn Sbaen

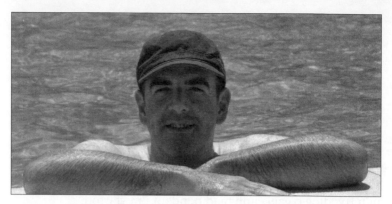

Ymlacio ar fy ngwyliau yn Sbaen ar ôl triniaeth

y pwll, bwyta allan ac yn y blaen, pethau syml oedd mor bwysig ar ôl cyfnod mor brysur. Ro'n i hefyd angen hoe er mwyn paratoi at yr hyn oedd o 'mlaen i ym mis Medi. Wrth edrych yn ôl ar y gwyliau, ro'n i'n dal yn ddyn cryf, yn medru taflu'r plant o gwmpas yn y pwll, nofio ac yn y blaen, a wnes i ddim sylweddoli ar y pryd na fyddwn i mewn cyflwr corfforol cystal byth eto, ar ôl y llawdriniaeth oedd o 'mlaen.

I gymhlethu pethau ymhellach, roeddan ni'n bwriadu symud tŷ ar ôl y gwyliau – peth braidd yn hurt o edrych yn ôl. Roedd bywyd ym Maes Berea ym Mangor wedi bod yn hapus ond roedd y tŷ braidd yn fach, a doedd dim llawer o ardd i'r plant chwarae. Bu i ni weld tŷ a disgyn mewn cariad efo fo i fyny ym Mryn Adda ym Mhenrhosgarnedd, a llwyddo i'w brynu. Dyddiad trosglwyddo'r goriad oedd 3 Medi, pan fyddwn i yn yr ysbyty. Dwi wedi cael fy nghyhuddo o fod yn ddiog ambell dro yn y gorffennol ond roedd mynd i mewn i gael tynnu tamaid o'r coluddyn a'r iau er mwyn osgoi cario bocsys trwm yn rhywbeth y bu pawb yn fy herian amdano!

Allai dim byd fod wedi fy mharatoi yn hollol at y llawdriniaeth. Am ryw reswm, wnes i ddim teimlo llawer o ofn na phryder y tro yma. Roedd y llawdriniaeth ar yr iau y flwyddyn cynt wedi mynd mor dda a didrafferth, ro'n i'n meddwl na allai hon fod lawer yn waeth, a 'mod i'n ddigon cryf i ddod drwyddi a gwella unwaith eto. Dyma fy ngobaith o drechu'r canser unwaith ac am byth. Ro'n i wedi bod trwy gymaint – yn driniaethau, poen a straen – er mwyn cael y cyfle yma. Arhosodd Becky a fi mewn gwesty yn Lerpwl y noson cyn y llawdriniaeth ac ro'n i wedi ymlacio'n braf ac yn barod amdani. Doedd ffarwelio efo'r plant ddim wedi bod yn rhy anodd gan 'mod i mor hyderus y byddai popeth yn mynd yn dda.

Ar fore'r cyntaf o Fedi 2015, ro'n i yn ystafell aros y theatr yn Ysbyty Aintree erbyn 7.30 y bore, ac wedi ffarwelio â Becky, oedd am fynd i Lerpwl i siopa efo ffrind. Ac i ffwrdd â fi i gael fy mharatoi at y llawdriniaeth. Y person cyntaf i mi gwrdd â hi oedd nyrs colostomi arbenigol o'r enw Leanne. Roedd hynny braidd yn annisgwyl a bod yn onest, ac wrth iddi esbonio ei bod yno i drafod y posibilrwydd y byddwn yn cael colostomi, roedd yn amlwg fod hynny'n bosibilrwydd, er i Mr Skaiff esbonio fod posibilrwydd hefyd i mi beidio gorfod cael un. Derbyniais beth roedd gan Leanne i'w ddweud wrth iddi ddarlunio cylch efo beiro i'r chwith o fy motwm bol i ddangos lle fyddai'r colostomi petai'n rhaid cael un. Dyna oedd ar fy meddwl am yr hanner awr cyn i mi fynd i mewn i'r theatr – ac yn anffodus, o gofio'r profiad ro'n wedi'i gael fis ynghynt, roedd yn rhaid i mi gael enema arall. Hen betha afiach.

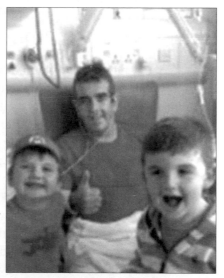

Ro'n i wrth fy modd pan fyddai'r hogia'n dod i ymweld â fi

Cerddais o'r ystafell aros yn fy nghoban ddel, het bapur a sanau at fy nghluniau rhag i mi ddatblygu clotiau gwaed, drwodd i'r theatr i orwedd ar y gwely. Braf oedd clywed llais cyfarwydd Mr Malik a'i acen Albanaidd, a siaradodd efo fi am ychydig i wneud i mi ymlacio. Cyflwynodd fi i'r tîm ac o fewn dim, efo chydig o feddyginiaeth a masg ar fy wyneb, ro'n i allan ohoni o dan yr anaesthetig.

Roedd hi'n naw y nos arna i'n dod o'r theatr. Profiad od ydi deffro ar ôl llawdriniaeth, yn teimlo'n ddryslyd, a thrio gwneud synnwyr o bob dim, gan gynnwys pobol yn gweiddi fy enw i drio fy neffro. Braf oedd gweld Becky a ddeudodd wrtha i, yn dilyn sgwrs efo Mr Malik, fod y driniaeth wedi bod yn llwyddiannus, a'r tiwmors i gyd wedi cael eu tynnu allan. Y peth nesa dwi'n ei gofio ydi cael fy nghodi i mewn i wely, a chriw o bobol, meddygon a nyrsys, am wn i, o 'nghwmpas mewn bwrlwm yn gwneud pob mathau o bethau a finna'n llithro rhwng cwsg ac effro. Yr unig beth dwi'n cofio'i ofyn drosodd a throsodd oedd 'Have I got a colostomy?' a bu'n rhaid iddyn nhw gadarnhau hynny sawl gwaith er mwyn i mi allu gwneud synnwyr o'r geiriau.

Mae fy nghof am y dyddiau canlynol chydig yn aneglur, ond ro'n i wedi deall 'mod i yn yr uned gofal dwys, a dwi'n cofio un nyrs arbennig o'r enw Harry, oedd yn hŷn na'r lleill ac yn gofalu amdana i'n drylwyr iawn. Dwi'n cofio sibrwd wrtho, am ryw reswm, ei fod yn nyrs arbennig o dda, gan ddiolch iddo am y pethau bychain roedd o'n eu gwneud i 'nghadw'n gyfforddus.

O fewn 24 awr, gallwn ddechrau gwneud synnwyr o bethau. Dwi'n cofio, wrth gwrs, fod Becky yno wrth fy ochr a bod Mam a Clive hefyd wedi treulio dipyn o amser yn yr uned efo fi. Roedd pwmp morffin ar gael i mi, ac roedd yn bwysig 'mod i'n pwyso'r botwm arno yn rheolaidd pan fyddwn i'n teimlo poen, er mwyn fy nghadw fy hun yn gyfforddus.

Ar yr ail noson, dirywiodd pethau. Ro'n i'n chwydu beil gwyrdd tywyll, a bu un nyrs yn trio'i orau i roi tiwb nasogastrig yn fy nhrwyn ac i lawr i fy stumog i drio stopio'r chwydu. Erbyn deall, roedd curiad fy nghalon yn beryglus o uchel, a'r meddygon yn poeni am fy mhwysedd gwaed. Dwi'n cofio cael fy rhuthro i lawr coridor hir efo Harry, ychydig o borthorion a meddyg am sgan, i weld be yn union oedd y broblem. Dwi'n cofio gofyn i Harry, '*Am I going to have a cardiac arrest*?' Ei ymateb oedd '*Not if I can help it!*' Erbyn i mi gyrraedd yr ystafell sganio, roedd hi'n amlwg fod pryder mawr ynglŷn â fy nghyflwr gan fod meddygon di-ri wedi cael eu galw yno ataf. Oherwydd fy nghefndir yn y byd meddygol, ro'n i mewn sefyllfa well na'r rhelyw i wybod nad oedd petha'n edrych yn dda. Roedd gen i fasg ar fy wyneb, roedd pinnau yn cael eu rhoi yn fy mreichiau a meddyginiaethau o bob math yn cael eu pwmpio i mewn i mi. Erbyn dallt, haint oedd y broblem, a bu iddyn nhw reoli'r sefyllfa yn y diwedd efo cymysgedd o feddyginiaethau arbenigol cyn mynd â fi yn ôl i'r uned gofal dwys. Dwi'n cofio clywed un o'r nyrsys yn sôn am ffonio Becky, oedd wedi dychwelyd i Fangor erbyn hynny. Roedd hi wedi mynd adra er mwyn mynd â'r hogia i'r ysgol ar ddiwrnod cynta'r tymor, ac mi oeddan ni i fod i symud tŷ y diwrnod hwnnw hefyd, wrth gwrs! Pan gafodd yr alwad, rhuthrodd Becky yn syth yn ôl i Lerpwl gan adael ei mam ac aelodau eraill y teulu i fudo drostan ni.

Diolch byth, setlodd pethau ar ôl y profiad annifyr hwnnw, a bu'n rhaid i mi ddod i delerau efo'r hyn oedd wedi digwydd i 'nghorff. Roedd tiwb yn mynd i mewn i 'ngwddw i gario meddyginiaeth a hylifau arbenigol yn ogystal â gwrthfiotig. Roedd gen i gathetr wrin a chraith go fawr ar fy mol (yn amlwg), a cholostomi, er nad oeddwn wedi cael fy ngweithio o gwbl am ddau neu dri diwrnod. Esboniodd y nyrsys wrtha i fod fy ngholuddyn wedi mynd i rywbeth sy'n cael ei alw yn *paralytic ileus,* sef bod y coluddyn yn diogi ac yn gwrthod gweithio, oedd yn golygu nad oedd dim yn mynd o'r stumog i'r coluddyn o gwbl. Roedd hyn yn esbonio pam fod y tiwb yn fy nhrwyn yn casglu'r beil o'r stumog. Ond doedd y tiwb yn fy nhrwyn yn ddim o'i gymharu â'r tiwb oedd yn fy mhen ôl. Roedd hwn yn brifo, yn annifyr ac yn niwsans a dweud y lleiaf. Yn ôl Mr Skaiff, byddai'n rhaid i mi arfer efo fo am y tro gan y byddai yno am wythnos arall, o leiaf.

Dwi'n cofio un noson ddychrynllyd ar yr uned gofal dwys. Ro'n i wedi setlo'n braf a di-boen am y noson, wedi cael fy molchi gan Harry ac yn edrych ymlaen at noson o gwsg. Daeth dynes wael iawn, mewn cyflwr argyfyngus, i'r gwely nesaf ata i, yn amlwg mewn poen difrifol. Roedd yn amhosib peidio clywed yr hyn oedd yn mynd ymlaen – roedd hi wedi bod mewn damwain moto-beic ac wedi torri dros 30 o esgyrn, os dwi'n cofio'n iawn. Roedd hi'n sgrechian mewn poen a doedd hi ddim yn edrych yn debyg 'mod i'n mynd i gael llawer o seibiant.

Roedd cwsg yn beth anodd iawn i'w gael ar yr uned beth bynnag. Prin ro'n i'n medru dweud y gwahaniaeth rhwng dydd a nos ar adegau a dechreuais fachu chydig funudau o gwsg pan allwn i. Ro'n i'n ei gweld hi'n anodd peidio canolbwyntio ar y cloc ar y wal gyferbyn â fy ngwely, y tic-toc yn ymddangos fel petai'n mynd yn uwch ac yn arafach yn ystod y nos. Dyma'r tro cyntaf i mi boeni am fy nghyflwr seicolegol – roedd y diffyg cwsg yn cael effaith negyddol arna i, ac ro'n i'n teimlo'n rhwystredig, ychydig yn ofnus ac yn isel fy ysbryd. Dwi'n cofio meddwl 'mod i'n gweld siapiau wynebau yn y llenni, a siarad efo fi fy hun er mwyn trio gwneud synnwyr o bopeth. Cyfuniad o flinder llwyr a sgil-effaith y morffin oedd hyn, ac ar ôl trafod efo'r meddygon am y sefyllfa mi ges i gyffur i fy helpu i gysgu'r nos, oedd yn andros o ryddhad.

Fel yr aeth yr wythnos yn ei blaen, ro'n i'n amlwg yn cryfhau. Roedd Becky yn dod i 'ngweld yn rheolaidd, yn ogystal â Mam a Clive, a daeth Dylan a Glenna, rhieni Becky, i ymweld â fi hefyd. Ro'n i'n gwella chydig bob diwrnod, yn gallu molchi fy hun ac yn cael codi i eistedd am ychydig – y peth gwaethaf i mi ar y pryd oedd na chawn i yfed na bwyta oherwydd sefyllfa fy ngholuddyn. Roedd syched aruthrol arna i, ac ro'n i'n teimlo mor hapus pan awgrymodd un o'r nyrsys y cawn i sugno lolipop rhew. Dwi'n cofio gwirioni hefyd pan ges i gerdded am y tro cyntaf ar 6 Medi, a dyna pryd y dechreuodd y staff drafod fy symud o'r uned gofal dwys. Ar ôl wythnos gyfan yn yr uned, mi ges i fy symud i Ward 4 drannoeth.

Roedd Ward 4 yn gyfarwydd i mi, wrth gwrs, gan fy mod wedi treulio ychydig ddyddiau yno y flwyddyn cynt pan ges i'r llawdriniaeth gyntaf ar yr iau. Ac er nad oedd yn fy nghofio i ddechrau, Mark, yr un a fu mor glên efo fi bryd hynny, oedd y nyrs a'm croesawodd i yn ôl i Ward 4. Roedd ei hiwmor yn donig, a threuliodd lawer o amser efo fi yn esbonio popeth ac yn fy sicrhau y byddai'n gwneud ei orau i 'nghadw i'n gyfforddus.

Ar Ward 4 does dim gobaith o gael diogi, ac roedd y ffisiotherapyddion yno ben bore, yn barod i gerdded efo fi i fyny ac i lawr y coridor. Ro'n i'n gwneud hyn sawl gwaith bob dydd ac yn falch o gael gwneud hynny – heblaw bod y tiwbiau oedd yn dal i fod yn sownd yndda i yn dipyn o niwsans. Cefais wared â'r cathetr ymhen sbel, a phan dynnodd Mr Skaiff y draen allan o fy mhen ôl ro'n i ar ben fy nigon. Roedd cael tynnu'r tiwb o 'nhrwyn yn deimlad bendigedig hefyd, ac yn arwydd 'mod i'n gwella'n ara deg. Dechreuodd y meddygon drafod fy ngyrru adra gan eu bod nhw'n hapus iawn efo'r ffordd ro'n i'n dod ataf fy hun. Wrth gwrs, roedd Mr Malik yn

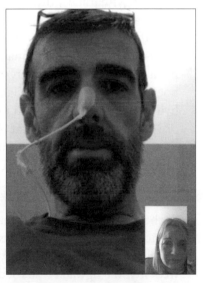

Sesiwn Facetime efo Becky o Aintree pan o'n i'n teimlo'n isel iawn

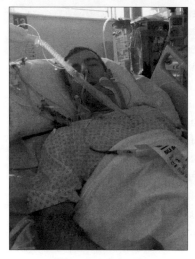
Ro'n i'n bur wael

dal i ddod i 'ngweld i'n rheolaidd ond ro'n i hefyd wedi cymryd at ddau o'i dîm, sef Mr Ed Alabraba a Mr Declan Dunn. Roedd y ddau yn awyddus i 'ngweld i'n gwella, ac yn andros o bobol neis.

Un bore, ar ôl bod yn Ward 4 am wythnos, mi ddeffrais yn teimlo'n reit sâl. Daeth Mark ata i a chymryd fy nhymheredd, oedd yn uchel iawn ac yn arwydd bod rhywbeth o'i le. Bu'n rhaid i mi gael sgan frys y diwrnod hwnnw, ac roedd hi'n ddiwedd y pnawn erbyn i mi gyrraedd uned o'r enw Interventional Radiology. Roedd sgan yn gynharach y diwrnod hwnnw wedi dangos casgliad yn yr iau a oedd yn amlwg wedi mynd yn ddrwg. Gorweddais ar wely dros beiriant sganio tra oedd dyn clên o'r enw Dr Kumar yn fy nhrin. Rhoddodd binnau yn fy ochr i ladd y boen cyn rhoi pìn a thiwb i mewn rhwng fy asennau a drwodd i'r iau. Roedd y boen yn anhygoel ond teimlais ryddhad mawr wrth i dros litr o hylif melynwyrdd lifo allan i ddraen ar waelod y tiwb. Cefais orwedd ar y troli i ddod ataf fy hun.

O fewn eiliadau, dechreuais deimlo'n wael ofnadwy, yn methu anadlu'n iawn. Daeth Dr Kumar ac un o'r nyrsys draw – unwaith eto roedd curiad fy nghalon yn beryglus o uchel. O fewn munudau, rhedodd mwy o feddygon i mewn i'r uned a dechrau fy nhrin drwy roi masg ar fy wyneb a phinnau yn fy mreichiau. Erbyn deall, y *crash team* oedd y rhain, yn barod i ddechrau ar y gwaith o f'adfywio petai rhaid. Roedd yr haint wedi mynd i 'ngwaed i, ac roedden nhw'n ofni 'mod i'n dioddef o sepsis. Er bod y meddygon yn awyddus i mi fynd yn ôl i'r uned gofal dwys, doedd dim gwely ar gael i mi yno, felly ar ôl i mi setlo ryw hanner awr yn ddiweddarach, yn ôl i Ward 4 â fi, ond i ystafell ar fy mhen fy hun y tro yma, a bu nyrs arbenigol efo fi am weddill y noson. Erbyn hynny, ro'n i wedi sylweddoli 'mod i wedi bod ar fin marw.

Daeth llwyth o fy ffrindiau i Aintree i 'ngweld i ar ôl hynny, ac roedd hi'n braf gweld wynebau cyfarwydd – a rhai anghyfarwydd hefyd! Gan i mi fod yn llygad y cyhoedd, roedd pobol yn Lerpwl wedi clywed amdana i a'r ymgyrch ac wedi penderfynu dod i 'ngweld i. Cefais ymweliad gan nyrs oedd yn gweithio yn Aintree, Ann Gilpin, un o Gricieth yn wreiddiol. Roedd ei mam wedi bod yn dilyn fy stori yn y wasg ar Facebook ac yn awyddus i Ann ddod i edrych amdana i. Daeth nyrs arall a oedd yn gweithio yn Lerpwl i 'ngweld i hefyd, merch o'r enw Julie, ac ro'n i'n nabod ei theulu, o ochrau Caernarfon. Roedd Robyn Williams o Gaergybi, ffrind teuluol a chyfreithiwr y teulu, wedi sôn wrtha i bod ei frawd John yn byw yn Lerpwl, a'i fod yn barod i helpu mewn unrhyw ffordd. Daeth John draw ata i yn rheolaidd ac erbyn hyn 'dan ni'n ffrindiau. Braf oedd ymweliadau gan John Scows, oedd bob tro'n dod â thamaid o fara brith cartref neu rwbath tebyg i mi. Meddyg Ymgynghorol oedd John, ac yn gweithio yn ardal Runcorn cyn iddo ymddeol. Roedd o'n nabod llawer o'r meddygon yn Aintree, ac yn amlwg yn ddyn poblogaidd. John ydi cadeirydd Cymdeithas Gymraeg Lerpwl, a byddai'n dod â chopi o'r *Angor*, papur bro'r ddinas, i mi ambell dro. Byd bychan iawn ydi o, ac erbyn dallt roedd John yn nabod un o fy hen ffrindiau ysgol, Gareth Endaf. Roedd Gareth a'i ddau frawd, Arwel a Geraint, wedi hyfforddi fel meddygon yn Lerpwl ac yn nabod John yn iawn drwy'r gymdeithas a'r capel Cymraeg.

Gan mai Aintree ydi'r ysbyty arbenigol ar gyfer triniaethau ar yr iau i ogledd Cymru doedd hi ddim yn beth anghyffredin cwrdd â chleifion eraill o Gymru. Ar un adeg roedd dyn o Dreffynnon yn y gwely gyferbyn â fi, a gadawodd ei deulu gopi o'r *Daily Post* iddo ar ôl un ymweliad. Dwi'n cofio iddo edrych arna i'n syn ar ôl agor y papur – a chyhoeddi fod fy hanes i ynddo, a'r datganiad 'mod i wedi cael fy enwebu am wobr. Roedd Prifysgol Bangor, ar y cyd â'r papur, yn bwriadu gwobrwyo 'Arweinydd y Flwyddyn' yng ngogledd Cymru. Roedd amryw o gategorïau, a finna wedi f'enwebu yn y categori gwirfoddol oherwydd fy ngwaith elusennol a'r ymgyrchu. Roedd enwau adnabyddus iawn wedi eu henwebu, o'r byd chwaraeon, gwleidyddiaeth, busnesau a gwasanaethau'r cyhoedd. Roedd o leia hanner cant o enwau, ac un wobr. Er na wyddwn i hynny ar y pryd, ro'n i wedi derbyn gwahoddiad i fynychu seremoni ym Mhrifysgol Bangor yn y mis Hydref, ond wnes i ddim meddwl mwy am y peth. Fy mhrif ffocws, wrth gwrs, oedd gwella.

Dechreuais ddod i nabod y nyrsys yn dda iawn, ac ro'n i'n teimlo'n saff iawn yn eu gofal. Byddai Mark yn treulio o leia hanner awr o'i amser prin yn sgwrsio efo fi bob dydd, ac roedd nyrs brofiadol arall o'r enw Tina yn wych am esbonio yn union beth oedd yn mynd ymlaen yn fy nghorff, sut oedd y driniaeth yn gweithio ac yn y blaen.

Yn anffodus, roedd y cyffuriau gwrthfiotig cryf ro'n i eu hangen i drin yr haint gwreiddiol yn y coluddyn yn fy ngwneud i'n sâl iawn, ac ro'n i'n chwydu'n aml. Un pnawn, dechreuais chwydu i'r sinc wrth ymyl fy ngwely, a theimlais boen mawr yn fy mol. Edrychais i lawr a gweld bod fy nghrys T yn waed i gyd. Galwais am y nyrsys drwy dynnu'r cortyn argyfwng a brysiodd Mark a Tina ata i. Roedd y graith ar fy mol wedi byrstio, rhywbeth oedd yn cael ei alw'n *de-hissed wound*. Ar ôl iddyn nhw dynnu fy nghrys ro'n i'n gallu gweld tu mewn fy mol fy hun, y cyhyrau a'r coluddyn. Ro'n i mewn dipyn o stad fel y medrwch chi ddychmygu. Esboniodd Tina, tra oedd hi'n edrych ar fy ôl i, mai un rheswm am hyn oedd bod cemotherapi yn amharu ar allu'r corff i wella a chreithio. O fewn dim roedd Ed a Mr Malik ar y ward, a threfnwyd i mi fynd yn ôl i'r theatr ar frys i gael fy mhwytho yn ôl i fyny. Bu'n rhaid i mi dderbyn dau fag o waed ar ôl dychwelyd i'r ward gan 'mod i wedi gwaedu cymaint.

Cafodd y digwyddiad effaith sylweddol arna i – ro'n i ofn y bysa rwbath arall tebyg yn digwydd i mi eto.

Y bore trannoeth roedd popeth i'w weld yn iawn, a Mr Malik yn ffyddiog na fysa'r graith yn agor eto. Y broblem oedd, wrth gwrs, fod y graith newydd yn agos iawn i'r colostomi ac y byddai'n rhaid bod yn ofalus iawn wrth newid y bagiau colostomi. Bu i Leanne, y nyrs colostomi arbenigol, fy helpu i arfer â thrin y colostomi mewn dim. Doedd na ddim patrwm o gwbl i gael fy ngweithio, ac roedd yn rhaid i mi ddod i ddallt pryd i newid y bagiau ac yn y blaen.

Do'n i'n malio dim am orfod cael y colostomi gan mai *loop colostomy*, sef un dros dro, oedd o – byddai modd ei wrth-droi a gwnïo'r coluddyn yn ôl at ei gilydd. Un o anfanteision y math yma o golostomi oedd ei bod yn bosib i fiwcws basio allan o fy mhen ôl, ac am sbel doeddwn i ddim yn gallu teimlo bod hyn yn digwydd. Profiad annifyr oedd gorfod galw ar y nyrsys i fy helpu a newid fy ngwely.

Ro'n i'n ôl ar fy nhraed o fewn dim ac yn cerdded i fyny ac i lawr y ward i drio gwella er mwyn cael mynd adra cyn gynted â phosib. Ar ôl y driniaeth roedd fy nhraed a 'nghoesau wedi chwyddo'n fawr, yn llawn hylif, a'r ffordd orau i gael gwared o hwnnw oedd cerdded a symud cymaint â phosib. Wrth gwrs, roedd hynny'n boenus braidd ar adegau a chan 'mod i'n tueddu i gerdded yn fy nghwman byddai Tina yn dod y tu ôl i mi, rhoi slap ar fy mhen ôl a thynnu fy 'sgwydda'n ôl gan ddweud yn ei hacen Lerpwl, *'straighten up, lad!'*. Amddiffyn fy mol yn reddfol o'n i, wrth gwrs, gan 'mod i'n poeni y byddai'r graith yn agor unwaith eto. Roedd y draen o'r iau yn dal i fod gen i gan fod beil yn dal i ollwng ohono yn dilyn y llawdriniaeth, a'r draen o'r coluddyn hefyd, ac mi wyddwn na fyddai'r rheini'n dod allan tan ar ôl i mi gyrraedd adra. Gan fod fy nghraith yn rhannol agored er mwyn rhyddhau hylif ohoni, roedd gen i dwll yng nghanol fy mol oedd tua maint 50 ceiniog, a'r bwriad oedd y byddai hi'n creithio o'r tu mewn am allan.

Dechreuais bryderu am fy iechyd meddwl. Ar adegau ro'n i'n teimlo'n unig yn yr ystafell ar ben fy hun, a gofynnais am gael fy symud at gleifion eraill er mwyn cael chydig o gwmni, a gwneud yn fawr o hiwmor y Sgowsars! Gan nad oeddwn i'n cysgu chwaith, ac wedi syrffedu'n llwyr ar fwyd yr ysbyty, ro'n i'n ysu am gael mynd adra at Becky a'r plant. Un cysur oedd bod Cwpan Rygbi'r Byd wedi dechrau, ac yn fy niddori'n ddyddiol. Roedd negeseuon gan ffrindiau a theulu yn help mawr hefyd, a'r galwadau ffôn rheolaidd gan Alan Owen a Gary yn tynnu fy meddwl oddi ar fy nghyflwr. Ar adegau ro'n i angen cic yn fy nhin hefyd, a gallwn ddibynnu ar Robin McBryde i wneud hynny. Un diwrnod ma' raid 'mod i (yn groes i fy natur arferol) wedi ymateb mewn ffordd chydig yn negyddol i neges destun ganddo, ac mi ges i ateb yn ôl: 'Callia, paid â cwyno rŵan, *dig your heels in* a gwella i ti gael dŵad adra wir Dduw'. Dyna'n union be o'n i angen ar adegau, a dim ond ffrindiau agos fedar ddweud pethau fel'na efo hyder.

Ar 22 Medi 2015, ar ôl bron i bedair wythnos yn ysbyty Aintree, cefais fynd adra. Y diwrnod cynt datganodd Mr Malik fod lefel CEA fy ngwaed (mesur o weithgaredd canser) i lawr i bedwar – newyddion gwych a oedd yn golygu nad oedd arwydd o ganser yn fy nghorff. Roedd ffarwelio â'r nyrsys y diwrnod hwnnw'n brofiad emosiynol, gan fy mod yn llwyr ymwybodol o'r hyn roeddan nhw wedi'i wneud drosta i yn ystod yr wythnosau blaenorol. Mam a Clive ddaeth i fy nôl i, a chefais siwrne weddol gyfforddus. Roedd dychwelyd i Fryn Adda yn brofiad reit od – hwn oedd y tro cynta i mi weld ein cartref newydd efo'r dodrefn a'n pethau ni i gyd yn eu lle. Yn syth bìn ro'n i'n teimlo'n gartrefol – a dagreuol – ac roedd gweld Becky yn disgwyl amdana i yn deimlad bendigedig. Roedd Dylan wedi prynu gwely arbennig i mi, chwarae teg iddo fo, un tebyg i rai'r ysbyty ond llawer mwy cyfforddus. (Tydi gwlâu ysbyty ddim wedi cael eu gwneud i bobol dros chwe troedfedd, yn fy mhrofiad i!) Mi driais i gysgu yn y gwely efo Becky y noson honno, ond a dweud y gwir roedd hynny'n gamgymeriad gan 'mod i'n troi a throsi, yn codi i fynd i'r lle chwech yn rheolaidd ac yn codi i newid y bag colostomi. Roedd gorwedd yn fflat yn boenus ac yn gwneud i mi deimlo fel petai'r graith yn tynnu, ac roedd gorwedd ar fy ochr dde yn amhosib oherwydd bod y ddau ddraen yn dal gen i. Cadwais Becky yn effro am y rhan fwyaf o'r noson honno, a phenderfynwyd y byddai'n well i mi gysgu yn y gwely sbâr tan i mi setlo a sefydlu patrwm cysgu call.

Y bore trannoeth ro'n i yn fy ngwely, a phleser pur oedd clywed yr hogia'n rhedeg i fyny'r grisiau, wedi cynhyrfu'n llwyr ac yn hapus iawn bod Dad adra. Daeth Becky i'r llofft ar eu holau yn cario panad o dc, y orau i mi ei blasu erioed, dwi'n siŵr, allan o gwpan nad oedd yn blastig! 24 Medi oedd y dyddiad, diwrnod seremoni wobrwyo Arweinydd y Flwyddyn Gogledd Cymru 2015 ym Mhrifysgol Bangor. Yn amlwg, ro'n i'n rhy wael i fynd, ac aeth Mam a Clive yno i 'nghynrychioli. Roedd Becky a finna'n eistedd yn yr ystafell fyw pan ddaeth neges Trydar gan Gareth Wyn Jones, y ffarmwr adnabyddus, yn fy llongyfarch ar ennill y brif wobr! Yn fuan iawn daeth Mam a Clive yn ôl, yn falch i gyd, a chadarnhau 'mod i wedi ennill dwy wobr. Roedd Mam druan wedi cynhyrfu braidd gan ei bod wedi gorfod rhoi araith fer amdana i wrth dderbyn y tlws.

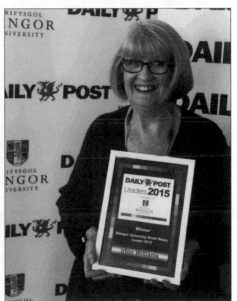

Mam yn derbyn y wobr ar fy rhan

Ro'n wedi cael fy nisgrifio yn arwr ac yn ysbrydoliaeth i lawer oherwydd fy ngwaith elusennol a'r ymgyrchu, tra o'n i'n mynd drwy driniaeth canser fy hun. Do'n i wir ddim yn teimlo yn llawer o arwr yn eistedd ar y soffa, yn wan ac yn denau, ond ro'n i'n gwerthfawrogi'r wobr ac yn ei derbyn nid yn unig yn bersonol ond ar ran Becky a'r holl bobol oedd wedi fy nghefnogi, yn enwedig pwyllgor Hawl i Fyw.

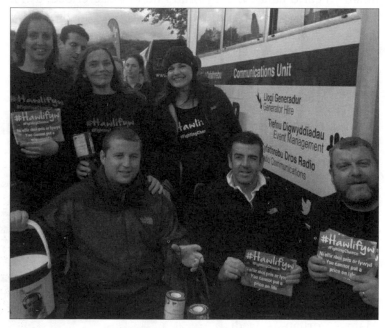

Pwyllgor Hawl i Fyw

I first met Irfon at my Hepatobiliary Clinic on 22 May 2014. Irfon was referred to me following chemotherapy for rectal cancer. At that time he was about to start radiotherapy.

At the point when I first met Irfon he had been through a lot in a short period of time. He explained that due to the restraints of treatment in Wales he had moved out of the family home and relocated to Manchester to receive necessary treatment for his rectal disease. Over the three years I have known Irfon he has been an advocate for service change in Wales. He has pursued this with vigour, even during the low times of his illness and in return he has helped a great number of Welsh patients along the way. From the first meeting I found Irfon to be a very inspirational man and I knew he would do anything in order to beat his disease.

Irfon is a great family man with five wonderful children and his wife Becky has been his most ardent strength throughout his illness. They have both remained strong and positive through the years and nothing has been too much trouble for them. Irfon also continued to highlight the need for change in treatment and has produced newspaper articles and made a number of television appearances.

Unfortunately in 2017 Irfon developed disease progression with the added burden of lung metastases and he took this news with grace and dignity. I then referred him on to my colleagues for further treatment. Presently Irfon has advanced disease but through his determination and positivity he remains remarkably well with a good quality of life.

I can only say that Irfon has been inspirational. His strength and compassion for other patients through the roller-coaster of his illness has made him unique and I know that this resilience and positivity will be something that we will all remember.

Mr Malik

Pennod 9

'Remission'

Rocdd addasu i'r tŷ ncwydd yn hawdd gan ei fod o'n teimlo fel cartref. Roedd llawer mwy o le i'r hogia, a Becky yn hapus iawn efo'r gegin gan ei bod wrth ei bodd yn coginio. Roedd hi'n trio'n galed iawn i baratoi prydau iach i mi, ond ro'n i'n dal i gael trafferth bwyta. Datblygodd hyn yn fwy o broblem fel yr aeth amser yn ei flaen, a finna'n gorfod canolbwyntio ar fwyta tameidiau bach yn aml. Roedd prydau cyfan bron yn amhosib, ac ro'n i'n ei chael yn anodd dod i unrhyw fath o drefn. Gan fod edrych ar fy ôl i, heb sôn am Siôn a Ianto, yn waith llawn amser, roedd Becky wedi cymryd cyfnod i ffwrdd o'i gwaith, ac yn trio'i gorau i wneud yn siŵr 'mod i'n cael bwyd maethlon.

Gan fy mod i mor wan, roedd yn rhaid i ni fod yn ofalus rhag i mi gael gormod o ymwelwyr yn yr wythnosau cyntaf ar ôl dod adra. Do'n i ddim wedi sylweddoli a dweud y gwir pa mor wirioneddol wael o'n i. Bu Manon Ogwen acw efo clustog arbennig i mi eistedd arni – oherwydd 'mod wedi colli cymaint o gnawd oddi ar fy mhen ôl roedd eistedd i lawr yn boenus. Ro'n i'n treulio'r rhan fwyaf o f'amser yn yr ystafell fyw yn gwylio'r teledu, darllen chydig a gwrando ar gerddoriaeth. Yn anffodus, darganfyddais *box sets* ar y teledu a dechrau gwylio *Game of Thrones*, ac o fewn dim ro'n i'n gwylio rhaglen ar ôl rhaglen ac yn eu mwynhau yn fawr iawn.

Pan fyddai'r hogia'n dod adra o'r ysgol ro'n i wrth fy modd yn eu gweld nhw, ond wrth edrych yn ôl dwi'n sylweddoli 'mod i'n reit ddifynadd, yn blino'n sydyn wrth drio chwarae efo nhw ac yn aml yn diflannu i fyny'r grisiau i orwedd ar fy ngwely. Dwi'n cofio teimlo'n euog pan dynnodd Becky fy sylw i at y peth. Roedd y ddau fach yn dallt bod Dad yn sâl ac angen seibiant i wella, ond wrth gwrs roeddan nhw hefyd wedi bod yn hiraethu amdana i, ac yn awyddus iawn i gael fy sylw. Ro'n i'n trio gwneud iawn am y sefyllfa drwy ddarllen straeon amser gwely a chanu cân fach iddyn nhw cyn mynd i gysgu, fel oedd yn draddodiad acw.

Ro'n i'n dal i gysgu yn yr ystafell sbâr gan 'mod i'n codi sawl gwaith yn ystod y nos. Yn aml mi fysa'r graith ar fy mol yn gollwng gwaed a hylif gan greu llanast – yn yr wythnosau cynnar roedd gen i ddau dwll ynddi, un bychan ac un mwy tua maint darn deg ceiniog, ac yn cael ymweliad dyddiol, fel arfer yn y bore, gan y nyrsys cymunedol i'w llnau. Ro'n i wedi cael fy nghyflwyno i un neu ddwy ohonynt ar ôl y llawdriniaeth gyntaf yn Awst 2014, ond ro'n i'n mynd i ddod i nabod y tîm yn dda iawn rŵan gan y byddai'n cymryd amser maith i'r creithiau wella. Prif rôl y nyrsys oedd trin y graith ond roeddan nhw hefyd yn gwneud yn siŵr nad o'n i'n datblygu unrhyw friw ar y croen gan 'mod i'n eistedd ac yn gorwedd cymaint. Tua pythefnos ar ôl cyrraedd adra mi ges i apwyntiad yn Aintree efo

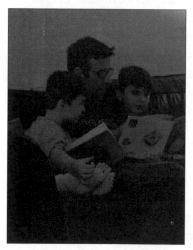

Mr Malik a Claire i dynnu'r draen oedd yn mynd i'r coluddyn, oedd yn dipyn o ryddhad gan ei fod yn boenus. Daeth y draen o'r iau allan hefyd gan fod Mr Malik yn ffyddiog fod yr iau wedi gwella a chreithio. Gwnaeth hyn fy mywyd – a gwaith y nyrsys cymunedol – yn llawer haws.

Un o'r nyrsys cymunedol cyntaf i mi ymwneud â fo oedd Bryn. Ro'n i'n cofio Bryn yn gweithio yn Ysbyty Gwynedd flynyddoedd ynghynt – roedd o wedi bod yn fentor arna i pan ges i fy lleoli ar uned ddydd yr henoed.

Stori cyn amser gwely

Roedd o'n nyrs profiadol dros ben, yn Gofi balch ac yn dipyn o gês. Hefyd yn rhan o'r tîm cymunedol roedd Leah a Gill, ac o dan eu gofal nhw roedd y creithiau'n gwella'n dda. Oedd, roedd hi'n broses araf iawn ond erbyn y mis Tachwedd roedd y ddau dwll wedi creithio. Roedd gen i andros o graith fawr i lawr fy mol ac roedd fel petai fy motwm bol i weld yn teithio o'i safle gwreiddiol yn bellach i'r dde (roedd o'n edrych yn rcit ddoniol a dweud y gwir). Wrth i mi ddechrau cerdded o gwmpas dipyn mwy a bwyta'n well aeth y chwyddo yn fy nghoesau i lawr, ac yn sydyn dechreuais fagu pwysau. Dechreuais deimlo'n fwy normal, oedd yn galonogol. Roedd wedi bod yn gyfnod anodd i mi ond yn fwy felly i Becky, oedd wedi bod yn poeni am fy iechyd yn gorfforol a meddyliol, a fyswn i ddim wedi medru gofyn am ofal gwell gan neb.

Er hyn i gyd, ro'n i'n dal i wylio llawer gormod o deledu, ac erbyn hyn wedi symud ymlaen i *box set Prison Break*. Ro'n i'n dal yn reit ddiamynedd efo'r hogia – ac efo Becky hefyd, am wn i. Dwi'n cofio Mam hefyd yn dweud 'mod i'n flin ac yn fyr efo hi. Gwnaeth hyn i mi deimlo'n euog, a sylweddolais y byddai'n rhaid i mi weithio'n galed i newid y ffordd ro'n i'n cyfathrebu efo pawb.

Sylweddolodd Becky 'mod i'n osgoi ymweliadau gan ffrindiau a theulu, oedd yn beth hollol anarferol i mi. Roedd Lois yn galw heibio'n weddol aml ac yn awyddus i wybod sut oedd pethau, ac roedd o hyd yn braf ei gweld hi a Beca. Fyddai Owen, oedd yn 16 ar y pryd, ddim yn dod yn aml o gwbl, gan drio osgoi fy ngweld i'n wael gan ei fod yn ei chael hi'n anodd

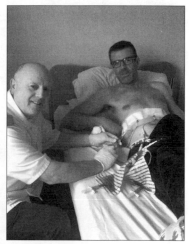

Bryn yn fflyshio'r draen o'r iau

ymdopi efo'r sefyllfa. Er bod Lois a Beca wedi ymweld â fi yn yr ysbyty doedd Owen ddim wedi gallu. Mi fysa fo'n trafod unrhyw beth efo fi ar y ffôn – pêl-droed gan amlaf – ond wnâi o byth sgwrsio am fy iechyd. Cysylltodd Becky efo rhai o'n ffrindiau ni, ac yn eu tro mi ddechreuon nhw ddod acw eto i 'ngweld i. Roedd Alan, Gary ac Al Prys yn dod yn rheolaidd beth bynnag, ond roedd yr hen hogia rygbi yn ffyddlon iawn hefyd. Roedd Hugh Chinc a Jon Kebab mewn cysylltiad ac yn galw heibio o dro i dro, yn ogystal â Robbie a Richie, John Burns ac Ian Roberts. Ro'n i'n mwynhau cael eu cwmni nhw i gyd, a sylweddolais fy mod wedi methu'r cysylltiad cymdeithasol hwn.

Cyn hir ro'n i wedi cryfhau digon i fynd allan am dro a ballu, a braf oedd cael mynd i nôl Siôn a Ianto o'r ysgol. Ro'n i wedi bod yn osgoi gwneud hynny am sbel gan 'mod i'n cael llond bol o ailadrodd yr un atebion o hyd wrth i bawb ofyn sut o'n i, be oedd y sefyllfa rŵan ac yn y blaen. Bod yn ffeind oedd pawb, yn

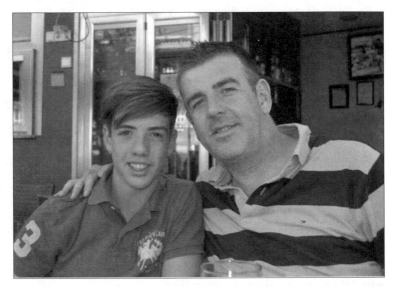

Owen a fi

amlwg, a finna'n ddiamynedd. Ar ôl dod i arfer fy ngweld i ar yr iard stopiodd pobol holi cymaint, ac roedd yn rhyddhad cael sgwrsio am bethau bob dydd efo'r rhieni, y neiniau a'r teidiau eraill oedd yno'n casglu eu plant.

Roedd Hawl i Fyw yn dal i fod mor gryf ag erioed, a'r pwyllgor wedi darganfod tipyn am y broses IPFR. Roedd pobol ledled Cymru yn rhannu eu straeon ac yn gofyn am gyngor ynglŷn â materion mynediad i driniaeth, ac amryw yn amlwg yn ei chael hi'n anodd dallt y system a'r broses ymgeisio. Doedd rhai ddim hyd yn oed yn gwybod am y peth, er bod ganddynt ymgynghorwyr canser oedd yn edrych ar eu holau.

Roedd gweithgareddau #tîmirfon i weld yn arafu, ac roedd hynny'n naturiol o ystyried faint o arian oedd wedi cael ei gasglu – dros gan mil erbyn hyn – ond roedd llawer o weithgareddau yn dal i fod ar y gweill i godi arian.

Roedd Alan Owen a Stephen Edwards wedi trefnu i wneud Her 6 Mewn 6 y mis Hydref hwnnw, sef rhedeg Marathon Eryri chwe gwaith mewn chwe diwrnod, gan ymuno efo'r ras swyddogol ar y diwrnod olaf. Roedd rhaglen Heno ar S4C yn dilyn eu stori'n ddyddiol, ac ro'n i angen bod yn Llanberis ar y bore cyntaf, sef 19 Hydref, i gefnogi'r hogia. Roedd y criw teledu yno a llawer o bobol y pentref wedi dod allan i'w hannog. Cefais groeso mawr yng nghaffi Llygad yr Haul ar stryd fawr Llanbêr, oedd yn cefnogi Al a Stephen yr wythnos honno. Ond daeth y croeso cynhesaf gan ddisgyblion Ysgol yr Hendre, Caernarfon, criw bendigedig o blant oedd wedi dod yno ar fws efo'u hathrawes Eleri Ogwen, chwaer ein ffrind Manon.

Yn ystod yr wythnos daeth Robin McBryde i fyny o'r de i gefnogi, ac yn ei gwmni o, ei fam Diana a'i chwaer Naomi, gyrrais o gwmpas i chwilio am y ddau ddewr oedd yn cael eu cefnogi gan y ffyddlon Gwyn Griffiths. Cafodd Al andros o fraw pan welodd Robin, yn amlwg wedi gwirioni ei fod wedi dod i gefnogi, ond chawson nhw ddim llawer o amser i sgwrsio gan fod yn rhaid cario mlaen i redeg. Ar y dydd Sadwrn, diwrnod y

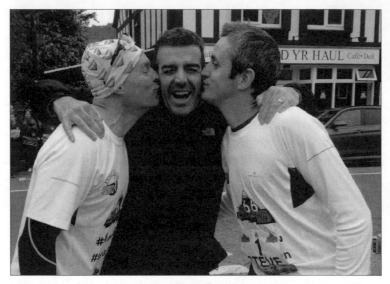

Diwedd yr Her 6 mewn 6

ras swyddogol a diwrnod ola'r her, roedd pwyllgor Hawl i Fyw i gyd yno yn eu cefnogi. Sefais wrth y llinell derfyn i aros amdanyn nhw yng nghwmni teuluoedd y ddau, a phan welais Alan a Stephen yn rhedeg i lawr Stryd Fawr Llanberis yn cario baner #Hawlifyw roedd hi'n amhosib cwffio'r dagrau. Erbyn i Alan groesi'r llinell ro'n i'n beichio crio. Heb unrhyw os, roedd yr her a'r holl waith caled wedi codi llwyth o ymwybyddiaeth i'r ymgyrch. Roedd y ddau hefyd wedi codi swm helaeth o arian i #tîmirfon, ac mi fydda i'n ddiolchgar iawn am byth i'r ddau ohonyn nhw am yr hyn maen nhw wedi'i gyflawni.

Ar ddiwedd Marathon Eryri y diwrnod hwnnw, dechreuais deimlo'n wael. Roedd Becky wedi amau bod rwbath o'i le, ac wrth yrru adra dechreuais grynu a theimlo'n boeth iawn. Erbyn cyrraedd adra roedd hi'n amlwg fod fy nhymheredd yn uchel – arwydd o haint. Aethom yn syth i uned Meddygon Menai, gwasanaeth allan-o-oriau y meddygon teulu, yn Ysbyty Gwynedd, a gwelais wyneb cyfarwydd caredig Janice Mercer yno. Cefais fy asesu a'm symud i Ward Gogarth, ac ar ôl holi cyngor tîm Mr Malik yn Aintree, rhoddodd y meddygon yno gyffur gwrthfiotig i mi. Ychydig ddyddiau'n ddiweddarach cefais fynd adra efo cwrs o dabledi gwrthfiotig, ond o fewn yr wythnos ro'n i'n sâl unwaith eto. Yn ôl i Ysbyty Gwynedd â fi, ond tro yma, eto ar gyngor tîm Mr Malik, trefnwyd i ambiwlans fy nghasglu ac i ffwrdd â fi i Aintree. Roedd hi'n brysur dros ben yno a threuliais y rhan fwyaf o'r noson honno ar droli yn yr uned ddamweiniau gan nad oedd gwely ar gael tan fore trannoeth, pan ges i fy symud i uned asesu. Daeth Becky yno ata i y diwrnod wedyn. Cefais ddechrau ar gwrs o gyffuriau gwrthfiotig yn syth i'r wythïen a rhoddwyd catheter wrin i mewn. Erbyn y pnawn roedd gwely wedi dod yn rhydd ar Ward 4, a chefais y teimlad saff hwnnw ro'n i'n ei gael bob tro y byddwn yno.

Trefnwyd sgan ar frys, a bu iddynt ddarganfod abses yn yr iau oedd wedi mynd yn ddrwg. Roedd yn rhaid ymateb yn sydyn ac o fewn dim ro'n i'n ôl yn yr adran Interventional Radiology, yn barod i gael draen unwaith eto yn yr iau. Dr Davies oedd enw'r meddyg y tro yma, ond cefais yr un nyrs ag o'r blaen, sef Claire, a esboniodd bopeth i mi'n fanwl. Cymerodd yr holl driniaeth ryw awr a hanner i gyd, a doedd dim rhaid i mi gael anaesthetig llawn. Roedd yr holl beth yn boenus dros ben, a phan esboniodd Dr Davies ei fod am roi'r nodydd i mewn drwy'r iau i gael mynediad i'r abses ro'n i'n teimlo poen difrifol. Er hynny, braf oedd teimlo'r drwg yn llifo allan o'r draen, fel petai'r pwysedd yn llacio. Roedd yr hylif yn llenwi bag y draen a'i liw yn edrych yn reit afiach. Doedd dim rhyfedd fy mod wedi teimlo mor sâl. Bu'n rhaid i mi aros ar Ward 4 am wythnos arall i dderbyn y gwrthfiotig arbenigol, ac oherwydd bod cyflwr fy ngwythiennau mor ddrwg bu'n rhaid i mi gael llinell PICC arall yn fy mraich. Roedd y nyrsys yn gorfod rhedeg dŵr drwy'r draen yn ddyddiol i wneud yn siŵr nad oedd yn blocio – teimlad annifyr braidd, a byddai'r nyrsys cymunedol yn parhau i wneud yr un peth pan fyddwn i adra.

Roedd apwyntiad gen i efo Dr Mullimitha yn Christie's ar yr un diwrnod ag y cefais adael Aintree. Daeth Becky i fy nôl i o Lerpwl ac i ffwrdd â ni yn syth i Fanceinion. Ro'n i'n wan ar ôl y driniaeth ddiweddar ond yn awyddus i drafod y camau nesaf efo Dr Mullamitha. Doedd o ddim yn awyddus i roi mwy o gemotherapi i mi, esboniodd, gan fod fy nghorff wedi bod drwy ddigon yn barod, a bod angen iddo wella a chryfhau. Rhybuddiodd y byddai'n cymryd misoedd nes y byddwn i'n teimlo'n ddigon da, ond ar ddiwedd y cyfarfod dywedodd Dr Mullamitha ei fod yn hapus dros ben efo popeth, a chyhoeddodd yn swyddogol fy mod 'in remission'. Doedd dim arwydd o unrhyw ganser yn fy nghorff. Ro'n i'n crio wrth adael yr ystafell – roedd yn rhaid i Becky fy ngwthio mewn cadair olwyn gan 'mod i mor wan – ond roedd y dagrau'n gymysgedd o lawenydd a rhyddhad. Ro'n i hefyd yn teimlo euogrwydd 'mod i wedi cael cyfle nad oedd ar gael i bobol eraill, ac ar yr un pryd yn falch 'mod i wedi medru cyflawni yr hyn ro'n i wedi bod yn brwydro amdano.

Allwn i ddim dygymod chwaith â'r ffaith fy mod i'n teimlo mor wan a gwael. Doeddwn i ddim wedi teimlo mor sâl ers dechrau'r daith a dweud y gwir, ac roedd hi'n amlwg fod y llawdriniaeth ddiweddaraf wedi fy llorio.

Ar ôl i mi gyrraedd adra roedd Dr Jones, fy meddyg teulu, yn galw acw yn rheolaidd i gadw llygad arna i, ac roedd yntau'n trio 'nghael i i ddallt y bysa hi'n chwe mis o leia nes y byswn i wedi gwella'n llawn. Doedd dim byd yn ormod iddo, ac roedd hynny'n gwneud i mi deimlo'n hyderus o allu gofyn am unrhyw gyngor neu wybodaeth. Yn aml iawn mewn sefyllfa fel f'un i mae anghenion y claf yn cael blaenoriaeth, ond roedd Dr Jones yn cadw golwg fanwl ar Becky hefyd, ac yn awyddus i'w chefnogi. Mi wn i fod hynny wedi bod yn andros o help iddi.

Ar ôl rhoi'r draen i mi, roedd Mr Malik wedi fy rhoi ar gwrs parhaol o gyffuriau gwrthfiotig er mwyn trio atal mwy o haint yn yr iau. Roedd o'n awyddus i mi osgoi gorfod treulio gormod o amser mewn ysbyty, ac yn awyddus i ni ddelio efo'r sefyllfa ein hunain pan fyddwn i'n datblygu tymheredd uchel. Roedd hyn yn digwydd yn weddol aml a dweud y gwir – mi fyswn i'n dechrau crynu, teimlo'n wael a mynd yn boeth. Daeth Becky i adnabod y symptomau cynnar, a bryd hynny ro'n i'n mynd i'r ystafell sbâr, dadwisgo a gorwedd ar y gwely yn fy nhrôns. Roedd hynny'n brofiad erchyll, oherwydd mae tymheredd yn gwneud i rywun deimlo'n oer ofnadwy. Byddai Becky yn agor y ffenestri ac ar adegau yn troi'r ffan ymlaen, rhoi parasetamol i mi a chadach gwlyb ar fy mhen. Dyna lle fyswn i wedyn, yn rhynnu nes y bysa'r tymheredd yn gostwng. Gan amlaf roedd hyn yn gwneud y tric, a buan iawn y byswn yn dod ataf fy hun.

Wrth i'r Nadolig nesáu ro'n i'n cymdeithasu mwy, ac yn cael gwahoddiadau yn rheolaidd i siarad yn gyhoeddus â chymdeithasau a sefydliadau. Dwi'n cofio gorfod magu cryfder sawl gwaith cyn mynd i siarad yn gyhoeddus a gwthio fy hun i gario mlaen, gan 'mod i'n dal i deimlo'n wan ac yn wael ar adegau. Mi fysa Becky yn fy ngyrru i 'ngwely yn y pnawn i orffwys pan o'n i'n mynd allan gyda'r nos. Er y blinder ro'n i'n cael pleser mawr o siarad am fy stori a'r siwrne. Cefais adborth gwych gan Glwb Rotari Cacrgybi a llwyth o hwyl efo Sefydliad y Merched ym Mhorthaethwy. Roedd pobol yn garedig iawn ac o hyd yn awyddus i gyfrannu tuag at #tîmirfon i ddiolch i mi, gan nad o'n i'n codi ffi am fynd i siarad.

Ar ôl sgwrsio efo Becky am y peth, sylweddolais 'mod i'n awyddus i wneud rhyw fath o waith. Doedd gen i ddim awydd gweithio i'r Bwrdd Iechyd felly penderfynais sefydlu cwmni bach fy hun, er mwyn cael rwbath i'w wneud yn hytrach nag i ennill arian. Dyna ddechreuad Hanner Llawn Cyf, a'r bwriad oedd cynnig hyfforddiant iechyd meddwl i gwmnïau, sefydliadau a gwasanaethau'r cyhoedd. Buan iawn yr aeth y si ar led, ac yn ara deg daeth ychydig o waith i fewn – digon i 'nghadw i'n brysur am ryw ddiwrnod yr wythnos, ac roedd hynny'n ddigon i mi. Roedd y rhan fwyaf o'r gwaith mewn ysgolion lleol, yn canolbwyntio ar hyfforddiant i staff, ond yn anffodus ro'n i'n gorfod gohirio nifer o weithdai pan fyddwn i'n cael haint. Dwi'n cofio teimlo'n wael iawn yn ystod un cyflwyniad ond mi ges i nerth o rywle i orffen cyn mynd adra yn crynu.

Do'n i ddim wedi cyhoeddi llawer ar wefannau cymdeithasol, ac roedd pobol yn dechrau gofyn sut o'n i a be oedd sefyllfa fy iechyd. Am ryw reswm ro'n i'n gyndyn o gyhoeddi 'mod i'n rhydd o ganser a chael rhyw ddathliad mawr, ond penderfynais ei bod yn bwysig i mi gyhoeddi rwbath fis Tachwedd 2015 gan fod diddordeb amlwg yn fy achos. Ro'n i'n gobeithio y byddai fy stori a f'agwedd i yn help i eraill, ac wrth ystyried y negeseuon a'r dymuniadau da ro'n i'n eu derbyn llwyddais i wneud hyn.

Serch hynny, do'n i ddim wastad yn gyfforddus efo'r disgrifiadau oedd yn cael eu defnyddio i 'nisgrifio i. Roedd y gair 'arwr' yn cael ei ddefnyddio yn weddol aml, a do'n i wir ddim yn teimlo fel arwr. Yn ei araith yn dilyn gwobr Arweinydd y Flwyddyn roedd Is-Ganghellor Prifysgol Bangor wedi fy nisgrifio fel 'arwr amharod', oedd yn ddisgrifiad gwell, gan fod gen i deimlad o gyfrifoldeb i wella pethau yng Nghymru er lles cleifion eraill, rŵan ac yn y dyfodol. Roedd un bachgen ifanc, Morgan Frazer (mab Anest, un o fy ffrindiau), wedi gofyn i mi am gyfweliad ar gyfer prosiect ysgol. Un da 'di Morgan, cymeriad a hanner, ac wrth gwrs ro'n i'n barod i helpu. Ychydig yn ddiweddarach mi ges i neges gan Anest yn rhestru pobol arwrol roedd Morgan wedi'u cynnwys yn ei waith: ro'n i ar dop y rhestr, cyn Nelson Mandela, Llywelyn Fawr, Owain Glyndŵr, y Fam Teresa a Rhys Meirion! Dyna i chi fraint, yntê, ro'n i'n uwch na Rhys Meirion!

Yn dilyn y cyhoeddiad ar Facebook, cysylltodd Hywel Trewyn o'r *Daily Post*, a chyhoeddwyd erthygl amdana i yn y papur ychydig ddyddiau wedyn. Bûm ar Radio Cymru hefyd, yn siarad ar raglen Dylan Jones unwaith eto i rannu'r newyddion da 'mod i wedi trechu'r canser. Anodd oedd ymateb i'r cannoedd o negeseuon ges i wedyn yn fy llongyfarch. Y broblem oedd, wrth gwrs, 'mod i'n dal i deimlo'n wael iawn yn dilyn cymhlethdodau'r llawdriniaeth, ac roedd yn anodd iawn esbonio hyn i bobol oedd yn amlwg yn disgwyl i mi fod yn holliach.

Wrth i'r Dolig agosáu cefais e-bost gan gwmni teledu Boom Cymru, oedd yn cynhyrchu rhaglen ar gyfer S4C o'r enw *Diolch o Galon* i'w darlledu dros yr Ŵyl. Bwriad y rhaglen oedd diolch i bobol ledled Cymru am waith elusennol neu ryw gamp arbennig. Ond roedd 'na dro i'n stori ni. Roedd Becky yn meddwl mai diolch i mi am fy ngwaith elusennol fyddai'r rhaglen, ond go iawn, cyfle i mi ddiolch i Becky am bob dim roedd hi wedi'i wneud i mi oedd o. Roedd yr ymchwilydd, Rachel Solomon (o'r grŵp Eden a rhaglenni plant *Cyw*) isio i mi feddwl am rywun enwog roedd Becky'n ei edmygu neu'n ei ffansïo! Rhoddais restr fer at ei gilydd – doedd Mike Phillips, y chwaraewr rygbi, ddim ar gael ond roedd Bryn Fôn yn hapus i

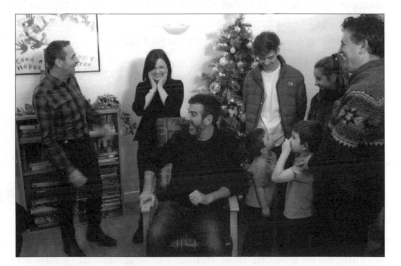

Ffilmio'r rhaglen Diolch o Galon

fod yn rhan o'r peth. Trefnwyd cyfweliad yn ein tŷ ni efo Rhys Meirion yn cyflwyno, cyn i ni fynd i fyny i Ward Alaw yn Ysbyty Gwynedd i recordio gweddill y darn ar gyfer y rhaglen. Gwnaed trefniadau i Lois, Owen a Beca gyrraedd yno efo Bryn, er mwyn i ni allu troi'r cwbwl ar ei ben a throi'r sylw at Becky. Drwy fy nagrau, diolchais iddi am bopeth cyn i Bryn a'r plant ddod i mewn, a chyhoeddwyd bod gwobr i ni, sef gwyliau i Disneyland Paris. Roedd 'na dipyn o gynnwrf wedyn, yn enwedig gan Siôn a Ianto, ac roedd eu cyffro'n amlwg yn y rhaglen a ddarlledwyd ar noswyl y Nadolig.

Yn yr wythnosau cyn y Dolig ro'n i dal i ddioddef efo'r heintiau. Roedd Mr Malik wedi gofyn am sgan, a dangosodd y canlyniadau fod y creithiau oedd wedi datblygu lle torrwyd y tiwmors allan yn atal y beil rhag gadael yr iau. O ganlyniad ro'n i'n dioddef o'r clwy melyn, neu *jaundice*. Roedd gwyn fy llygaid a 'nghroen yn felyn ac ro'n i'n cosi drostaf – un o'r prif symptomau. Os nad ydi beil yn gadael yr iau gall droi'n wenwynig gan wneud i rywun deimlo'n reit sâl. Roedd hynny'n egluro'r cyfan. Trefnwyd i mi fynd i Aintree i gael stent yn yr iau i drio agor ardal y blocej a gwneud lle i'r beil deithio i'r coluddyn. Ro'n i ar Ward 4 unwaith eto, ond fyddwn i ddim yno'n hir. ERCP (Endoscopic Retrograde Cholangio-Pancreatography) oedd enw'r driniaeth oedd ei hangen arna i, yn yr adran endosgopi. Daeth nyrs o'r adran honno i esbonio'r drefn i mi – roedd gofyn i mi lyncu tiwb hir plastig a fyddai'n mynd i lawr drwy'r stumog, i'r coluddyn ac i fyny i'r iau o fanno. Y gobaith oedd y bysa'r tiwb yn creu digon o le i'r beil basio'r graith, a datrys y broblem. Mi fyswn i'n cael cyffur i wneud i mi ymlacio, ond byddai'n rhaid i mi fod yn effro ar gyfer y driniaeth.

Roedd y meddygon a'r nyrsys yn yr uned endosgopi yn hwyliog ac yn ddi-lol, ac ar ôl cael pìn yng nghefn fy llaw a'r feddyginiaeth i 'ngwneud i'n gysglyd, gorweddais ar fy ochr.

Dechreuais dagu wrth i'r tiwb fynd i lawr, ond roedd y profiad yn llawer haws na'r disgwyl. Cefais fynd adra'r bore wedyn.

Tua wythnos yn ddiweddarach ro'n i'n eistedd wrth y bwrdd brecwast efo Becky pan ges i ryw deimlad od iawn yn y bag colostomi. Roedd hi'n amlwg bod rwbath o'i le. Chwarae teg iddi, torrodd Becky y bag efo siswrn. Ynddo roedd rwbath tebyg iawn i sbring plastig tua modfedd o hyd. Chwiliodd Becky ar y we a darganfod bod y stent oedd yn yr iau, mwy na thebyg, wedi teithio i lawr o'r iau drwy'r coluddyn ac allan i'r bag! Cawsom sgwrs efo Claire yn Ysbyty Aintree, ac ar ôl iddi drafod y peth efo Mr Malik esboniodd nad oedd yn ddigwyddiad cyffredin, ond nad oedd angen i ni boeni. Ond, wrth gwrs, byddai'n rhaid rhoi un arall yn ei le. Cefais fy ngalw i Aintree i wneud hynny yn ystod wythnos y Dolig. Doedd dim gwely ar fy nghyfer yn Ward 4 felly rhoddwyd fi yn Ward 10, oedd yn brofiad diddorol a dweud y lleia. Bu'r nyrsys yno'n ffeind iawn, a dysgais yn sydyn iawn mai ward i bobol efo problemau efo'r iau oherwydd alcohol oedd hon.

Roedd pedwar ohonon ni mewn ystafell efo'n gilydd, a'r hen fachgen gyferbyn â fi yn amlwg yn reit wael. Drws nesa iddo fo roedd dyn ifanc, Craig, oedd yn ei dridegau hwyr ac yn ddigartref, ac wrth fy ymyl i roedd gŵr tua'r un oed a fi, Nigel, oedd yn derbyn triniaeth go hegar. Ro'n i'n meddwl bod lliw od arna i oherwydd y *jaundice* ond roedd Craig a Nigel yn felyn llachar. Roedd Craig yn andros o gês, rêl sgowsar, a doedd o ddim munud llonydd. Mi fuasai'n dweud y pethau rhyfeddaf yn gwbwl ddirybudd, gan wneud i mi chwerthin. 'Look at us,' meddai un bore tra oeddan ni'n bwyta brecwast, *'we're like a ward full of Minions!'*. Roedd o'n andros o ffeind efo'r dyn oedd yn y gwely gyferbyn â fi, yn ei helpu i gael diod, sgwrsio efo fo a ballu. Gofynnodd i mi os o'n i wedi dechrau ar y feddyginiaeth i stopio'r ysfa i yfed, ac wedi i mi esbonio nad dyna oedd fy mhroblem dechreuodd ymddiheuro ac ysgwyd fy llaw, yn amlwg yn teimlo'n euog ei fod wedi cymharu ein sefyllfaoedd.

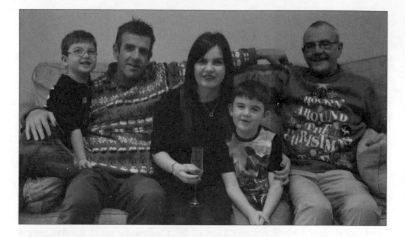

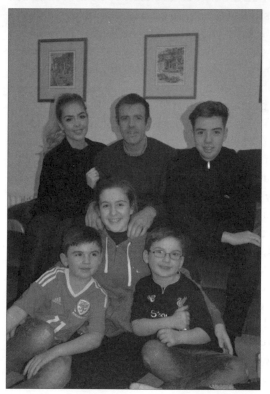

Dolig 2016

Tra o'n i yno, cafodd Craig ymweliad gan ei weithiwr cymdeithasol a eglurodd fod lle iddo mewn hostel dros y Dolig. Roedd o wrth ei fodd efo hynny, yn enwedig pan gafodd wybod bod teledu mawr yno hefyd! Ro'n i'n teimlo'n lwcus iawn y diwrnod hwnnw.

Roedd dipyn o chwerthin yn yr uned endosgopi pan es i'n ôl yno i gael ail stent, a'r meddyg yn cellwair y bysa fo'n rhoi'r hen un yn ôl i mewn i arbed arian. Aeth y driniaeth unwaith eto yn reit ddiffwdan.

Fore trannoeth roedd hi'n noswyl y Nadolig, ac roedd rhai o staff Ward 10 wedi dechrau mynd i hwyl yr Ŵyl. Roedd un o'r nyrsys mewn gwisg cracyr Dolig, felly dyma fi'n gofyn i Craig, '*I'd pull her – would you?*' Gan chwerthin, atebodd yntau yn ei acen Sgows, '*That's a cracker, that one!*' Er yr hwyl a'r miri, ro'n i'n falch o weld Dylan, oedd wedi dod i fynd â fi adra.

Roedd y Dolig yn achlysur hapus iawn y flwyddyn honno. Am ryw reswm ro'n i'n llawer cryfach yn feddyliol nag yr o'n i wedi bod ers peth amser, a'r ffaith 'mod i'n rhydd o ganser yn rhyddhad enfawr. Wrth gwrs, ro'n i'n realistig ac yn sylweddoli fod posibilrwydd y gallai'r canser ddod yn ôl, ond am rŵan ro'n i'n rhydd ohono.

Mae treulio amser efo'r teulu wedi bod yn bwysig i mi erioed, ac mae Mam hefyd yn rhoi pwyslais mawr ar hynny bob Dolig. Mae ganddon ni draddodiad o dreulio diwrnod teuluol yn nhŷ Mam a Clive rhwng y Dolig a'r flwyddyn newydd bob blwyddyn, ac mae hwnnw yn aml yn fwy cyffrous na'r Dolig ei hun. Mae hi bob amser yn wych cael treulio'r diwrnod efo'r plant i gyd: y rhai hŷn, sef Lois, Owen a Beca, Luke a Holly (plant Arwyn), a Ffion ac Elen (plant Andy, fy llysfrawd) yn ogystal â'r plant bach i gyd, sef Siôn a Ianto, Gruff, Gwion ac Osian (plant Steve, fy llysfrawd a Tracey o Frwsel) a Sophie a Zac (plant Melanie, mam Luke a Holly – ydi, mae fy nheulu'n gallu bod yn gymhleth!). Mae ffrindiau agos Mam a Clive yn cael y fraint o fynychu'r diwrnod teulu hefyd, ac mae hwyl i'w gael bob amser efo Anti Shwsmi, ffrind pennaf Mam, a Nerys a Dave.

Cysylltodd Claire o Aintree ar ôl y Dolig. Doedd y stent yn yr iau ddim wedi gweithio ac roedd hynny'n golygu mynd yn ôl i'r adran Interventional Radiology i gael PTC (Percutaneous Transhepatic Cholangiogram). Roedd y draen gwreiddiol o'r abses ar ôl y llawdriniaeth yn dal i fod i mewn ac yn casglu beil, ond roedd yn rhaid rhoi un arall i mewn rhag i'r beil gasglu yn yr iau. Dyna oedd yn achosi'r heintiau a'r *jaundice*, ac yn gwneud i mi deimlo mor wael. Ar 30 Rhagfyr ro'n i'n ôl ar Ward 4 yn Aintree yn derbyn y croeso arferol gan y nyrsys, a'r driniaeth wedi ei threfnu ar gyfer y diwrnod wedyn, noswyl Calan.

Yn hwyr y noson honno mi ges i neges go annisgwyl gan aelod o staff Radio Cymru o'r BBC ym Mangor. Roeddan nhw wedi cael datganiad cyfrinachol yn sôn am gyhoeddiad y diwrnod wedyn ynglŷn â'r cyffur Cetuximab. Roedd Grŵp Strategaeth Meddyginiaeth Cymru yn mynd i ddatgan fod tystiolaeth i'r cyffur fod yn effeithiol yn achos rhai cleifion oedd â chanser y coluddyn, ac yn argymell y dylai'r cyffur fod ar gael yng Nghymru fel triniaeth gynnar i'r cleifion hynny. Ro'n i wedi gwirioni a dweud y lleiaf, ac yn wên o glust i glust. Roedd Radio Cymru eisiau i mi siarad ar y *Post Cyntaf* fore trannoeth, ac wrth gwrs ro'n i'n barod i gyfrannu. Wrth glywed y newyddion gwych ro'n i'n teimlo'n falch iawn o'r gwaith roedd Hawl i Fyw wedi ei gyflawni – yn sicr, roedd yr ymgyrchu wedi cael dylanwad ar y penderfyniad. Ro'n i'n hapus hefyd bod Carwyn Jones wedi cadw at ei air. Y bore wedyn, siaradais ar yr awyr o 'ngwely yn Aintree, gan ddweud bod hyn yn gam mawr ymlaen ac yn mynd i arbed bywydau yn y dyfodol, ond 'mod i'n drist ac yn flin nad oedd y penderfyniad wedi ei wneud yn llawer cynt o ystyried faint o bobol fysa wedi elwa ohono yn y gorffennol. Roedd hyn yn profi fod pwrpas mewn ymgyrchu.

Y prynhawn hwnnw, ro'n i yn yr uned Interventional Radiology. Roedd Dr Kumar am drio rhoi stent arall i mewn drwy ryw broses gymhleth, ac os na fyddai hynny'n llwyddiannus roedd o'n mynd i orfod rhoi draen arall yn yr iau. Cyn i mi arwyddo'r ffurflen ganiatâd esboniodd fod 30% o bobol yn marw o fewn mis i gael y driniaeth, a daeth hynny fel chydig o sioc, ond sicrhaodd Dr Kumar fi nad oedd o yn bersonol wedi cael profiad o hynny drwy gydol ei yrfa. Er iddo dawelu chydig ar fy ofnau dechreuais feddwl am y plant i gyd a theimlais ryw dristwch yn llifo drosta i. Sylweddolodd y nyrs a Dr Kumar sut ro'n i'n teimlo, a bu'r ddau yn garedig iawn efo fi, gan roi digon o amser i mi ddod ataf fy hun cyn dechrau ar y driniaeth. Yn ôl Dr

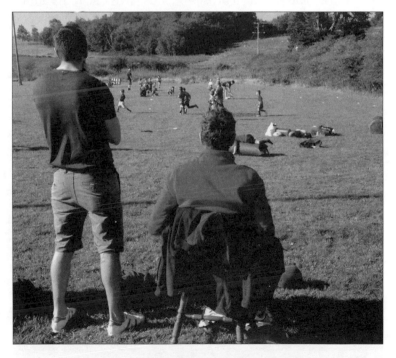

Er 'mod i'n wan iawn, ro'n i'n gwneud ymdrech i fynd i lawr i'r clwb rygbi i wylio'r hogia'n ymarfer

Kumar, roedd ei fam wedi cael yr un driniaeth â fi ac roedd hitha hefyd wedi bod yn hir yn gwella.

Yn anffodus, er iddo drio fwy nag unwaith allai Dr Kumar ddim cael stent na thiwb heibio'r graith. Roedd o'n ymddiheuro, ac yn amlwg yn siomedig ei fod yn gorfod newid y cynllun a rhoi draen arall yn yr iau, tua modfedd oddi wrth y draen gwreiddiol. Penderfynodd fod yn rhaid rhoi un arall i mewn hefyd, yng nghanol fy mrest ac i mewn i ochr arall yr iau. Felly roedd tri draen yn fy mrest wedi'u cysylltu â bagiau oedd yn dal y beil, ac ro'n i'n mynd i orfod eu clymu i 'nghoesau i gerdded o gwmpas am beth amser.

Trefnwyd i'r nyrsys cymunedol alw'n ddyddiol i redeg dŵr drwy'r draeniau (oedd yn broses boenus iawn), ac ro'n i adra o fewn dim. Mae rhaid i mi ddweud, er 'mod i'n dal yn wan a bod y draeniau'n anghyfforddus dros ben, ro'n i'n teimlo ychydig yn well. Roedd Mr Malik yn mynd i gadw golwg fanwl arna i, ond rhybuddiodd y bysa'r draeniau yn aros i mewn am beth amser.

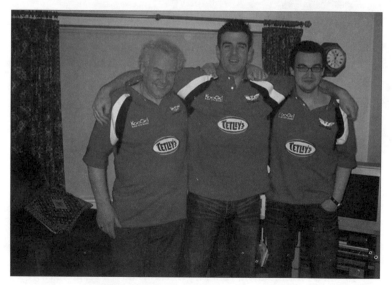

Clive, fi a Steven yn cefnogi'r Sgarlets

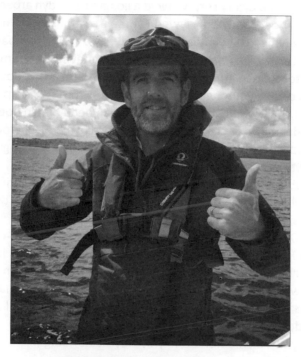

Mi ges i'r fraint o wisgo het enwog
Geraint Lloyd (Radio Cymru)

Cyfarfûm ag Irfon am y tro cyntaf ym mis Medi 2015 yn Ysbyty Aintree, Lerpwl. Teimlais fod yn rhaid i mi, fel aelod o gymuned Cymry Lerpwl, weld a llongyfarch y dyn arbennig yma yr oeddwn wedi clywed cymaint o sôn ar y cyfryngau am ei ymgyrch lwyddiannus 'Hawl i Fyw'. Cymerais bapur bro Lerpwl, *Yr Angor*, iddo ac yn fuan iawn roeddem yn siarad fel tasan ni wedi adnabod ein gilydd ers blynyddoedd. Dyn clên, diymhongar, croesawgar a Chymro i'r carn oedd Irfon, yn llawn hiwmor hyd yn oed pan oedd mewn poen a blinder mawr. Er cymaint ei ddiolch i'w dîm meddygol roedd yn ddigon hawdd gweld ei fod yn ysu i ddianc o grafangau'r ysbyty er mwyn mynd adref at Rebecca a'r meibion.

Prif nodwedd cymeriad Irfon yw ei agwedd bositif ym mhob sefyllfa. Byddai'n hawdd iddo droi'n chwerw a digio am ei ffawd ond nid ffordd Irfon oedd hynny.

Dyma'r dyn a ysbrydolodd #tîmIrfon i godi dros £150,000 tuag at Apêl Awyr Las Ysbyty Gwynedd ers iddo dderbyn diagnosis o ganser yn 2014. Penderfynodd gydweithio â'r sefydliad a wrthododd ariannu'r driniaeth sydd wedi bod mor allweddol iddo ef er mwyn i eraill sy'n dioddef o ganser gael yr un cyfle am driniaeth yng Nghymru â chleifion eraill yn y Deyrnas Unedig .

Daw dydd y bydd mawr y rhai bychain,
Daw dydd ni bydd mwy y rhai mawr.
Waldo Williams

Nid dyn 'y rhai bychain' yw Irfon bellach ond cawr o ddyn. Diolchaf am gael ei adnabod.

Dr. John Williams, Lerpwl

Pennod 10

Curodd Ofn ar y Drws

Roedd hi'n Ionawr 2016, bron i ddwy flynedd ers y diagnosis gwreiddiol, a bu'n ddwy flynedd gythryblus a dweud y lleia. Dim ond wrth gamu'n ôl ac ystyried popeth ro'n i wedi bod trwyddo y gwnes i sylweddoli faint o her roedd y cyfan wedi bod. Tra o'n i'n mynd drwy'r driniaeth ro'n i'n rhoi 'mhen i lawr a chanolbwyntio arni – doedd na ddim dewis arall. Be fysa'r pwynt teimlo trueni drosta i fy hun?

Ond erbyn hyn, ro'n i'n teimlo braidd ar goll, ac yn ei chael yn anodd dygymod â'r sefyllfa o fod yn rhydd o ganser, a'r ffaith fod pawb i weld yn dathlu drosta i ac yn hapus 'mod i wedi trechu'r aflwydd. Ro'n i'n teimlo'n rhwystredig na allwn wneud i bobol ddallt 'mod i'n fregus – yn gorfforol ac yn feddyliol – a bod yn rhaid i mi ofalu amdanaf fy hun.

Ro'n i'n sylweddoli bod fy mhatrwm bwyta'n wael iawn. Allwn i ddim eistedd wrth y bwrdd i fwyta heb gyfogi, ac ro'n i'n chwydu'n aml. Roedd Becky'n ei chael yn anodd iawn i ddelio â hynny, a daeth yn destun sawl ffrae rhyngddon ni. Doedd dim modd dweud ai problem gorfforol ynteu un seicolegol oedd hon – roedd Becky'n credu mai un seicolegol oedd hi, a finna'n grediniol ei bod yn gyfuniad o'r ddau.

Byddai'r nyrsys cymunedol dal yn i alw acw'n ddyddiol i drin y tri draen a rhoi fflysh o ddŵr ym mhob un, oedd yn boenus ac yn annifyr ar adegau gan fod y beil weithiau'n gollwng. Roedd yn rhaid newid y plastars o gwmpas y draeniau'n ddyddiol a gobeithio na fysan nhw'n gollwng eto cyn i'r nyrsys ddychwelyd y diwrnod canlynol, ond weithiau byddai hynny'n digwydd a finna'n gorfod newid y plastars fy hun. Roedd cario'r tri bag draen o gwmpas yn dipyn o strach ar adegau gan fod dau ohonyn nhw'n cael eu clymu i fy nghoes dde a'r llall i'r chwith. Byddai'n rhaid i mi eu gosod allan yn ofalus yn y nos gan drio peidio'u tynnu neu orwedd arnyn nhw yn fy nghwsg. Yn anffodus, roedd arogl reit ddrwg yn codi ohonyn nhw o bryd i'w gilydd, ac mi es i drwy werth ffortiwn o afftyrshêf i drio'i guddio, er bod Becky'n mynnu nad oedd o mor ddrwg â hynny. Wnaeth neb gwyno, beth bynnag (heblaw Becky!), ond wedi dweud hynny, prin y byddai neb arall yn dweud wrtha i 'mod i'n drewi o gabaitsh ma' siŵr!

Ro'n i'n hiraethu am wneud y petha bach bob dydd mae rhywun yn eu cymryd yn ganiataol. Allwn i ddim cael cawod braf gan 'mod i'n gorfod cadw'r plastars yn sych, ac roedd yn rhaid dal bagiau'r draen yn un llaw a molchi efo'r llall. Wrth gwrs, roedd Becky'n rhoi help llaw i mi'n aml, gan roi sgrwb go dda i 'nghefn i! Roedd nofio'n beth arall na allwn ei wneud, a finna wrth fy modd yn mynd â'r hogia lawr i'r pwll.

Cysylltodd Sian Morgan Lloyd o ITV efo ni eto – hi oedd wedi cynhyrchu'r rhaglenni *Y Byd ar Bedwar* a *Wales This Week* amdana i y flwyddyn cynt. Roedd sôn bod gan S4C ddiddordeb mewn comisiynu rhaglen ddogfen arall amdana i – dilyniant, mewn ffordd, ond gydag ongl fwy personol y tro yma yn hytrach na gwleidyddol. Ro'n i a Becky yn fodlon iddyn nhw wneud hynny petai galw am raglen arall, ac addawodd Sian y byddai'n cadw mewn cysylltiad i drafod dechrau recordio ac yn y blaen.

Er nad o'n i'n bwyta'n iawn o hyd roedd y sefyllfa'n gwella diolch i ddyfalbarhad Becky. Gallwn gymdeithasu'n weddol, a bywyd teuluol yn eitha normal heblaw yr heintiau ro'n i'n dal i'w cael bob hyn a hyn. Ro'n i'n gobeithio y bysa'r draeniau, un diwrnod, yn dod allan a byddai Claire Burston, fy nyrs yn Aintree, yn cysylltu'n rheolaidd er mwyn cael adroddiad ar fy nghyflwr a gofyn am brawf gwaed bob hyn a hyn. Ym mis Chwefror gofynnodd Mr Malik am sgan ar yr iau i asesu'r sefyllfa o safbwynt yr heintiau rheolaidd, ac eglurodd ei fod yn

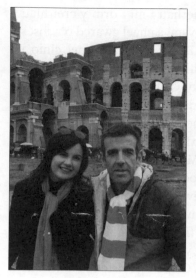

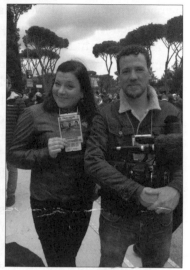

Becky a finna

*Sian Morgan Lloyd a
Rhys Edwards*

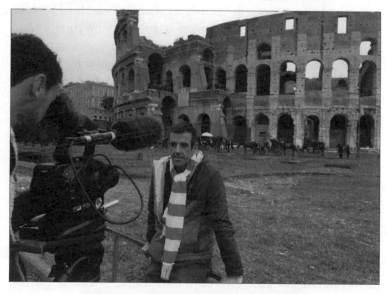

Ffilmio'r rhaglen O'r Galon yn Rhufain

bwriadu rhoi mwy o lawdriniaethau i mi i drin y creithiau a oedd yn achosi'r blocejes yn ogystal â chael gwared o'r abses.

Ar 2 Mawrth 2016 roedd Becky a finna'n cael cinio yn ffreutur Ysbyty Gwynedd yn dilyn un o'm apwyntiadau efo'r dietegydd pan ganodd ffôn Becky. Claire oedd yn galw, ac roedd yn amlwg o'i llais bod newyddion drwg ganddi. Gofynnodd Becky yn blwmp ac yn blaen a oedd canser i'w weld ar y sgan, a chadarnhaodd Claire hynny heb fynd i ormod o fanylder. Roedd hi wedi trefnu i mi weld Mr Malik yn ei glinic yn Aintree y diwrnod wedyn, meddai, i drafod pethau.

Roedd y noson honno a'r siwrne i Lerpwl y bore wedyn yn anodd gan nad oeddan ni'n siŵr iawn be yn union fyddai'r newyddion. Er hynny, roedd ein ffydd yn Mr Malik yn gryf ac ro'n i'n sicr, beth bynnag fo'r sefyllfa, y bysa ganddo gynllun. Cawsom y croeso arferol gan Mr Malik a Claire cyn eistedd i lawr. Daeth yr yhn oedd ganddo i'w ddweud fel dipyn o sioc. Esboniodd fod pedwar tiwmor newydd wedi ymddangos ar yr iau, ond yn ogystal â hyn roedd y canser wedi lledu i'r ysgyfaint hefyd. Mae Mr Malik wastad wedi siarad yn onest efo ni ac ro'n i'n ymwybodol rŵan nad oeddan ni'n siarad mwyach am wella na threchu'r canser, ac mai ffocws y driniaeth fyddai fy nghadw i'n fyw mor hir â phosib. Os dwi'n bod yn hollol onest, ro'n i wedi derbyn hynny'n barod. Roedd y canser yn amlwg yn benderfynol ac yn styfnig ac wedi ailymddangos yn yr iau dair gwaith erbyn hyn.

Esboniodd Mr Malik nad oedd tiwmors yr ysgyfaint yn rhai mawr, a phrin y bysan nhw'n achosi trafferth. Roedd o wedi trafod fy achos efo arbenigwr yn Ysbyty'r Galon a'r Ysgyfaint yn Broadgreen, Lerpwl. Mr Shackloth oedd enw hwnnw, ac roedd o am dderbyn fy achos a thrin yr ysgyfaint yn fanno. Ond cyn hynny, roedd yn rhaid mynd ati i ddelio efo sefyllfa'r iau, oherwydd yng ngeiriau Mr Malik, 'that's what will kill you, not the lungs'! Ei fwriad oedd parhau efo'r cynllun i drin y iau, ond ei fod hefyd am gael gwared o'r tiwmors. Roedd am orfod gwneud gwaith go anghyffredin a oedd yn cynnwys gwnïo dwy ran o'r coluddyn i ochrau'r iau a chreu ffordd i'r beil basio o'r iau i'r coluddyn. Byddai'r driniaeth yn fy ngadael, mae'n debyg, efo tua chwarter fy iau ar ôl.

Esboniodd mai fy newis i fysa derbyn y llawdriniaeth ai peidio, a byddai'n rhaid ystyried cwrs o cemotherapi. Rhybuddiodd y gallai hynny greu problemau efo haint, yn enwedig gan fod y draeniau'n dal i mewn, ac mai dyna, yn y diwedd, fysa'n debygol o fy lladd. Yn ychwanegol i hynny, roedd risg enfawr o drawiad ar y galon neu strôc yn ystod y llawdriniaeth hefyd, a phosibilrwydd y bysa'r iau yn methu, yn enwedig yn y dyddiau cyntaf ar ôl y driniaeth. Mi fyswn i'n treulio tua 12 awr yn y theatr, ac roedd Mr Malik wedi gofyn i gydweithiwr iddo, Mr Fenwick, llawfeddyg ymgynghorol adnabyddus arall o Ysbyty Aintree, ymuno â fo yn ystod y driniaeth.

Yn dilyn y sgwrs efo Mr Malik aeth Claire â ni i ystafell arall i esbonio popeth eto'n fanwl, i wneud yn siŵr ein bod yn dallt yn iawn be oedd y posibiliadau. Gofynnodd Becky be fysa'n digwydd petai fy iau yn methu – yr ateb oedd na fyswn i ddim callach, gan y byswn i'n anymwybodol ar beiriant cynnal bywyd ac y bysa'n rhaid i Becky wneud y penderfyniad i'w ddiffodd, pan ddeuai'r amser. Mewn gwirionedd, roedd Mr Malik wedi gwneud yn glir mai'r llawdriniaeth oedd yr unig opsiwn yn ei farn o, er gwaetha'r risg. Doedd 'na ddim dewis yn fy marn innau chwaith – os o'n i'n mynd i farw roedd yn llawer gwell gen i wneud hynny wrth gwffio, a mynd amdani efo'r llawdriniaeth. Daeth llinell o un o fy hoff ffilmiau, *Highlander*, i'm meddwl: 'It's better to burn out than to fade away' – dyna'n union ro'n i'n deimlo ar y pryd. Wrth gwrs, roedd hyn, i Becky, yn golygu bod posibilrwydd y bysa hi'n wynebu fy ngholli yr wythnos wedyn. Byddai'n wythnos anodd iddi, a diwrnod y llawdriniaeth ei hun yn anoddach fyth.

Roedd angen i ni siarad efo'r teulu a ffrindiau agos ynglŷn â'r posibiliadau. Roedd Steve, fy llysfrawd, wedi bod mewn cyfarfod yn Nghaerdydd ac wedi penderfynu teithio i dŷ Mam a Clive yn Nhalwrn am ychydig nosweithiau er mwyn treulio ychydig o amser efo fi, a chawsom sgwrs dda. Roedd o wedi'i chael yn anodd pan fu Arwyn farw, ac wedi teimlo allan ohoni gan ei fod yn byw mor bell i ffwrdd ym Mrwsel. Wrth reswm, roedd Mam yn emosiynol iawn ac isio treulio cymaint o amser efo fi â phosib yr wythnos honno. Sgwrs ffôn ges i efo Dad – roedd ganddo annwyd trwm ac roedd yn awyddus i mi beidio ei ddal. Wn i ddim sut fysa fo wedi ymdopi beth bynnag. Ar y nos Lun, trefnwyd pryd o fwyd yn Llandudno a threuliodd Becky a finna noson hwyliog yng nghwmni Lois, Beca, Siôn a Ianto. Cefais gyfle i siarad efo'r genod am bosibiliadau'r llawdriniaeth. Doedd Owen ddim ar gael i ddod efo ni gan ei fod yn gweithio, a dwi ddim yn siŵr sut fysa fynta wedi ymdopi chwaith. Ro'n i'n ei chael yn anodd fy hun, yn enwedig wrth ffarwelio â'r genod efo swsys a chofleidio dagreuol.

Roedd Becky wedi egluro petha i fy ffrindiau, a daeth Alan a Gary i fy ngweld. Gyrrodd Robin neges destun i mi y noson cyn y driniaeth a wnaeth i mi feddwl, ac a roddodd ryw nerth rhyfedd i mi:

Curodd Ofn ar y Drws
Atebodd Ffydd
Nid Oedd Neb Yno

Rhoddais hwn ar Facebook ac roedd yr ymateb yn anhygoel. Cysgais yn dda y noson honno, ac yn y bore doedd dim amser i feddwl gormod. Daeth Mam a Clive acw i nôl Siôn a Ianto, a llwyddais i beidio crio o'u blaenau. Roedd y ddau fach wastad yn drist, yn enwedig Siôn, cyn i mi fynd i'r ysbyty, a do'n i ddim am ypsetio mwy arnyn nhw. Aeth y ddau yn y car yn reit fodlon efo Nain a Taid.

Cawsom gyfle i drafod petha yn ystod y siwrne i Aintree. Roedd Becky yn ei chael yn anodd meddwl am yr hyn oedd o'n blaenau ond ro'n i wedi cael rhyw nerth o rywle, ac yn benderfynol nad oeddwn am farw yn ystod y driniaeth. Wn i ddim pam na sut, ond ro'n i'n bendant am ddod drwyddi.

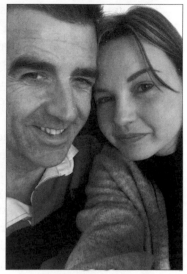

Yn Aintree, mi welson ni Mr Malik a Mr Fenwick a rhywfaint o'r tîm, yn cynnwys Ed Alabraba, ar eu ffordd i'r theatr. Roedd gwybod bod y tri yma'n mynd i fod yn edrych ar fy ôl yn rhoi ffydd i mi – roedd gen i gymaint o barch atynt, ac yn teimlo'u bod hwythau'n fy mharchu inna hefyd. Roedd Ed wedi dweud wrtha i o'r blaen fod gan Mr Malik deimlad cryf o gyfrifoldeb drosta i, a'i fod yn barod i wneud unrhyw beth yn ei allu i 'nghadw i'n fyw gyn hired â phosib. Dwedodd wrth

Ffarwelio o flaen y theatr cyn y drydedd driniaeth ar yr iau

Becky hefyd, 'Mr Malik has an investment in Irfon'. Y gwir oedd na fysa llawer o feddygon yn ei sgidia fo yn mentro ar lawdriniaeth mor gymhleth.

Trefnwyd y byswn i'n mynd i mewn i'r theatr am 11 y bore. Gan nad oedd hawl i berthnasau fod yn ystafell aros y theatr, rhoddodd un o'r nyrsys ganiatâd i ni eistedd y tu allan nes ei bod yn amser i mi fynd i baratoi. Dwi'n cofio Becky yn edrych yn bryderus arna i, yn ystyried tybed ai hwnnw fyddai'r tro olaf iddi fy ngweld yn fyw. Ond dwi'n cofio dweud nad oeddwn i am farw.

Cefais fy hebrwng lawr i ystafell y tu allan i'r theatr, lle gwelais yr anaesthetydd. Ro'n i'n teimlo'n reit hyderus wrth gerdded lawr i'r theatr ac o fewn dim roedd yr anaesthetig yn fy mraich a'r masg ar fy wyneb, a chaeais fy llygaid.

Roedd diwrnod hir iawn o flaen Becky. Trefnodd i'w ffrindiau, Sarah a Manon Ogwen, ddod i Aintree i fod yn gefn iddi, a thawelodd hynny fy meddwl. I basio amser, aeth y dair allan am ginio a chydig o siopa cyn dychwelyd i'r 'gwesty', sef llety'r ysbyty i berthnasau cleifion. Roeddan nhw y tu allan i'r uned gofal dwys am tua naw y nos, gan obeithio y bysa 'na ryw newyddion. Doedd y nyrsys ddim wedi clywed sut o'n i, ond roedd y theatr wedi galw am fy ngwely – roedd hynny'n arwydd bod pethau bron â dod i derfyn.

Erbyn hanner nos ro'n i'n ôl yn yr uned gofal dwys, a pheiriant *ventilator* yn anadlu drosta i. Roedd amryw o binnau a thiwbiau yn mynd i mewn i wythiennau yn fy ngwddw a 'mreichiau, a draeniau yn fy nhrwyn a 'mol, ac roedd gen i gathetr wrin. Do'n i ddim yn ymwybodol o hyn ar y pryd, wrth gwrs, gan fod y meddygon wedi defnyddio cyffuriau cryf i 'nghadw i mewn coma. Yn y cyfamser, ac er ei fod wedi treulio dros ddeuddeg awr yn gweithio arna i yn y theatr, aeth Mr Malik i weld Becky, Sarah a Manon. Siaradodd yn onest ac yn blaen efo Becky – eglurodd fod fy iau wedi dangos arwyddion o fethu hanner ffordd drwy'r driniaeth, ond ei fod wedi penderfynu cario mlaen beth bynnag. Roedd o wedi gwneud cymaint ag y gallai, a'r unig beth y gellid ei wneud bellach oedd gobeithio'r gorau. Mewn gwirionedd roedd yn ei rhybuddio bod siawns real fy mod am farw, a bod yn rhaid iddi baratoi am y gwaethaf gan 'mod i mewn cyflwr argyfyngus. Erbyn iddo orffen y sgwrs, roedd hyd yn oed Mr Malik ei hun yn ddagreuol. Aeth Manon dros bopeth eto efo fo, i wneud yn siŵr fod Becky yn prosesu'r wybodaeth. Ffoniodd Manon fy nheulu – Mam, Dad a Lois – i roi'r wybodaeth i gyd iddyn nhw, gan awgrymu y dylen nhw deithio i fyny yn y bore i fod efo fi. Gadawodd Becky neges i Gary, a theithiodd yntau i Lerpwl y bore wedyn hefyd.

Daeth Becky a Manon i mewn i'r uned ata i. Roeddan nhw'n gweddïo uwchben fy ngwely, er nad o'n i'n ymwybodol o hynny ar y pryd, wrth gwrs. Allai Sarah ddim wynebu fy ngweld yn y cyflwr hwnnw, ac arhosodd hi yn yr ystafell deulu. Cadarnhaodd y nyrs oedd yn gofalu amdana i 'mod i'n wirioneddol wael, ac y byddai'r oriau a'r dyddiau nesa yn rhai bregus iawn gan eu bod yn cadw llygad barcud ar gyflwr fy iau. Gafaelodd Becky yn fy llaw a dweud, dan grio: 'Dwi'n dy garu di, Irfon, ac os fysat ti'n 'nghlywed i rŵan dwi'n gwbod y bysat ti'n dweud dy fod di'n fy ngharu fi hefyd.'

Heb unrhyw rybudd codais fy mhen yn uchel oddi ar y gobennydd a chodi fy mraich i'r awyr fel petawn i'n estyn allan ati. Ro'n i'n amlwg yn ymateb i eiriau Becky ond dechreuodd y nyrsys boeni – roedd angen i mi fod yn cysgu'n drymach ac yn hirach – a chodwyd y dos o'r feddyginiaeth ro'n i'n ei chael.

Er i Becky a'r genod fynd yn ôl i'r llety, chawson nhw ddim llawer o gwsg o be dwi'n ddallt, gan eu bod yn ffonio'r uned bron bob awr i holi oedd unrhyw newid yn fy nghyflwr. Mae'n debyg fy mod i, ar y llaw arall, wedi cael noson sefydlog, gyfforddus dan ofal gwych y nyrsys arbennig.

Fore trannoeth ro'n i'n dal ar y fent, ond gan fod fy nghyflwr wedi bod yn fwy sefydlog dros nos, roedd y nyrsys yn awyddus i mi ddod oddi arno a derbyn llai o *sedation*. Ro'n i'n teimlo'n hollol wahanol i'r hyn ro'n i wedi'i deimlo ar ôl pob un o 'nhriniaethau blaenorol – wedi'r cwbwl, roedd y driniaeth wedi bod yn un mor hir – ond ro'n i'n ymwybodol eu bod nhw'n lleihau'r dos o'r cyffuriau oedd yn fy nghadw i'n swrth gan fy mod yn medru clywed lleisiau. Mi ofynnon nhw i mi wasgu llaw Becky i ddangos 'mod i'n eu clywed nhw, ac mi lwyddais i wneud hynny. Agorais fy llygaid a dechrau eu herian yn syth, drwy dynnu tafod ar Manon a chellwair fod Mam, oedd wedi cyrraedd efo Clive a Lois, yn siarad gormod drwy amneidio efo fy llaw i ddynwared ei cheg yn parablu.

Cyrhaeddodd Gary'r uned. Er na allwn i siarad, edrychais arno, ac yntau'n ôl arna inna, ac roedd y ddau ohonon ni'n dallt ein gilydd yn iawn – hynny ydi, roeddan ni'n cyd-werthfawrogi pa mor ddel oedd Sarah Louise, y Wyddeles oedd yn edrych ar f'ôl! Roedd hi, fel pob un arall o'r nyrsys yno, yn glên, yn arbennig o dda wrth ei gwaith ac yn ofalus iawn ohona i.

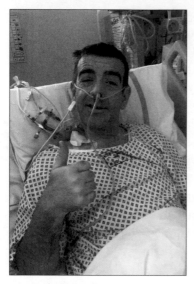
Newydd ddod oddi ar y ventilator

Yn ystod yr oriau nesaf, penderfynodd y meddygon 'mod i'n ddigon da i ddod oddi ar y fent. Roedd Becky wrth ei bodd – a finna hefyd, wrth reswm. Mi wnes i gyhoeddi i bawb 'mod i'n caru bywyd, ac mai fi oedd yn iawn pan ddeudis i y byswn i'n goroesi'r driniaeth, yn groes i'r disgwyliadau.

Daeth Mr Malik i edrych amdana i unwaith yn rhagor yn yr uned gofal dwys, gan ddod ata i yn wên o glust i glust, yn dathlu'r ffaith 'mod i wedi dod dros y gwaethaf, er iddo fy rhybuddio y byddai angen cadw golwg fanwl iawn ar gyflwr fy iau am o leia dridiau. Ro'n i'n gwella'n gyflym iawn a dweud y gwir, ac roedd pawb yn hapus iawn ynglŷn â hynny, yn deulu a meddygon. Gorffwys wnes i am weddill y diwrnod, a Becky wrth f'ochr.

Y bore wedyn, yn ôl traddodiad Ysbyty Aintree a'u Enhanced Care Programme, roeddan nhw'n awyddus i mi godi o 'ngwely'n reit handi a dechrau symud o gwmpas, a daeth dau ffisiotherapydd ata i yn gynnar yn y bore ar ôl i mi orffen bwyta 'mrecwast (y cyntaf ers tridiau). Mi wnes i ddadlau rhyw chydig efo nhw – do'n i ddim yn teimlo'n rhy sbeshal – ond gan fod ffisios, yn fy mhrofiad i, yn bobol reit benderfynol, mi lwyddon nhw i 'mherswadio i i godi. Cerddais at ochr y gwely, ond dwi'n cofio dim o'r hyn ddigwyddodd wedyn. Mi lewygais, ac ro'n i allan ohoni am bron i hanner awr oherwydd bod fy mhwysedd gwaed mor isel. Rhuthrwyd fi i'r uned sgan CT er mwyn asesu a oeddwn wedi cael unrhyw niwed wrth ddisgyn. Erbyn dallt, bu cryn dipyn o banig gan iddyn nhw gael trafferth dod â fi ataf fy hun.

Pan gyrhaeddais yn ôl i'r uned gofal dwys, esboniodd yr ymgynghorwr fod fy nau ysgyfaint wedi colapsio. Roedd hyn yn golygu diwrnod cyfan o driniaeth sy'n cael ei alw yn CPAP, sef triniaeth i helpu efo'r anadlu, ac roedd gofyn imi wisgo rhyw fasg a helmed anghyffredin yr olwg. Cynyddu pwysedd yr aer yn y gwddw mae'r peiriant, er mwyn galluogi'r ysgyfaint i ymestyn yn ôl i'w lawn faint.

Bu i mi wella'n sydyn iawn ar ôl hynny, a chan nad oedd teledu o fath yn y byd yn yr uned gofal dwys, bûm yn erfyn ar yr ymgynghorydd yno ac ar Mr Malik i gael symud yn ôl i Ward 4 erbyn y diwrnod wedyn, dydd Sadwrn 12 Mawrth, pan oedd Cymru yn chwarae yn erbyn Lloegr ym Mhencampwriaeth y Chwe Gwlad. Chwarae teg iddyn nhw, roedd y ddau yn gefnogol iawn, er y bu dipyn o dynnu coes a herian rhyngddan ni: roedd Mr Malik yn Albanwr, yr ymgynghorydd arall yn Sais, a finna, wrth gwrs, yn Gymro! Colli wnaethon ni'r diwrnod hwnnw ...

Roedd bod yn ôl ar Ward 4, fel bob tro arall, yn gwneud i mi deimlo'n saff, yn nwylo'r nyrsys cyfarwydd. Dyma pryd y cwrddais ag Ann yn iawn – nyrs sydd erbyn hyn yn un o fy ffefrynnau yn ogystal â bod yn ffrind da i mi. Yn amlwg, roedd y nyrsys eraill yn fy nabod yn dda erbyn hyn, a dwi'n siŵr bod gweddill y cleifion yn meddwl be goblyn oedd yn mynd ymlaen o'u gweld nhw i gyd yn dod draw i 'nghofleidio a 'nghusanu i pan oeddan nhw'n dechrau eu shifftiau ar y ward!

Dros y dyddiau nesaf, dechreuais deimlo poen reit ddifrifol yn fy mol. Un o'r pethau oedd yn fy ngwneud i hapusaf ar ôl y driniaeth oedd cael gwared â'r tri draen ro'n i wedi bod yn eu cario o gwmpas efo fi am dri mis, ac ro'n i'n gobeithio na fyddai'r boen yma yn rhoi hynny yn y fantol. Ond mae'n debyg 'mod i wedi datblygu haint arall. Roedd beil yn gollwng o'r iau gan greu casgliad yn fy mol o dan ardal y colostomi. Yn anffodus, roedd y graith y tro yma yn fwy na'r creithiau eraill ac roedd Mr Malik wedi esbonio i mi ei bod yn anoddach byth agor y croen a'r cyhyrau i gyrraedd yr iau oherwydd bod yr holl

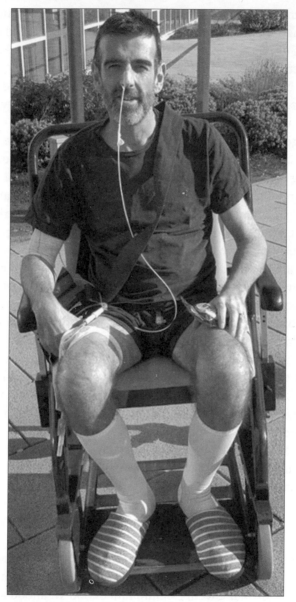

Cael awyr iach ar ôl mis yn yr ysbyty

driniaethau blaenorol wedi creu *adhesions*, sef creithiau a chroen caled oedd yn glynu at ei gilydd, ac efallai at organau eraill. Bu'n rhaid i Ed Alabraba dynnu pwythau o dop y graith a'i gadael yn agored, gan fod beil hefyd yn gollwng o'r iau i'r graith (a oedd erbyn hyn yr un maint â darn 50 ceiniog, yn union o dan fy asennau). Roedd y twll yn creu llanast yn aml – o leia unwaith yr awr ac amlach weithiau – gan ollwng cymysgedd o beil a gwaed, felly roedd yn rhaid i mi orwedd yn fflat ar fy nghefn drwy'r amser. Penderfynodd Ann y byddai hi'n cymryd cyfrifoldeb am fy ngofal, a fedra i ddim meddwl am neb gwell i wneud hynny. Doedd dim yn ormod o drafferth iddi – byddai'n treulio oriau efo fi yn ceisio gwneud yn siŵr na fyddai'r clwyf yn gwneud llanast, ond heb fawr o lwyddiant. Gofynnodd Ann i Leanne, y nyrs colostomi arbenigol, am help, a thriodd honno ddefnyddio bagiau colostomi i ddal y beil. Gollwng oedden nhw, a doedd dim arall i'w weld yn gweithio chwaith. Llwyddai un o'r nyrsys ar y shifft nos i gadw'r clwy rhag gorlifo am amser dipyn bach yn hirach na'r lleill, ond doedd hynny ond rhyw ddwyawr. Fel y gallwch chi feddwl, roedd y sefyllfa'n effeithio'n arw ar fy nghwsg. Yn y diwedd, er yr holl ymdrech, roedd yn rhaid derbyn y sefyllfa, a bu Ann yn hollol ymroddedig i'w gwaith o lanhau'r clwyf yn rheolaidd a 'nghadw fi'n lân ac yn sych drwy'r amser. Ro'n i'n gwerthfawrogi hynny'n fawr.

Yn anffodus, oherwydd y casgliad yn fy mol, yn ôl â fi unwaith eto i'r adran Interventional Radiology, lle roedd Claire, y nyrs, a Dr Kumar yn disgwyl amdana i. Roeddan nhw'n barod i roi draen arall i mewn. Do'n i ddim yn hollol hapus am y peth, ond ro'n i'n derbyn mai dyna, yn anffodus, oedd y peth gorau i'w wneud. Rhoddwyd draen yn fy iau – ac roedd hynny'n dda o beth oherwydd daeth bron i ddau litr o hylif allan ohono, yn amlwg wedi mynd yn ddrwg gan fod ei liw yn felynwyrdd afiach. Petai o heb gael dod allan, mi fysa wedi bod yn ddigon i fy lladd.

Yn ôl ar y ward, aeth popeth yn ei flaen fel y cynlluniwyd. Cefais fy rhoi ar gwrs o gyffuriau gwrthfiotig, a chan fod fy ngwythiennau mor wan ar ôl yr holl hambygio, bu'n rhaid i mi unwaith yn rhagor gael llinell PICC yn fy mraich, er mwyn i'r gwrthfiotig gyrraedd y corff yn haws. Erbyn dallt, roedd yr haint (fel mae pethau wedi bod efo fi o'r dechrau) yn un anghyffredin, felly roedd yn rhaid i mi gael cyffuriau reit arbenigol i'w drin.

Un o'r pethau oedd yn achosi pryder i mi oedd na fedrwn i fwyta'n iawn. Mae'r broblem honno wedi bod yn mynd a dod drwy gydol fy nhriniaeth, ond y tro yma ro'n i'n colli pwysau yn gyflym ofnadwy. Roedd y nyrsys yn boenus yn fy nghylch, gan gynnig dod â bwyd i mi o'r tu allan i'r ysbyty, gadael i mi fynd i ffreutur y staff ac archebu bwyd arbennig o gegin yr ysbyty. Chawson ni ddim llawer o lwyddiant a dweud y gwir, ac ro'n i'n dal i golli swm sylweddol o bwysau. Daeth dietegydd o'r enw Lisa i 'ngweld i, a phenderfynodd, ar ôl trafod efo Mr Malik a finna, y byddai'n rhaid rhoi tiwb nasogastrig (sef tiwb o'r trwyn i'r stumog) i mi, a fy mwydo dros nos hefo dros litr o hylif llawn maeth.

Roedd cael y tiwb i lawr fy nhrwyn yn brofiad dychrynllyd, a chafodd Vanessa, un o'r nyrsys ro'n i'n hoff iawn ohoni, goblyn o drafferth i 'nghadw i'n llonydd er mwyn cwblhau'r dasg. Llwyddo ddaru hi yn y diwedd, er 'mod i wedi chwydu ar hyd bob man! Cefais yr hylif drwy'r tiwb y noson honno, ond roedd yn rhaid i mi barhau i drio bwyta cymaint ag y gallwn i er mwyn cael y carbohydrad a'r calorïau angenrheidiol. Y broblem oedd fy mod i'n cyfogi wrth drio gwneud hynny oherwydd bod y teimlad o gael y tiwb i lawr cefn fy ngwddw mor anghyfforddus, ac wrth i mi chwydu daeth y tiwb allan efo'r bwyd. Digwyddodd hyn ar ddau achlysur.

Mewn ymateb i hyn, penderfynwyd cyflwyno tiwb gwahanol o'r enw nasojejunal yn lle'r un oedd gen i cynt. Swyddogaeth hwn oedd mynd â'r hylif ymhellach na'r stumog, i mewn i'r coluddyn, a bu'n rhaid i mi fynd i lawr i'r uned endosgopi i'w roi yn ei le. Er 'mod i wedi teimlo'n reit bryderus cyn mynd i gael y driniaeth, mi basiodd yn reit hawdd. Yr unig anfantais oedd bod y tiwb yn dod allan o 'nhrwyn ac yn dod i lawr bron at fy mhen-gliniau! Yn ôl Lisa, y dietegydd, roedd hwn yn diwb sefydlog iawn – doedd dim siawns iddo ddod allan yn ddamweiniol petai un o'r plant (neu fi!) yn chwarae hefo fo.

Gan fod y cyffuriau gwrthfiotig ro'n i arnyn nhw yn rhai arbenigol, roedd angen cwrs hir ohonyn nhw. Er hyn, roedd Mr Malik yn awyddus i mi gael dod adra o'r ysbyty a derbyn gweddill y cyffuriau drwy'r llinell PICC yn y gymuned yn hytrach nag ar ward ysbyty. Pan gafodd wybod nad oedd y gwasanaeth hwnnw ar gael bedair awr ar hugain y dydd gan y nyrsys cymunedol yng ngogledd Cymru, roedd o'n siomedig iawn. Dechreuodd Mr Malik fargeinio efo'r bwrdd iechyd ym Mangor i sefydlu gwasanaeth o ryw fath i mi, ond nes y byddai wedi cael llwyddiant, roedd yn rhaid i mi aros yn Aintree.

Yn y cyfamser, roedd yr anhygoel Manon Ogwen o Ward Alaw *on the case*, a thra oedd hi'n trafod y mater efo rheolwyr y gwasanaethau canser, penderfynwyd fy nhrosglwyddo i Ward Alaw er mwyn derbyn y driniaeth yno. Na, doeddwn i ddim yn cael mynd adra, ond roedd hyn yn ddigon agos. Byddai cael fy symud i Fangor yn gwneud bywyd yn llawer haws i Becky, oedd yn teithio bob yn ail ddiwrnod i Lerpwl 'ngweld i.

Roedd y daith o Aintree i Fangor yn un ryfeddol o sydyn, a phan gyrhaeddais Ward Alaw daeth ton o hapusrwydd drosta i o weld yr wynebau cyfarwydd Cymraeg yn fy nghroesawu, a Becky, Siôn a Ianto yn eu plith. Roedd yr hogia wrth eu boddau 'mod i'n dod adra – neu'n agosach i adra nag o'r blaen, beth bynnag!

Un o'r pethau dwi'n ei gofio o fod ar Ward Alaw y tro hwnnw ydi Siôn yn dweud bod 'Dad wedi shrincio' – oedd yn cadarnhau faint o bwysau ro'n i wedi ei golli, ac effeithiau corfforol a meddyliol fy nhriniaeth arna i.

Tra o'n i ar Alaw, roedd y nyrsys cymunedol yn dod i mewn yn ddyddiol i dderbyn hyfforddiant gan staff y ward ar sut i drin llinellau PICC, a sut i roi'r cyffur angenrheidiol i mi pan fyswn i'n dychwelyd adra. Ymhen sbel, cefais fynd adra, ond ro'n i'n gorfod mynd i mewn i Ysbyty Gwynedd bob bore i dderbyn y cyffur gwrthfiotig, proses oedd yn cymryd rhyw ddwyawr, a mynd adra wedyn. Ro'n i'n gorfod mynd yn ôl i'r ysbyty am wyth o'r gloch y nos i gael ail ddos y diwrnod o'r cyffur, ac roedd fy nghyfaill Aled Prys yn un da iawn am ddod i gadw cwmni i mi ar Alaw yn ystod y cyfnodau yma. Un noson, daeth Aled â'i ipad efo fo er mwyn i ni gael gwylio un o gemau Lerpwl efo'n gilydd. Syniad gwych, meddyliais, ond fedrwn i ddim credu fy llygaid pan dynnodd o rwbath arall allan o'i fag – potel o gwrw, er mwyn gwneud y profiad yn un mwy pleserus! Dim ond un botel oedd ganddo, cofiwch, gan nad o'n i'n yfed ...

Efo pum diwrnod o'r driniaeth ar ôl, roedd y trefniadau i gyd wedi eu gwneud i mi gael derbyn y gwrthfiotig adra yn y tŷ. O 12 Ebrill ymlaen, felly, roedd y nyrsys cymunedol yn dod draw acw ddwywaith y dydd i drin y llinell PICC a rhoi'r cyffur i mi. Er mai dim ond am ychydig ddyddiau y buon nhw'n dod acw, fu hyfforddiant y nyrsys cymunedol ddim yn wastraff, ac erbyn hyn, mae'r gwasanaeth newydd yma'n cael ei gynnig ar hyd a lled yr ardal, er mwyn i unrhyw un sydd yn yr un sefyllfa fedru dod adra o'r ysbyty yn gynt a derbyn triniaeth drwy linell PICC yn eu cartrefi. Diolch i Mr Malik a Manon Ogwen am hynny.

Roedd yn deimlad braf cael bod yn ôl yn fy ngwely fy hun – ac yn brafiach cael rhannu'r gwely hwnnw efo Becky heb effeithio gormod ar ei chwsg! Teimlad braf arall oedd cael un draen yn dod allan o 'nghorff yn lle'r tri ro'n i wedi bod yn gorfod eu dioddef am chwe mis.

Erbyn hynny, ro'n i'n pwyso llai nag erioed o'r blaen. Ar ôl bod yn glamp o foi, yn pwyso o gwmpas 15½ stôn, drwy 'mywyd, ro'n i erbyn hyn yn pwyso llai na 10. Ro'n i'n ymwybodol 'mod i'n edrych yn wael, yn groen ac esgyrn, ac roedd Becky yn trio fy herian drwy ddweud 'mod i wedi anghofio dod â 'mhen ôl adra efo fi o Lerpwl! Ond doedd o ddim yn fater doniol – cafodd Becky dipyn o sioc o weld pa mor denau o'n i pan oedd hi'n fy helpu i molchi yn y gawod. Roedd fy nghyhyrau i wedi diflannu ac amlinelliad f'esgyrn i'w gweld yn glir o dan fy nghroen. Roedd y profiad ges i ryw flwyddyn ynghynt pan agorodd fy nghraith wrth i mi chwydu yn dal i effeithio arna i, ac roedd wynebu bwyd yn anodd. Bu'n rhaid i mi ddechrau creu patrwm newydd o fwyta, sef ychydig yn aml, gan nad oedd prydau bwyd go iawn ddim yn bosib o hyd – mi fyswn i wedi eu chwydu yn ôl i fyny'n syth. Roedd yn anodd iawn i Becky druan ddelio efo'r sefyllfa unwaith eto.

Ar ôl trafod y mater efo timau Lerpwl a Bangor, penderfynwyd fy nghyfeirio at gwnselydd i weld a fyddai trafod y broblem yn gallu helpu, ond ches i ddim llawer o fudd o hynny. Yn y cyfamser, roedd y tiwb nasojejunal hyd yn oed wedi dod allan wrth i mi chwydu – yn ôl pob sôn, roedd hynny'n beth anghyffredin iawn. Cefais gyfeiriad wedyn gan dîm Aintree at y seicolegydd lleol ym Mangor, ond gan 'mod i'n nabod y tîm yn fanno yn dda, gwelais seicolegydd oedd yn gweithio yn ardaloedd Conwy a Dinbych.

Do'n i ddim yn teimlo bod neb yn deall y sefyllfa ro'n i ynddi yn iawn. A dweud y gwir, mi ddechreuais gael llond bol ar bobol yn awgrymu petha fysa'n fy helpu – petha fel bwyta bisgedi sinsir ac yfed te mintys. Unwaith yn rhagor, ches i ddim atebion i'r broblem drwy weld y seicolegydd.

Er nad o'n i'n cytuno efo hi, roedd Becky'n benderfynol fod y sefyllfa'n datblygu i fod yn broblem seiciatryddol. Wedi dweud hynny, ro'n i'n barod i drio unrhyw beth allai fy helpu fi i fwyta'n well. Mae'n wir i mi ddioddef chydig o iselder yn ystod y cyfnod yma – a dwi'n credu ei bod yn bwysig bod yn ddigon cryf i gyfaddef hynny hefyd. Mae llawer yn ei chael hi'n anodd trafod pethau fel hyn, yn enwedig dynion am ryw reswm.

Pan es i i'w weld o ynglŷn â'r peth, roedd y meddyg yn gofyn cwestiynau reit frawychus i mi, pethau fel gofyn oeddwn i'n teimlo'n ddigon isel i ystyried hunanladdiad. Mae'n debyg bod hyn yn rhan arferol o bob asesiad, ond dwi'n meddwl iddo gael y neges yn blwmp ac yn blaen gen i – fysa hynny byth yn beth y byswn i yn ei ystyried yn ateb i unrhyw broblem, a 'mod i'n bwriadu brwydro hyd at yr anadl olaf un. Mi ges i feddyginiaeth gwrth-iselder ganddo, ac mae hwnnw wedi bod yn dipyn o help i leddfu fy mhryderon, ac yn gweithio law yn llaw efo'r therapïau cyflenwol dwi wedi bod yn eu defnyddio, yn enwedig y therapi sain.

Wnes i erioed ddychmygu y byswn i'n defnyddio therapïau cyflenwol. Nid 'mod i erioed wedi beirniadu'r math yna o beth, ond ers y tro cynta i mi fod ar Ward Alaw ro'n i wedi sylwi cynifer o bobol oedd yn cael pleser ohonyn nhw, yn enwedig adweitheg, neu *reflexology*, sef ffordd o dylino'r traed lle mae pob rhan o'r droed yn cysylltu efo rhyw organ neu ran o'r corff. Mae Reiki yn cael ei gynnig hefyd, ond do'n i ddim yn teimlo y byswn i'n cael cymaint o fudd o hwnnw ag o'r *reflexology* a'r sesiynau ymlacio. Ro'n i wedi bod yn ymarfer ymwybyddiaeth ofalgar, sef *mindfulness*, cyn i mi gael y diagnosis o ganser, ac mi fu hynny'n help mawr hefyd.

Mi ges i wahoddiad i roi cynnig ar therapi sain gan ddynes o'r enw Steph Healy (enw da ar gyfer therapydd, ro'n i'n meddwl ...) a bryd hynny doedd gen i fawr o syniad be oedd o. Mae'n rhaid i mi gyfaddef hefyd 'mod i dipyn bach yn sinigaidd ar y dechrau, ond pan gyrhaeddais dŷ Steph ym Mynydd Llandygai am y tro cyntaf, mi eglurodd hi nad oedd o'n therapi gwyrthiol, a bod pawb yn cael budd gwahanol o'r sesiynau. Penderfynais y byswn i'n rhoi tro arno, ac ar ôl dim ond un sesiwn ro'n i'n gwybod y byswn i'n cario 'mlaen efo fo.

Ar gyfer y sesiynau, ro'n i'n gorwedd i lawr yn gyfforddus ar lawr cwt yng ngwaelod gardd Steph. O 'nghwmpas i roedd pedair gong, powlenni Tibetaidd, clychau a phob math o offerynnau anghyffredin eraill. Roedd y sesiwn yn dechrau efo'r hyn sy'n cael ei alw yn sgan o'r corff, techneg i wneud i rywun ymlacio cyn dechrau ar y sain. Pan es i am fy sesiwn gyntaf doedd gen i ddim colostomi, ac roedd y tiwmor yn fy ngholuddyn yn golygu 'mod i'n cael trafferth mawr i fynd i'r toiled. Ar ôl y sesiwn gyntaf honno o ychydig dros awr ro'n i wedi ymlacio llwyr ac yn teimlo'n braf iawn. Wn i ddim sut na pham, ond ar ôl i mi gyrraedd adra mi ges i fy ngweithio'n well nag oedd wedi digwydd ers misoedd!

Erbyn hyn, mae *mindfulness* wedi dod yn rhan o 'mywyd i, ac wedi dylanwadu'n fawr arna i drwy gydol fy salwch. Mae o wedi bod yn ffordd dda iawn o fy hyfforddi i fyw yn y presennol a chadw pethau bach pwysig mewn cof yn ddyddiol.

Fel y pasiodd yr wythnosau, ro'n i'n dechrau gwella. Magais fwy o bwysau, ac ro'n i'n teimlo'n llawer iawn gwell yn gorfforol ac yn feddyliol. Dechreuais wneud y pethau ro'n i'n eu mwynhau cynt, fel hyfforddi yn y clwb rygbi, gwylio gemau rygbi efo Becky, Siôn a Ianto a threulio amser efo Lois, Owen a Beca, er bod Owen yn dal i'w chael hi'n anodd siarad am fy salwch. Unwaith eto, ro'n i'n teimlo'n gryf ac yn gwneud yn fawr o 'mywyd – oedd yn ymddangos yn wyrthiol.

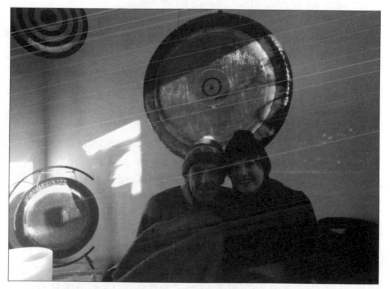

Derbyn therapi sain

Mi fûm yn rhan o daith Irfon drwy ei driniaeth o'r cychwyn cynta, am wn i, ac er nad oedd hi'n daith yr oedd yr un ohonom wedi ei dymuno na'i dychmygu am un eiliad, mewn rhyw ffordd ryfedd mae hi wedi bod yn daith gadarnhaol, hwyliog ac ysbrydoledig ar y cyfan. *Life affirming* fel bysa'r Sais yn ddeud.

Y tro cynta imi sylwi fod rhywbeth o'i le oedd mewn parti noson Calan yn nhŷ ffrindiau ar ddiwedd 2013. Doedd na'm golwg o Irfon yn y gegin fawr lle roedd pawb wedi ymgynnull pan oedd y noson ar ei hanterth – mi oedd o wedi sleifio drwadd i'r stafell fyw efo diod meddal gan fod ganddo boenau go hegar yn ei ochr. Doedd o'm cweit yn fo'i hun ond mi gynhesodd fyny wrth i'r noson fynd yn ei blaen, yn adrodd ei straeon rygbi doniol a phawb yn g'lana chwerthin ar *raconteur* mwya'r fro.

Chydig ddyddiau wedyn mi welis i o ar iard yr ysgol, lle torrodd o'r newydd i mi fod cysgodion wedi dangos i fyny ar sgan o'i organau. O fewn dyddiau wedyn, yn dilyn profion pellach, mi ddaeth y cadarnhad fod ganddo ganser yn y coluddyn, a'i fod yn bur debygol o fod wedi lledaenu i'r iau yn barod. Mi fu bron mi â disgyn o'm sedd ar glywed y newydd.

Mi es draw i edrych amdano'r noson honno i drio codi ei ysbryd, ond mi oeddwn yn dal mewn sioc fy hun a ddim cweit yn gwybod be i'w ddeud wrtho. Ond pan agorodd o'r drws, mi oedd yr un wên groesawus ar ei wyneb ag arfer, fel tasa'r doctor wedi deud wrtho fod ganddo bloryn ar ei din ac y bydda smotyn o Germolene yn ei fendio o fewn dyddia! Yr adeg honno y sylweddolais i fod Irfon wedi ei wneud allan o garreg dra gwahanol i'r dyn cyffredin.

O'r cychwyn cyntaf mi oedd o'n cymryd golwg bositif

ar y sefyllfa roedd o wedi cael ei hun ynddi. Er cymaint yr annhegwch, chlywais i mohono'n tosturio drosto'i hun o gwbwl, dim unwaith wnaeth o ofyn 'Pam fi?' – dim ond cymryd ei ffisig fel dyn, ac edrych ar ôl buddiannau ei anwyliaid – ei wraig, ei blant, a'i deulu agos. Roedd 'na bendantrwydd yn ei lygaid a'i lais o'r cychwyn cyntaf y byddai'n gorchfygu a goroesi'r canser afiach 'ma oedd yn mynnu lletya yn ei gorff.

Mi fysa'n cymryd lot mwy na chydig o gelloedd afreolus i dorri ysbryd y cyn-gapten rygbi cryf yma ... lot, lot mwy. Fodd bynnag, yn ystod ei frwydr arwrol yn erbyn y clefyd didrugaredd a sglyfaethus yma, bu'n rhaid iddo frwydro'r un mor galed yn erbyn y llywodraeth a'r byrddau iechyd dros hawliau cleifion canser yng Nghymru. Er y dystiolaeth glinigol glir y gallasai'r cyffur Cetuximab fod wedi achub ei fywyd yn nyddiau cynnar ei frwydr, cafodd ei gais ei wrthod dair gwaith yn dilyn sawl apêl dros 12 mis. Blwyddyn gyfan o frwydro'r system tra oedd y canser yn ennill tir yn ei organau.

Mae ei waith ymgyrchu drwy #Hawlifyw yn enwog bellach, ond be sydd ddim yn glir i lawer sydd wedi dilyn ei stori o'r cyrion ydi nad apêl ar gyfer datrys ei sefyllfa ei hun oedd hi (roedd hi eisoes yn rhy hwyr i Irfon gael triniaeth yng Nghymru), ond ymgyrch dros hawliau cleifion canser y dyfodol, i sicrhau na fyddai'r un enaid byw arall byth yn dioddef yr un annhegwch â fo ar sail polisi iechyd cwbl ddiffygiol llywodraeth Cymru ar pryd.

Gallasai fod wedi symud i Loegr yn llawer cynt i achub ei hun, ond roedd yn llawer pwysicach gan y gwladgarwr yma daflu goleuni ar y sgandal oedd yn bodoli dan groen y polisi iechyd yn Nghymru. Fyddai pawb ddim yn meddu ar y nerth i frwydro'r system a hwythau mewn gwendid, ond roedd yn rhaid iddo wneud rhywbeth am y peth. Wn i ddim be sy'n gwneud person yn arwr – ond yn sicr ddigon mi oedd ei weithred anhunanol er lles eraill yn arwrol dros ben.

Pan ddaeth y newydd fod y llywodraeth wedi gwrando ar neges yr ymgyrch a derbyn ffaeleddau eu polisi anghyfiawn, roedd y gorfoledd ar ei wyneb yn siarad cyfrolau – ni fyddai neb eto'n cael cam fel y cafodd o. Heb os nac oni bai, mae'n dyled fel cenedl yn fawr iddo.

Sut fyswn i'n disgrifio'r profiad o wylio'i frwydr bersonol a'i frwydr wleidyddol? Gydag edmygedd, parch ac anghrediniaeth at ei ddewrder, rhaid cyfaddef. Ar ddechrau'r daith yn erbyn ei ganser, roedd o'n glamp o ddyn, yn gorfforol. Erbyn y diwedd, roedd o'n chydig llai o faint ond yn gawr o ddyn yn feddyliol, yn gawr yn llygaid ei deulu a'i ffrindiau, ac yn gawr o Gymro.

Roedd clywed ei fod am gael ei urddo yn Eisteddfod Môn eleni yn newyddion arbennig iawn – pa well anrhydedd i wladgarwr fel Irfon. Roedd hen edrych ymlaen at yr achlysur, ond yn anffodus, nid oedd yno i'w derbyn, sy'n eironig a hithau'n ganmlwyddiant colli Hedd Wyn. Mi fydd ei waddol yn para'n hir i'r dyfodol, gyda chleifion Cymru yn cael budd am ddegawdau i ddod, gan wybod heb os nac oni bai fod ganddynt yr hawl i fyw.

Aled Prys

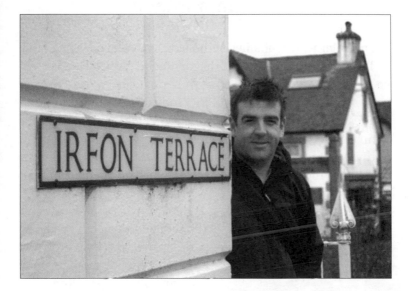

Pennod 11

Cam Ymlaen

Ym mis Mai 2016 cynhaliwyd etholiadau'r Cynulliad, a bu Llafur yn llwyddiannus unwaith yn rhagor. Roedd gwaith Hawl i Fyw, yn amlwg, wedi cario mlaen – yn bennaf oherwydd fy marn bendant nad oedd y system IPFR (Individual Patient Funding Request) yn ddigonol ar gyfer gofynion y cleifion. Doedd y cyn-Weinidog Iechyd, Mark Drakeford, ddim wedi bod yn rhan o unrhyw drafodaeth hyd yma, nac wedi cytuno i gyfarfod â ni yn ystod ei gyfnod yn y swydd, ond erbyn hyn, roedd Vaughan Gething wedi ei olynu.

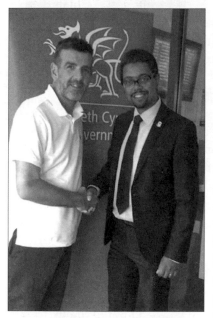

Cyfarfod Vaughan Gething

Heb unrhyw rybudd, cawsom lythyr ganddo yn ein gwahodd i drafod Hawl i Fyw efo fo, a rhannu ein teimladau cryf ynglŷn â'r polisi. Roedd y Llywodraeth erbyn hyn wedi cyhoeddi cyllid o £80 miliwn i dalu am driniaethau oedd yn cael eu hystyried yn 'anghyffredin' yng Nghymru, ac ro'n i wedi rhoi fy marn ar y datganiad ar y cyfryngau ac yn y wasg. Bu i mi gynghori pobol i beidio â dathlu gormod ac i bwyllo wrth ymateb i'r arian newydd hwn – oherwydd, wrth gwrs, yr unig ffordd o gael mynediad at yr arian oedd drwy ddefnyddio'r system

IPFR, nad oedd wedi newid. Ro'n i'n gwybod o brofiad personol fod llywio llwybr drwy'r polisi hwnnw yn eithriadol o anodd, ac wedi clywed yr un stori gan unigolion yn yr un sefyllfa â fi ledled Cymru. Wrth gwrs, roedd yr effaith negyddol roedd y broses yn ei chael ar gleifion a'u teuluoedd yn creu straen ychwanegol yn ystod cyfnod oedd yn ddigon anodd yn barod.

Derbyniodd Becky a finna'r gwahoddiad yn syth, a threfnwyd cyfarfod yn swyddfa Llywodraeth Cymru yng Nghyffordd Llandudno ar 13 Mehefin 2016. Roeddan ni ar dân isio gwybod be oedd gan Vaughan Gething dan sylw.

Yn y cyfarfod, roedd o'n awyddus iawn i'n gwneud ni'n ymwybodol o'r hyn oedd yn cael ei drafod yn y Cynulliad ynglŷn â'r cynlluniau oedd ar y gweill. Roeddan ni drwy Hawl i Fyw wedi galw am ymateb trawsbleidiol i'r sefyllfa, gan fod datrys y broblem bresennol yn rwbath uwch na gwleidyddiaeth. Bu i ni gael trafodaethau blaenorol, fel dwi wedi sôn o'r blaen, efo Andrew R.T. Davies o'r Ceidwadwyr a Leanne Wood a Hywel Williams o Blaid Cymru yn galw am eu cefnogaeth, ac roedd Elin Jones, Llywydd y Cynulliad wedi datgan ei chefnogaeth i ymateb trawsbleidiol i'r mater.

I'n syndod, rhoddodd Vaughan Gething ei addewid i ni y byddai'n rhoi panel annibynnol at ci gilydd efo'r bwriad o adolygu'r polisi IPFR, edrych ar yr wybodaeth oedd ar gael a chreu canllawiau, pe byddai angen, i ailstrwythuro'r polisi a'r ffordd roedd o'n cael ei weithredu yng Nghymru ar draws pob bwrdd iechyd. Ei fwriad oedd i'r panel fod yn un annibynnol go iawn, a'i aelodau'n bobol brofiadol ym meysydd busnes ac iechyd.

Ym mis Medi 2016 cyhoeddodd y Llywodraeth fod y panel wedi ei sefydlu. Y cadeirydd oedd dyn o'r enw Andrew Blakeman, oedd yn gweithio i gwmni BP a hefyd yn gyfrifydd. Roedd yn amlwg yn ddyn deallus iawn – bu'n aelod o fwrdd Gwasanaethau Trawsblannu'r Gwasanaeth Iechyd yn Lloegr am wyth mlynedd. Roedd hefyd wedi dioddef o ganser ei hun ers 2000.

Roedd gweddill y panel yr un mor nodedig: yr Athro Peter Littlejohns (ymgyrchydd ac athro Iechyd Cyhoeddus yn King's College, Llundain, fu'n gweithio i NICE), yr Athro Phil Routledge OBE (cyn-gadeirydd grŵp strategaeth meddyginiaethol Cymru), Dr Ben Thomas (Cyfarwyddwr Meddygol Bwrdd Iechyd Prifysgol Betsi Cadwaladr ac ymgynghorydd arennol), yr Athro Chris Newdick (bargyfreithiwr ac athro Cyfraith Iechyd ym Mhrifysgol Reading … a rhyw Mr Irfon Williams, oedd yn cael ei ddisgrifio fel cyn-Uwch Nyrs oedd â phrofiad personol o'r broses IPFR.

Er i mi gael dipyn o fraw pan ddarllenais am aelodau eraill y panel, a theimlo na allai fy mhrofiad i byth gystadlu efo gwybodaeth eang y dynion eraill, penderfynais yn reit sydyn ei bod yn andros o fraint cael fy newis i gynrychioli cleifion ledled Cymru, er mwyn rhoi llais cryf i ddefnyddwyr y gwasanaeth. Ro'n i wedi cael profiad o siarad mewn amryw o gynadleddau i gleifion, gan gynnwys un yn arbennig yng Nghaerdydd dan arweiniad ymgyrch arall, One Voice for Wales. Roedd arweinydd yr ymgyrch honno yn ddynes ro'n i'n ei pharchu'n fawr: Annie Mulholland, oedd wedi profi problem debyg iawn i f'un i yn ystod ei siwrne canser ei hun; ond ro'n i'n dal i fod yn nerfus. Ar y llaw arall, ro'n i'n teimlo cryn dipyn o gyffro, a dechreuais ddarllen cymaint ag y gallwn ynglŷn â pholisïau a hanes yr IPFR, a gwahodd rhai o'r bobol oedd wedi cysylltu efo fi ynglŷn â'r mater i roi eu barn. Fy mwriad oedd defnyddio'u tystiolaeth nhw yn ogystal â 'mhrofiad fy hun, fel prawf o'r hyn oedd angen ei newid.

Yn y cyfamser, ro'n i'n teimlo'n reit dda, yn gorfforol ac yn feddyliol. Ro'n i'n cryfhau bob dydd, yn bwyta'n well, hyd yn oed, a'r lefelau egni yn codi. Roedd Sian Morgan Lloyd a Rhys Edwards, cynhyrchwyr teledu annibynnol oedd yn gweithio ar ran ITV, wedi dechrau dilyn fy hynt a'm helynt ers peth amser ar gyfer y rhaglen ddogfen newydd amdana i ar gyfer y gyfres

O'r Galon ar S4C. Erbyn hyn, roeddan nhw a'r camera yn fy nilyn yn rheolaidd, gan ganolbwyntio ar fy stori bersonol i yn hytrach na 'ngwaith ymgyrchu, er mwyn creu dogfen o 'mywyd wrth i mi wynebu popeth roedd fy sefyllfa'n ei daflu tuag ata i. Ro'n i'n teimlo ei bod yn bwysig creu darlun gweledol o fy sefyllfa – rhyw grynodeb o'r llyfr yma, mewn ffordd – er mwyn i bobol gael blas ar sut beth oedd bywyd i mi yn ystod blwyddyn go gythryblus.

Ro'n i'n falch 'mod i'n teimlo mor dda erbyn hyn, ac wedi bownsio'n ôl o'r llawdriniaeth, oedd yn un go hegar. Dwi'n cofio un o fy ffrindiau yn jocian fod y Grim Reaper wedi cael llond bol ohona i gan 'mod i wastad yn gwella pan oedd o'n dod i fy nôl i! Mewn gwirionedd, fy ffydd yndda i fy hun – a ffydd fy nheulu, fy ffrindiau a'r rhai oedd yn gofalu amdana i – yn ogystal â f'agwedd benderfynol, oedd yn dylanwadu ar fy iechyd a 'ngwellhad.

Erbyn hyn, y broblem fwya oedd gen i oedd y colostomi – oedd yn arwydd, efallai, fod popeth arall wedi gwella'n dda iawn. Roedd gen i ddau hernia anferth ar fy mol, un bob ochr, a doedd y rheini ddim yn ddeniadol o gwbwl. Roedd yr un ar y chwith i weld yn lot mwy na'r llall, ac ar ben yr hernia roedd y colostomi ei hun, oedd yn prolapsio ac yn chwyddo'n fawr nes ei fod yn anodd iawn i'w drin. Bu hyn yn achos ambell brofiad go annifyr. Un tro, pan o'n i mewn lifft yn un o westai Caerdydd yng nghwmni cwpwl ifanc diarth, torrais wynt mawr iawn (doedd dim trefn na rhybudd i'r torri gwynt!) a doedd dim modd i mi egluro'r sefyllfa iddyn nhw. Roedd eu hwynebau'n bictiwr! Roedd y ddau yn ysgwyd eu pennau, gan feddwl, mae'n siŵr, 'mod i wedi fy magu mewn twlc! Dro arall, yn ystod pryd o fwyd yng nghwmni criw o ffrindiau, byrstiodd un o'r bagiau gan greu dipyn o lanast, a dweud y lleia. Bu'n rhaid i mi fynd adra ar fy mhen fy hun i molchi a newid. Mae gan Al Prys ddawn i droi pob sefyllfa ar ei phen efo'i hiwmor, a gyrrodd neges i bawb oedd allan efo ni y noson honno yn datgelu mai fi oedd y *party pooper* mwya erioed (mewn mwy nag un ffordd...)!

Wrth i mi dderbyn mwy a mwy o waith drwy fy nghwmni newydd, Hanner Llawn, ro'n i'n gynyddol nerfus ynglŷn â sut y byddai'r colostomi'n bihafio. Un diwrnod, yn ystod gweithdy mewn ysgol gynradd leol, bu i mi dorri clamp o wynt oedd, wrth gwrs, yn eithriadol o ddoniol i griw o blant unarddeg oed! Bu cryn dipyn o chwerthin, a doedd dim allwn i ei wneud am y peth, dim ond ymddiheuro. Yn anffodus, mae'r olygfa hynod honno ar gof a chadw gan fod Rhys a Sian yno yn fy ffilmio!

Digwyddodd yr anffawd gwaethaf i mi ei gael pan o'n i'n rhedeg gweithdy yn ystod diwrnod hyfforddi athrawon uwchradd ym Môn. Penderfynodd y bag fyrstio unwaith eto. Cefais fy ngweithio lawer mwy nag arfer, am ryw reswm, a dechreuodd fy nghrys a'm siwmper faeddu. Wyddwn i ddim oedd rhywun arall wedi sylwi, ond roedd hanner awr o'r gweithdy i fynd. Gafaelais mewn llyfr a'i ddal o 'mlaen i drio cuddio'r llanast, gan obeithio 'mod i'n ddigon pell oddi wrth fy nghynulleidfa fel na fysan nhw'n sylwi ar yr arogl oedd yn llenwi fy ffroenau i bellach. Ar ddiwedd y sesiwn mi ruthrais allan gan alw 'diolch yn fawr iawn i chi am wrando ...' dros fy ysgwydd, heb gofio gadael anfoneb na dim iddyn nhw! Dwi'n siŵr eu bod yn meddwl 'mod i wedi drysu'n lân.

Tua chanol Medi cefais alwad ffôn gan ysgrifenyddes Mr Paul Skaiff, y llawfeddyg oedd wedi trin fy ngholuddyn yn Aintree. Gwahoddodd fi i fynd i'r ysbyty yn Aintree i ddadwneud y colostomi – triniaeth a oedd, yn ôl pob sôn, yn un weddol hawdd a llwyddiannus. Fel y gallwch ddychmygu, ro'n i wedi cyffroi'n lân, ac er nad oedd Becky yn siŵr am y peth, roedd hi'n dallt cymaint roedd hyn yn ei olygu i mi. Ro'n i wedi trafod eisoes efo Mr Malik, a'i safbwynt o oedd y bysa safon fy mywyd yn gwella'n aruthrol petawn i'n gallu byw heb golostomi. Ei farn o oedd y dylwn i fynd amdani. Do'n i erioed wedi anghytuno efo Mr Malik o'r blaen, a gan mai fo oedd yr unig berson y gallwn ei ystyried yn arwr i mi erbyn hyn, fyswn i ddim yn breuddwydio mynd yn erbyn ei awgrym o. Roedd y pethau bychain ro'n i'n arfer eu cymryd yn ganiataol o'r blaen, fel darllen y papur ar y toiled, yn amhosibl i mi efo'r colostomi, ac ro'n i'n breuddwydio am gael mynd yn ôl i 'normalrwydd' ar ôl dwy flynedd hir.

Y bwriad oedd y byswn i'n treulio rhwng tri a phum diwrnod yn yr ysbyty. Byddai'r coluddyn y cael ei wnïo'n ôl at ei gilydd a'i roi yn ôl o dan y croen, ac unwaith y byddai'r doctoriaid yn hapus ei fod wedi dechrau gweithio eto, adra â fi.

Cyn i mi fynd i'r ysbyty i ddadwneud y colostomi, cafodd Becky a finna drafodaeth onest ynglŷn â'i phryderon hi. Roedd hi'n teimlo bod fy iechyd yn well nag y bu ers amser maith, ac yn anghytuno efo Mr Malik mai'r driniaeth oedd y dewis gorau i mi. Ro'n i'n dallt ei phryderon, ond er hynny, yn bendant fy mod am roi fy ffydd, unwaith eto, yn yr arbenigwr. Chwarae teg iddi, er ei bod yn gyndyn iawn, cefnogodd Becky fy mhenderfyniad yn y diwedd ac i ffwrdd â fi i Lerpwl i gael y driniaeth, oedd i ddigwydd ar 4 Hydref 2016.

Erbyn naw o'r gloch y bore hwnnw, ro'n i yn y theatr. Pan ddeffrais o effaith yr anaesthetig roedd Becky'n sefyll wrth ymyl y gwely. Eglurodd nad oedd y driniaeth wedi medru digwydd, a suddodd fy nghalon. Esboniodd fod y coluddyn yn rhy denau i'w ail-gysylltu at ei gilydd oherwydd y niwed a wnaed iddo gan y creithiau a adawyd gan y triniaethau blaenorol. Petai'r driniaeth wedi mynd yn ei blaen, gallai fod wedi creu problemau cronig dybryd i mi a 'ngadael yn rhwym. Oherwydd hyn, roedd Mr Skaiff wedi treulio awr yn y theatr yn rhoi tiwb drwy'r coluddyn (i lawr y colostomi ac i fyny 'mhen ôl i) a chwythu rhyw fath o falŵn ynddo er mwyn agor y darn brau o'r coluddyn allan. Petai hynny'n llwyddo i brofi bod y coluddyn yn ddigon cryf, roedd o'n fodlon trio eto i ddadwneud y colostomi ddeuddydd yn ddiweddarach.

Aethpwyd â fi yn ôl i Ward 4, i aros am sgan y bore wedyn. Profodd y sgan hwnnw i fod yn hegar iawn – nid sgan arferol oedd o, ond proses o bwmpio pum litr o hylif i 'ngholuddyn drwy diwb (ia, i fyny 'mhen ôl eto ...) i fesur llwyddiant y balŵn y diwrnod cynt. Profiad anghyfforddus iawn oedd trio dal yr holl hylif i mewn! Dynes o Ogledd Iwerddon oedd yng ngofal y driniaeth, a chan fod Cymru wedi curo'r wlad yn nhwrnamaint pêl-droed yr Ewros ychydig fisoedd ynghynt dechreuodd dynnu fy nghoes ei bod, oherwydd 'mod i'n Gymro, yn talu'n ôl am y golled honno!

Roedd Mr Skaiff yn fodlon â chanlyniadau'r sgan, a threfnwyd i mi fynd yn ôl i'r theatr y diwrnod wedyn i ddadwneud y colostomi. Ar ôl y driniaeth, aeth y coluddyn i sbasm diog (*lazy bowel* maen nhw'n ei alw, ac roedd yr un peth wedi digwydd ar ôl fy nhriniaethau blaenorol) ac roedd hyn yn amlwg yn effeithio ar fy ngallu i fwyta unwaith yn rhagor. O'r blaen, roedd hyn wedi para hyd at wythnos ac yn deimlad afiach dros ben: methu bwyta a chwydu beil yn rheolaidd, gan fod y coluddyn yn ceisio stopio bwyd rhag pasio drwyddo. Unwaith eto bu'n rhaid i mi gael tiwb nasogastrig o 'nhrwyn i lawr i'r stumog er mwyn casglu unrhyw beil oedd yn cael ei ddal yno. Doedd hyn ddim yn deimlad braf, ond o leia roedd y chwydu'n haws i'w drin. Y sgil-effaith oedd na allwn i fwyta, ar adeg lle ro'n i'n colli pwysau'n gyflym iawn beth bynnag.

Roedd fy hoff nyrsys, Ann a Tina, yn dal i 'nhrin i fel brenin, yn gwneud llawer mwy na'u dyletswyddau arferol i mi. Dechreuais feddwl amdanynt fel rhyw ddwy Ddewi Santes gyfoes oedd yn 'gwneud y pethau bychain'. Er nad oeddwn i fod i yfed dim, aethai'r ddwy i'r siop yn rheolaidd i brynu 'lolly ice' (fel roeddan nhw yn eu galw) i mi i'w sugno er mwyn cadw 'ngheg rhag sychu. Fedra i ddim disgrifio teimlad mor braf oedd hynny. Un tro, pan oedd y siop wedi gwerthu allan o lolipops rhew, aeth Ann adra yn unswydd i nôl Tip-Tops i mi yn eu lle!

Yn Aintree, fel pob ysbyty, mae trefn benodol i bob bore – maen nhw'n deffro cleifion yn gynnar cyn i'r nyrsys daro pen rownd y cyrten tua saith i ddweud 'bore da' a rhannu'r hambyrddau brecwast. Ar ôl hynny, fel arfer, byddwn yn cael llonydd hyd nes amser molchi. Gan 'mod i'n wan iawn, ro'n i'n cael *bed bath* gan Ann, oedd yn dyner iawn hefo fi ac yn molchi pob rhan ohona i yn drylwyr ... heblaw, wrth gwrs, y 'llefydd preifat'. Byddai'n dweud wrtha i, '*I think the world of you, Babes, but I wouldn't go that far!*'

Pan fyddai Cymro Cymraeg arall ar y ward, byddai Ann a Tina yn siŵr o ddod â'r ddau ohonan ni at ein gilydd am ryw hanner awr ar y tro, er mwyn i ni gael sgwrsio yn Gymraeg, gan sylweddoli pwysigrwydd ein mamiaith i ni. Byddai Tina yn fy nghyflwyno i'r claf arall fel hyn bob tro: '*This guy's a Welshman from Bangor and he's a Mockin Beedee!*' Mochyn budr oedd hi'n feddwl, wrth gwrs – roedd hi wedi codi ambell air o Gymraeg yma ac acw!

Daeth claf o Dal-y-bont ger Bangor, sef Morfydd, i mewn i 'ngweld i un diwrnod, a sylweddolais 'mod i'n ei nabod hi a'i theulu'n iawn. Roedd hynny'n reit handi – pan oedd un ohonon ni'n cael ymwelwyr, mi fysa'r llall hefyd yn eu nabod ac yn cael sgyrsiau difyr efo nhw. Erbyn dallt, roedd Paul McLennan, un o hogia rygbi Bangor, newydd dderbyn triniaeth ar ei gefn yn Ysbyty Walton (sydd ynghlwm ag Ysbyty Aintree), felly gan ein bod yn rhannu'r un ffrindiau, roedd y rhai oedd yn dod i ymweld ag un ohonon ni yn dod i weld y llall wedyn yn ystod y cyfnodau ymweld. Ro'n i'n nabod dau glaf arall ar y ward hefyd – rhai ro'n i wedi gwneud ffrindiau â nhw yn ystod ein cyfnodau blaenorol yn yr ysbyty – sef Paul Wain a Steve. Dwi'n dal i gadw mewn cysylltiad efo Paul ond mae Steve wedi'n gadael ni erbyn hyn o ganlyniad i gymhlethdodau yn dilyn llawdriniaeth i drin canser tebyg iawn i f'un i.

Doedd fy ngholuddyn ddim yn gweithio yn rhyw sbeshal, a chwyddodd fy stumog i fyny'n reit fawr. Dechreuais deimlo'n reit sâl, a symudwyd fi i stafell ar fy mhen fy hun tu ôl i ddesg y nyrsys. Galwyd ar y meddygon i ddod i 'ngweld i ar frys. Ed Alabraba gyrhaeddodd gynta, a phryder yn amlwg yn ei lais. Dywedodd wrtha i yn blwmp ac yn blaen, 'I'm worried, Irfon. You haven't got many tokens left after all you've been through, but we can't leave you like this.' Gyrrodd fi am sgan a ddangosodd fod fy stumog yn llenwi â hylif a oedd yn amlwg wedi'i heintio. Daeth yr ymgynghorydd ar ddyletswydd draw, a heb unrhyw oedi aethpwyd â fi yn ôl i'r theatr i drio sortio'r broblem. Yn y cyfamser ro'n i wedi llwyddo i gael fy ngweithio ddwy neu dair gwaith yn y 'ffordd hen ffasiwn' – ond doedd y profiad hwnnw ddim wedi bod mor hudolus ag yr o'n i wedi breuddwydio amdano (er ei fod, yn amlwg, yn well na phasio baw i mewn i fag ar ochr fy mol).

Y noson honno, cefais driniaeth ar y coluddyn, ac yn ôl be o'n i'n ddallt, roedd pethau wedi mynd cystal â'r disgwyl. Daeth y llawfeddyg i siarad efo fi'r bore wedyn i esbonio bod twll wedi agor yn safle'r tiwmor gwreiddiol gan nad oedd y coluddyn wedi creithio'n ddigon da i ddal y cwbwl at ei gilydd. Yn dilyn yr holl hambygio, roedd y twll hwnnw wedi gwaethygu, oedd yn golygu na ellid dadwneud y colostomi wedi'r cwbwl. Yn fwy na hynny, fysa dim posib trio gwneud yr un driniaeth byth eto, oedd yn golygu fod y colostomi gen i yn barhaol. Teimlais gymysgedd o emosiynau, ond fy nheimlad pennaf oedd 'mod i wedi rhoi fy hun drwy'r cwbwl ar gownt rwbath nad oeddwn wir ei angen. Mi fyswn i wedi medru byw yn iawn efo'r colostomi heb fynd am y driniaeth – ond ar y llaw arall, ella byswn i wedi difaru peidio rhoi tro arni petawn i wedi ei gwrthod, ac wedi hel meddyliau ynglŷn â byw bywyd hollol 'normal'. Doedd y meddygon ddim yn difaru rhoi tro ar y llawdriniaeth chwaith, ond roedd Becky'n flin am y peth, gan deimlo y dylai hi fod wedi trio'n galetach i 'mherswadio i beidio â'i derbyn yn y lle cynta gan 'mod i'n byw bywyd mor iach cynt. Mi ges i sgwrs hir efo Gary, oedd yn cytuno y byswn i wedi difaru taswn i heb fentro.

Ar ôl rhoi'r colostomi yn ei ôl, aeth fy ngholuddyn i sbasm diog unwaith yn rhagor, a chymerodd beth amser i ddod yn ôl i drefn. Roedd y chwydd yn fy mol yn dechrau mynd i lawr, dechreuais fwyta'n well a chael tynnu'r tiwb o 'nhrwyn. Ar ôl treulio tair wythnos yn Aintree trefnwyd i mi fynd adra i Fangor. Fel y bysach chi'n disgwyl, ro'n i'n hapus braf am hyn, ond yn drist hefyd, gan 'mod i wedi sylweddoli na fyswn i byth eto yn dod yn ôl i Ysbyty Aintree at y doctoriaid a'r nyrsys oedd wedi dod yn gymaint o ffrindiau i mi erbyn hynny, gan na allen nhw wneud dim byd arall i mi. Roeddan nhw wedi gwneud popeth allen nhw o safbwynt trin fy ngholuddyn a'm iau.

Gary ddaeth i fy nôl i o Aintree y diwrnod canlynol, 20 Hydref, ac er gwaetha'r ffaith nad o'n i'n teimlo'n sbeshal iawn, a 'mod i'n edrych yn waeth byth ar ôl colli cymaint o bwysau, adra â fi beth bynnag. Pan gyrhaeddais y tŷ ro'n i'n wan iawn – bu bron i mi ddisgyn i mewn i'r lolfa, ac roedd fy mol i'n gwneud synau rhyfedd iawn, fel peiriant golchi. Er ei bod yn braf iawn cael bod yn fy ngwely fy hun, wnes i ddim cysgu'n dda'r noson honno, dim ond troi a throsi, chwydu tipyn bach a theimlo'n reit sâl. Doedd Becky ddim yn hapus, felly galwodd ar Lowri Jones, y nyrs colostomi arbenigol yn Ysbyty Gwynedd, oedd wedi bod yn gymaint o gefn i mi ar hyd y daith. Doedd hithau chwaith ddim yn fodlon gadael i mi aros adra, felly trefnodd i mi gael fy ngweld yn adran asesu'r Uned Lawfeddygaeth yn Ward Ogwen. Roedd fy mol wedi chwyddo'n fawr unwaith eto – ro'n i'n edrych fel dyn beichiog, yn barod i gael y babi! Yno, cefais brofion gwaed, cymerwyd fy mhwysedd gwaed a'r profion arferol eraill cyn fy nhrosglwyddo i stafell breifat ar Ward Ogwen. Roedd Ffion, merch Andrew, fy llysfrawd, yn nyrs staff ar y ward, a theimlais ryw falchder mawr wrth ei gwylio'n mynd o gwmpas ei phethau, a hitha wedi gweithio mor galed i lwyddo i gyflawni ei breuddwyd o fod yn nyrs. Daeth Mr Whiteley, yr ymgynghorydd llawfeddygaeth, i 'ngweld; dyn a oedd yn amlwg yn brofiadol iawn yn ei faes. Roedd o wedi gwneud ei waith cartref ynglŷn â f'achos i, beth bynnag, a chynigiodd fy nhrosglwyddo'n ôl i Aintree cyn pwysleisio ei fod yn fwy na bodlon fy nhrin i ei hun ym Mangor ar ôl derbyn fy nodiadau a chanlyniadau'r sganiau o Aintree.

Ar ôl fy ngyrru am sgan arall, daeth yn ôl ata i i egluro ei bod yn debygol fod y coluddyn wedi blocio, ac na allai unrhyw faw basio drwyddo. Roedd perygl mawr y byddwn yn datblygu haint. Yn ei farn o, roedd yr holl lawdriniaethau ro'n i wedi'u derbyn wedi creu *adhesions*, sef creithiau oedd yn glynu at ei gilydd a chreu rhwystr. Yn aml iawn, meddai, byddai'r chwyddo yn gostwng digon yn y dyddiau yn dilyn llawdriniaeth i ddatrys y broblem yn naturiol, ac er mwyn osgoi unrhyw lawdriniaeth bellach roedd o am gadw golwg arna i am dri neu bedwar diwrnod.

Dechreuais chwydu eto, a bu'n rhaid i mi gael tiwb o 'nhrwyn i'm stumog unwaith eto, a chathetr wrin er mwyn cadw llygad ar yr arennau a gwneud yn siŵr nad oedd fy nghorff i'n mynd yn sych. Ond er gwaetha hyn, roedd fy nghyflwr yn gwaethygu. Dechreuodd pothelli a chasgliadau, oedd yn amlwg â haint ynddyn nhw, ddatblygu ar hyd fy mol a f'ochr, fel petaen nhw'n dilyn creithiau'r hen driniaethau. Byrstiodd rhai ohonyn nhw, gan ollwng cymysgedd o hylif melyn a gwaed.

Galwyd ar Mr Whiteley ar unwaith, a heb oedi dim, aeth â fi i'r theatr y noson honno i olchi'r creithiau, ailagor rhai ohonyn nhw a'u golchi'n drylwyr efo gwrthfiotig cryf cyn mynd â fi'n ôl i'r ward i ddechrau ar gwrs o wrthfiotig cryf arall drwy diwb i wythïen yn fy ngwddf ac i'r linell PICC a roddwyd yn fy mraich ychydig ddyddiau ynghynt. Doedd dim i'w wneud wedyn ond disgwyl i mi ddechrau gwella. Ro'n i'n falch iawn fod Mr Whiteley wedi penderfynu rhoi hylif maeth arbennig i mi drwy'r llinell PICC oedd yn cynnwys albwmen, sef protin arbennig oedd yn fy nghryfhau a gwella'r corff yn gynt. Oherwydd hyn, wnes i ddim colli mwy o bwysau a dwi'n ddiolchgar iawn iddo am hynny. Ro'n i'n dod ymlaen yn dda iawn efo Mr Whiteley, er nad oedd gan Becky fawr o feddwl ohono gan iddyn nhw anghytuno ar sawl mater, ac mae fy niolch i'n fawr iddo fo a'i dîm meddygol. Unwaith yn rhagor, roedd y nyrsys ar y ward yn arbennig o ffeind efo fi. Roedd un ohonyn nhw, Christine Bach, yn f'atgoffa i o Ann yn Aintree. Ro'n i yn dal i fod yn yr ysbyty ar noson Calan Gaeaf, a daeth Christine ata i cyn gorffen ei shifft y diwrnod hwnnw efo bag o dda-da bob un i mi eu rhoi i Siôn a Ianto (ro'n i'n eu disgwyl yn eu gwisgoedd ffansi i 'nychryn i) a photel o win i mi i'w rhoi i Becky, er mwyn iddi gael ymlacio dipyn ar ôl i'r hogia fynd i'w gwlâu, a hitha wedi gorfod dioddef sawl diwrnod pryderus ar fy nghownt i.

Yn ystod fy nghyfnod olaf yn Aintree, roedd Mr Skaiff wedi darganfod lympiau ar y tu allan i'r coluddyn, a nodiwlau oedd yn ymddangos fel petaen nhw'n rhydd yn ardal fy mhelfis a'm abdomen. Roedd wedi cymryd samplau o'r rhain ond docdd y canlyniadau ddim wedi cyrraedd yn ôl cyn i mi gael fy ngyrru adra. Roedd Mr Skaiff yn ymwybodol o fy sefyllfa bresennol gan fod Mr Whiteley wedi gofyn am bob darn o wybodaeth amdanaf o Aintree, felly pan ddaeth y canlyniadau yn eu holau, cysylltodd yn syth â Mr Whiteley i dorri'r newyddion iddo.

Daeth Mr Whiteley ac un o'i gydweithwyr i fy stafell y pnawn hwnnw, diwrnod calan gaeaf. Ar ôl i'r ddau eistedd, dywedodd wrtha i fod Mr Skaiff wedi cadarnhau fod y canser wedi ymledu, ac mai dyna oedd y lympiau. Felly, erbyn hyn, roedd y canser gwreiddiol wedi dechrau yn y coluddyn ac wedi lledu i'r iau, yr ysgyfaint a rŵan i geudod y pelfis a mur allanol y coluddyn bach. Ro'n i eisoes wedi gwneud ymholiadau am

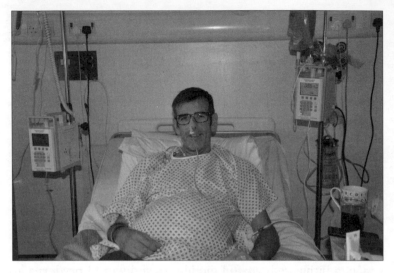

Ar Ward Ogwen

driniaeth i'r ysgyfaint yn Broadgreen, ac ar ôl i Becky a finna gael sgwrs reit ddwys am y peth, roeddan ni wedi cytuno na fyddai hynny'n opsiwn i mi. Byddai wedi golygu mwy na thri mis o driniaeth ar bob ysgyfaint, ac ro'n i isio canolbwyntio ar fyw fy mywyd bob dydd, a gwneud yn fawr o bob diwrnod. Roedd y penderfyniad hwn eto wedi'i wneud drosta i, a dweud y gwir. Mi ddywedais i wrth Becky y noson honno be oedd Whiteley wedi'i gadarnhau. Ro'n i'n medru gweld ei bod hi wedi dychryn, ond mi wnaeth ei gorau i gadw hynny oddi wrtha i.

Mi fues i ar Ward Ogwen yn Ysbyty Gwynedd tan ganol Tachwedd. Roeddan ni i fod i fynd i lawr i Gaerdydd i weld Cymru yn chwarae rygbi ym mhencampwriaethau'r hydref, ond doeddwn i ddim yn ddigon da i fynd, felly mi ddaeth Becky â fy sgarff Cymru i'r ysbyty er mwyn i ni gael gwylio'r gêm yno efo'n gilydd.

Tra o'n i ar Ogwen mi ges i dipyn bach o sioc. Mi ges i neges gan Siôn oddi ar ei ipad yn dweud bod Becky wedi syrthio yn y tŷ – roedd hi wedi colapsio efo poenau yn ei brest ac mi ddaeth ambiwlans â hi i'r adran ddamweiniau. Mi es i lawr i'w chyfarfod hi yno. Straen oedd wedi achosi'r peth, medda'r doctoriaid, ac yn ffodus mi gafodd fynd adra yn ddiweddarach y diwrnod hwnnw. Mi ddois i adra yn ddiweddarach yr wythnos honno, ond ro'n i'n dal i dderbyn gwrthfiotig yn syth i'r wythïen ar ôl dod adra. Yn rhyfedd ddigon, ro'n i i fod i fynd i Venue Cymru yn Llandudno i gyflwyno gwobr yng Ngwobrau Staff Betsi Cadwaladr y diwrnod y des i adra – ro'n i wedi blino, ond o leia mi fedrais i fynd – ac mi ges i gyfle i ddiolch i staff y Gwasanaeth Iechyd am y cyfan roeddan nhw wedi'i wneud drosta i.

Mi oeddan ni wedi prynu tocynnau ar gyfer gêm rygbi Cymru yn erbyn Japan ar 19 Tachwedd, ac er mai newydd ddod allan o'r ysbyty oeddwn i, ro'n i'n benderfynol o fynd â Ianto i'w gem rygbi ryngwladol gyntaf. Mi gawson ni benwythnos gwych, ond fel yr oeddan ni ar ein ffordd adra, yng nghyffiniau Llanelwedd, mi ddechreuais deimlo'n sâl. Roedd Becky a finna'n amau'n gryf mai haint arall oedd gen i, ac er i ni drafod

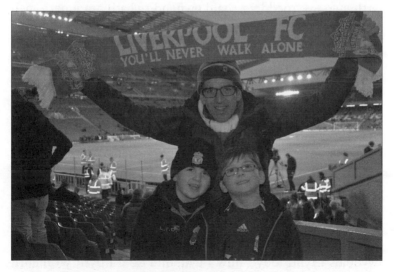

Siôn a Ianto yn Anfield am y tro cyntaf

newid ein siwrne i drio cyrraedd ysbyty oedd ag adran ddamweiniau, ro'n i'n benderfynol o fynd yn ôl i Fangor. Aeth Becky â fi i Ysbyty Gwynedd yn syth, cyn mynd adra hyd yn oed, ac mi ges i fynd yn syth i Ward Ogwen unwaith eto, i gael triniaeth gwrthfiotig am chydig ddyddiau.

Erbyn diwedd Tachwedd ro'n i adra unwaith eto, ac yn paratoi at y Dolig efo 'nheulu. Ro'n i'n falch iawn o gael mynd i weld sioeau Dolig yr hogia. Mi lwyddais i gael tocynnau i fynd i Anfield i weld Lerpwl yn chwarae yn erbyn West Ham ar 11 Rhagfyr – mae Ianto wrth ei fodd efo pêl-droed a thîm Lerpwl yn arbennig, felly ro'n i'n falch iawn 'mod i wedi cael cyfle i fynd â fo.

Ro'n i'n dal i drio gwella ar ôl y driniaeth ddwytha, ac yn falch o weld pa mor sydyn roedd y creithiau'n mendio. Ond er bod y creithiau'n gwella'n dda ro'n i'n edrych yn ddychrynllyd o wael – edrychai fy wyneb yn rhy fach i fy nhrwyn a 'nghlustiau, ac ro'n i'n erchyll o denau. Doedd ambell berson ddim yn fy nabod i, hyd yn oed! Canlyniad yr anhwylder bwyta oedd hyn, wrth gwrs, ac roedd yn rhaid gwneud rwbath am y peth, neu dyna fysa wedi fy lladd i. Datblygodd y peth yn destun tensiwn rhyngdda i a Becky, a chafodd effaith ar yr hogia hefyd, a finna yn y canol yn trio bwyta ac yn methu – a doedd neb i'w weld yn deall y sefyllfa o fy safbwynt i, fel taswn i'n gwneud hynny'n fwriadol. Wrth i mi drio bwyta chydig bach o fwyd yn aml, dechreuodd y sefyllfa wella yn ara deg, ac ymhen amser ro'n i'n medru bwyta pethau fel uwd. Dechreuais fwyta bwydydd y byswn i wedi'u hosgoi yn y gorffennol, pethau llawn braster nad ydyn nhw'n rhy iach, ond erbyn hynny roeddan nhw'n fy helpu i fagu pwysau. Mi wnes i ystyried trio ambell beth llai cyfreithlon hefyd ... ond yn y diwedd ches i mo 'nhemtio!

Mi gawson ni nifer o bartïon Dolig efo ffrindiau ac mi lwyddais i fynd iddyn nhw i gyd, ond do'n i byth yn medru bwyta'r prydau. Wrth gwrs, mewn partïon rygbi ac ati, doedd

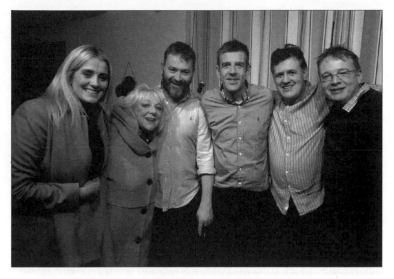

Y noson Cawl a Chân

dim prinder o gegau i fwyta'r bwyd dros ben – ac roedd Becky'n cael mwynhau ei hun gan wybod na fyddai'n rhaid iddi yrru adra ar ôl yr un o'r nosweithiau!

Y diwrnod Dolig hwnnw mi aethon ni at rieni Becky i Fae Penrhyn. Daeth Dad efo ni hefyd, gan y bysa fo wedi bod ar ben ei hun yng Nghaernarfon fel arall. Mi oedd o'n ddiwrnod da iawn, a daeth gweddill y teulu i gyd draw gyda'r nos. Drannoeth mi aethon ni at Mam a Clive yn Talwrn efo Lois, Owen a Beca – roedd hwnnw'n draddodiad nad oeddwn i am ei dorri.

Prynodd rhieni Becky drip i Jersey i ni yn anrheg Dolig – ro'n i wastad wedi bod isio mynd yno. Treuliodd Becky rai blynyddoedd o'i hieuenctid yn byw ar yr ynys, ac ro'n i wedi bod isio gweld y lle ar ôl gwrando arni hi yn siarad amdano. Y diwrnod cyn i ni adael ro'n i wedi bwriadu mynd â'r hogia am dro i draeth Niwbwrch (er gwaetha protestiadau Becky) er mwyn gadael iddi hi orffen tynnu'r addurniadau Dolig i lawr. Es i ddim yn bell iawn – camais allan drwy'r drws a disgyn ar fy wyneb ar ôl baglu dros oleuadau Dolig! Roedd coblyn o olwg arna i yn cychwyn i Jersey, ond mi gawson ni amser braf iawn er gwaetha hynny a'r ffaith 'mod i'n dal i chwydu'n rheolaidd. Bu'n rhaid i ni logi sgwter *mobility* ar fy nghyfer yn y sw gan 'mod i mor flinedig, ond mi gafodd y hogia hwyl garw yn cael sbin arno fo. Wrth gwrs, roedd yn rhaid i Becky dynnu fy nghoes 'mod i fel un o'r cymeriadau yn y gyfres *Benidorm* hefyd!

Dechreuodd y teulu a'm ffrindiau ddod i ddygymod â'r ffaith nad oedd gwella i'r canser. Doedd neb, wrth gwrs, yn gwybod yn iawn be oedd hynny'n ei olygu, ond roedd fy ffrindiau'n gytûn eu bod am drefnu digon o hwyl i mi.

Trefnodd Harri Pritchard, fy hen ffrind ysgol sy'n feddyg teulu erbyn hyn, a Rhys Meirion barti Cawl a Chân yn Tŷ Golchi ger Bangor ar 13 Ionawr 2017. Rhoddodd Tudur Owen flas o'i sioe gomedi ddoniol iawn i ni, mi ganodd Elin Fflur mor hyfryd ag arfer ac roedd Rhys wrth ei fodd yn codi cywilydd arnon ni i gyd drwy wneud i ni berfformio 'Anfonaf Angel' mewn wigiau lliwgar (a methu taro'r nodau uchel!). Honno oedd un o'r

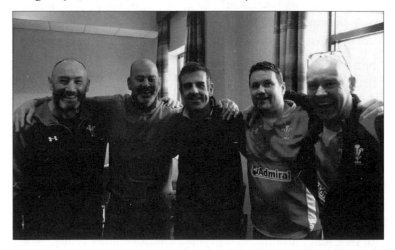

Robin, Tremayne, fi, Andy ac Alan yng Nghaerdydd

nosweithiau gorau i mi erioed ei chael, mewn awyrgylch mor ymlaciol a hapus ac yng nghanol teulu a ffrindiau. Trefnodd Nick, ffrind i mi fu'n nyrsio efo fi flynyddoedd lawer yn ôl, aduniad hen griw Clwb Cymdeithasol Ysbyty Gwynedd, oedd yn goblyn o le. Mi gawson ni i gyd lwyth o hwyl y noson honno, yn canu ac yn dawnsio.

Ar 11 Chwefror aeth criw ohonon ni i lawr i Gaerdydd ar gyfer aduniad ffrindiau ysgol. Y giang oedd Andy, Alan, Tremayne a Robin, sydd erbyn hyn yn byw lawr yng Nghaerdydd. Mi gawson ni fynd i gêm Cymru v Lloegr y pnawn Sadwrn hwnnw, a dyna un o'r gemau gorau i mi erioed fod ynddi. Roedd ein seddi reit wrth ymyl y tîm hyfforddi (chwarae teg i Robin am drefnu), ac roeddan ni'n aros yng ngwesty'r chwaraewyr. Mi gawson ni noson wych yn hel atgofion, a phawb heblaw fi yn feddw iawn, gan mai coffi o'n i'n ei yfed drwy'r nos! Mi gawson ni drip arall i Gaerdydd chydig wythnosau'n ddiweddarach i wylio Siôn yn gwneud fflashmob efo Côr Glanaethwy – fo oedd un o'r ieuengaf yn y côr a finna, wrth gwrs, yn falch iawn ohono fo.

Drwy hyn i gyd, roedd Rhys a Sian yn dal i fy nilyn i efo'r camera, yn ffilmio ar gyfer y rhaglen ddogfen. Daeth y ffilmio i ben yn Chwefror 2017 yn ystod trip rygbi yng nghwmni ffrindiau i Rufain, a darlledwyd y rhaglen ym mis Mai. Do'n i ddim yn dda yn ystod y trip rygbi hwnnw, ond ro'n i'n benderfynol o fynd. Bu i Becky a finna dreulio dipyn o'n hamser yn y gwesty – roeddan ni wedi bod yn y ddinas o'r blaen, felly doedd dim pwysau i fynd i weld pob lleoliad enwog – ond mi gawson ni lot fawr o hwyl 'run fath.

Er bod Rhys Meirion yn cwyno nad oedd ansawdd ei ganu yn ystod y trip rygbi wedi dod drosodd yn dda iawn ar y teledu, roedd y rhaglen *O'r Galon* yn un arbennig o dda yn fy marn i, a chefais ymateb aruthrol o wych iddi. Dangosodd ochr bersonol fy mywyd i, yn hytrach na'r ymgyrchydd a'r ffigwr gwleidyddol,

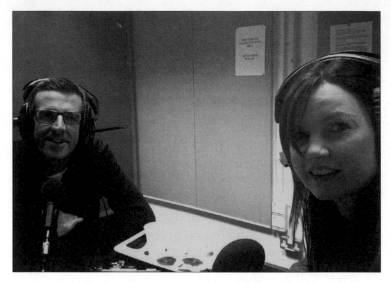

Siarad ar y rhaglen Money Box

peth a oedd yn bwysig iawn i mi. Erbyn hyn, mae cofnod ar ffilm (ac ar ddu a gwyn hefyd, diolch i'r llyfr yma) ohona i yn ddyn o gig a gwaed, fu'n crio yn ystod ei daith yn ogystal â chwerthin. Mi fydd y rhain ar gof a chadw i'r plant am byth.

Er 'mod i wedi dechrau magu pwysau ro'n i'n dal i chwydu'n aml, a phenderfynwyd bod yn rhaid gwneud rwbath am y peth. Mi ges i weld seiciatrydd ar Ward Hergest, Ysbyty Gwynedd, am ei farn o ynglŷn â'r ffaith fod tarddiad y broblem yn un seicolegol. Mi ges i'r un agwedd ganddo ag yr o'n i wedi ei phrofi o'r blaen gan sawl un, sef *'You've got cancer – what do you expect?'* Roedd hyn wastad yn fy siomi a 'ngwylltio i ryw raddau. Yn fy marn i, mae'n bwysig trio datrys pob problem sy'n dod law yn llaw â chanser, hyd eithaf ein gallu.

Cefais apwyntiad efo ymgynghorydd ar Ward Alaw fis Mawrth 2017, a roddodd gwrs bychan o steroids i mi. Coeliwch neu beidio, ar ôl tridiau ro'n i'n bwyta fel mochyn! Er bod sgil-effeithiau go giaidd i'r cyffuriau – cyhyrau'r breichiau a'r coesau yn gwanhau, er enghraifft – ro'n i'n teimlo'n dda iawn, a dweud y gwir.

Roedd y wasg a'r cyfryngau yn dal i ddangos diddordeb yn fy sefyllfa, ac yn ystod y misoedd canlynol mi fues i'n siarad ar y radio a'r teledu am fy sefyllfa bersonol, y gwaith o godi ymwybyddiaeth o faterion canser yng Nghymru a chodi arian – yng Nghymru a'r tu hwnt. Mi wnes i gyfweliadau ar raglen *Money Box* Radio 4 a Radio 5 Live, a chyfweliad efo'r *Guardian*, am y newidiadau i bensiynau gweddwon. Y cyfweliad ola wnes i oedd i *Heno* ar 5 Mai, ar ôl cael trallwysiad gwaed. Er 'mod i'n flinedig iawn, ro'n i'n falch o gael rhoi llais i gleifion drwy Gymru a'r tu hwnt am y pryderon ychwanegol sy'n dod o ddiagnosis canser, y poenau ar wahân i'r poenau corfforol.

Dewr, arwr, cefnogol, cariadus a doniol ydi'r pump gair cyntaf sy'n dod i'm cof wrth feddwl am Dad.

Mae ganddon ni atgofion melys o'n plentyndod wrth dyfu fyny efo Dad. Crio neu chwerthin, daw eto haul ar fryn oedd ei farn o. Roeddan ni wastad yn dibynnu arno i dynnu coes, ond ei arbenigedd oedd codi cywilydd arnon ni mewn sefyllfaoedd annisgwyl! Bob bore, wrth adael giatiau Ysgol Llanfairpwll roedd o'n mynnu cael sws ta-ta ac wrth gwrs, fel merch ifanc, roedd rhoi sws i Dad yn hynod o *embarrassing*! O ganlyniad, roedd o'n cerdded am adra yn dawnsio a bloeddio canu'r gân 'When you ask about love' gan Matchbox.

Roedd Dad yn ddylanwad enfawr arna i, Owen a Beca, ac yn gefnogol iawn o bob maes roeddan ni'n troi ein llaw atynt. Un peth penodol sy'n gryf yn ein cof ydi ei gariad tuag at gerddoriaeth. Dechreuais i ac Owen chwarae'r *tenor horn* yn saith oed ac es i ati i ymaelodi â Band Beaumaris, efo Dad wrth fy ochr ar yr ewffoniwm. Mae'n amlwg hefyd fod Beca a Siôn wedi etifeddu ei gariad at gerddoriaeth. Mae Beca yn dalentog iawn yn chwarae'r piano a'r ffliwt ac mae Siôn Arwyn yn mwynhau canu yn arw. Yn ddiweddar, cafodd gyntaf yng nghystadleuaeth ei ysgol, Talent y Garnedd, ac mae o'n aelod balch o Gôr Glanaethwy. Mae pob trip teuluol yn y car yn fwy fel noson *karaoke* gyda phawb a'i ran a'i harmoni i bob cân.

Treuliais lawer dydd Sadwrn wrth ymyl y cae rygbi ym Mangor yn cefnogi Dad a'i ffrindiau. Roedd yn amlwg iawn i bawb fod rygbi yn agos iawn at ei galon erioed. Mae Ianto wedi dilyn cariad Dad at y gêm ac wrth ei fodd yn chwarae. Yn anffodus, roedd yn well gan Owen bêl-droed, ond er hynny llwyddodd Dad i sefydlu a rheoli tîm pêl-droed yr

Hotshots am nifer o flynyddoedd pan oedd Owen yn hogyn ifanc. Enillwyd sawl gêm yn dilyn ymroddiad a chefnogaeth Dad at y tîm, a does ddim amheuaeth fod y chwaraewyr i gyd yn meddwl y byd o Dad hyd heddiw.

Mae'r diwrnod y torrodd Dad y newyddion am ei salwch i ni yn dal i deimlo'n niwlog. Dair blynedd yn ddiweddarach ac rydan ni'n dal yn ei gweld hi'n anodd coelio fod canser arno. Mae wedi bod yn daith hynod o anodd i ni i gyd fel teulu. Does dim byd gwaeth na gweld ein tad, dyn mor gryf ac iach, mewn poen ac yn dioddef. Mae o'n deimlad gwag a gwan. Er hyn, teimlaf mai fo sydd wedi ein hysbrydoli a'n cryfhau ni, ei blant, ar hyd y daith gan ei fod wedi cadw mor bositif.

Mae gweld sut mae Dad wedi ymdopi gyda byw bywyd â chancr yn ysbrydoliaeth i mi, Owen a Beca. Er mai fo sy'n dioddef, mae o wedi bod yn help enfawr i gleifion eraill a'u teuluoedd drwy godi arian at #tîmirfon ac ymwybyddiaeth o fynediad at driniaethau canser efo'r ymgyrch #Hawlifyw. Wrth gyfeirio at yr uchod, a'r holl bethau anhygoel eraill mae Dad wedi eu cyflawni ar hyd ei oes, mae'n anrhydedd cael ei alw yn Dad. Er bod Siôn a Ianto yn rhy ifanc i ddeall ei holl lwyddiannau, bydd y tri ohonom yn ymfalchïo yn y cyfrifoldeb o rannu ei stori efo nhw.

Bydd bwlch enfawr yn ein bywydau ar ôl colli Dad, ac allwn ni ddim peidio meddwl am y dyfodol – y pethau bach fel ei absenoldeb ar ddiwrnod ein priodasau, y ffaith ei fod o am fethu allan ar wylio Beca, Siôn a Ianto yn troi'n oedolion, a'i gael yno fel taid i'n plant. Pan ddaw'r amser rydan ni'n edrych ymlaen at gael rhannu ei stori efo nhw hefyd! Un peth sy'n sicr, bydd ei etifeddiaeth yn fyw ynddon ni i gyd a bydd ei ysbryd a'i galon yn bresennol am byth.

Lois

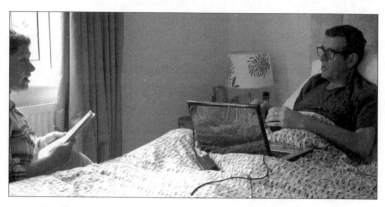

Gorffen sgwennu'r llyfr yma yng nghwmni Nia, y golygydd

Pennod 12

Hawl i Fyw

Un o'r pethau dwi'n ymfalchïo ynddyn nhw fwyaf, wrth edrych yn ôl, ydi'r hyn mae fy siwrne wedi'i gyflawni. Tydw i erioed wedi bod yn ddyn gwleidyddol, ac ar un cyfnod ro'n i'n dilyn yn ôl troed Nain a Taid Caernarfon, oedd yn bobol Llafur mawr gan fod Taid yn chwarelwr ar hyd ei oes. Dwi'n siŵr nad oeddan nhw'n sylweddoli 'mod i'n gwrando ar bob gair roeddan nhw'n ei ddweud dros y bwrdd bwyd ers talwm! Ceidwadwyr oedd Mam a Dad flynyddoedd yn ôl – oedd yn waeth byth!

Dechreuais ddod yn ymwybodol o genedlaetholdeb Cymreig yn Ysgol y Garnedd ym Mangor, ac wrth i mi fynd yn hŷn, dechreuais ddysgu mwy am wleidyddiaeth a thrio deall polisïau oedd yn ymwneud â Chymru. Ers hynny, dwi wedi bod â diddordeb yn y pwnc, gan gredu'n gryf yn naliadau ac ymgyrchoedd Plaid Cymru. Dwi'n credu y bu hyn o fantais i mi yn ystod fy siwrne canser, a dwi hefyd yn bendant fod iechyd personol unigolion a theuluoedd yn beth llawer pwysicach na daliadau unrhyw blaid unigol.

Bwriad Hawl i Fyw o'r cychwyn cyntaf oedd dylanwadu ar y pleidiau gwleidyddol yng Nghymru er mwyn newid y drefn bresennol, ac mae hynny wedi bod yn llwyddiant. Ar ôl penodi Elin Jones yn Llywydd y Senedd yn 2016, cawsom lythyr wedi'i arwyddo ganddi hi ac arweinwyr y pleidiau gwleidyddol yn addo y bysan nhw i gyd yn gweithio hefo'i gilydd i wella'r sefyllfa o safbwynt mynediad i gyffuriau yng Nghymru. Ro'n i'n falch iawn mai Vaughan Gething a gafodd ei benodi'n Weinidog Iechyd – doedd ei ragflaenydd, Mark Drakeford, ddim wedi bod yn agored iawn yn ystod ein hymgyrch ni (heblaw am yrru un llythyr, a'r ffeithiau yn hwnnw yn anghywir), ac roedd wedi osgoi cwrdd â ni.

Fel y soniais eisoes, ro'n i'n teimlo'n freintiedig iawn pan ges i wahoddiad i fod yn rhan o'r panel annibynnol i drafod y polisi IPFR. Bu'n rhaid i mi fagu hyder a bod yn sicr o fy ffeithiau wrth drafod efo'r aelodau eraill, a dysgais lawer iawn yn ystod y cyfnod hwnnw. Dwi'n ddiolchgar iawn am gefnogaeth barod y lleill, yn enwedig y cadeirydd, Andrew Blakeman, a wnaeth yn siŵr fy mod yn ymwybodol o'r hyn oedd yn digwydd drwy gydol y broses drafod ac a addawodd i mi na fyddai'r broses yn un hirfaith. Mi gadwodd at ei air. Gwnaeth y panel 27 o argymhellion ynglŷn â'r polisi IPFR, a gafodd eu cyflwyno ar ffurf dogfen ddrafft gryno iawn. Ar ôl i bawb gyflwyno'u sylwadau ar honno, cyflwynwyd y ddogfen derfynol i'r Llywodraeth.

Ym Mawrth 2017 cefais wybod bod Vaughan Gething yn mynd i roi araith yn y Senedd i gyflwyno canlyniadau'r panel annibynnol. Ro'n i'n hynod o falch – ac yn wên o glust i glust – pan gyhoeddodd fod pob un o'r 27 argymhelliad wedi eu cymeradwyo, a'u bod i'w gweithredu ym mhob bwrdd iechyd ledled Cymru erbyn Medi 2017. Ro'n i'n ymwybodol bod Hawl i Fyw wedi cael dylanwad cryf iawn ar y polisi, a bod fy holl waith caled wedi dwyn ffrwyth.

Felly, erbyn hyn, rydan ni nid yn unig wedi llwyddo i ddylanwadu ar argaeledd y cyffur Cetuximab yng Nghymru, ond yn bwysicach o lawer yn fy marn i, mae'r polisi yn mynd i fod yn llawer tecach, mwy agored a haws i'w ddarllen o hyn allan. Bydd teuluoedd fydd yn yr un sefyllfa ag y buon ni ynddi, teuluoedd sy'n profi amser cythryblus yn bersonol, yn ei chael hi'n haws ymdrin â'r ochr weinyddol. Pan o'n i'n gorfod ymladd am yr hawl i gael y cyffur fyddai'n gwella fy sefyllfa, ro'n i'n teimlo'n flin ac yn gas, yn gorfod mynd drwy system oedd yn fy niraddio a'm iselhau. Nid felly fydd hi o hyn ymlaen, dwi'n gobeithio.

O safbwynt personol, dwi'n gobeithio 'mod i fel unigolyn wedi llwyddo i ddangos cryfder, a'n bod ni fel teulu wedi ymateb i'n sefyllfa efo urddas, er y byddai'n ddigon hawdd i mi fod wedi mynd yn dawel bach i Loegr i dderbyn fy nhriniaeth heb ystyried anghenion pobol eraill yn yr un sefyllfa â fi. Ond nid dyna fy natur i. Mae'r ffaith fod fy mhrofiad wedi bod o fudd i gymaint o bobol eraill ledled Cymru yn gysur mawr i mi, ac yn rhoi boddhad enfawr i mi. Pan fydd rhywun yn dod ata i yn y stryd ac ysgwyd fy llaw, weithiau dan grio, gan ddiolch i mi am fy holl waith, dwi'n teimlo 'mod i wedi gwneud fy rhan fach dros Gymru.

Do, dwi wedi cael sawl gwobr am yr hyn dwi wedi'i wneud, ac mi ydw i'n falch iawn ohonyn nhw i gyd – gwobr Arweinydd y Flwyddyn gan Brifysgol Bangor a'r *Daily Post*, Pencampwr y Pencampwyr gan gwmni Trinity Mirror a gwobrwyon gan y Bwrdd Iechyd – ond yr un ddaeth â'r mwyaf o ddagrau i'm llygaid oedd gwobr arbennig Ysbrydoliaeth gan glwb pêl-droed Llanfairpwll.

Ar 11 Ebrill eleni, mi ddes i adra ar ôl cael diwrnod allan efo'r teulu i ganfod llythyr gan Orsedd y Beirdd ar y mat. Ro'n i wedi cael fy nerbyn i'r Orsedd am fy ngwaith i godi ymwybyddiaeth o faterion iechyd. Wel, ro'n i'n methu credu'r peth. Mi griais y diwrnod hwnnw hefyd. Fysa anrhydedd gan y Frenhines yn golygu dim i mi, ond roedd cael fy anrhydeddu fel hyn gan fy ngwlad y fraint fwyaf y medra i ei dychmygu. Meddyliais yn syth am fy ffrind mynwesol Robin McBryde – dau o hogia drwg Ysgol Tryfan ar faes y Brifwyl yn eu cobenni! Dwi wedi dewis fy enw barddol – doedd o ddim yn benderfyniad anodd – sef Irfon o'r Hirael.

Dwi wedi cael y fraint o gyfarfod pobl anhygoel a gwneud ffrindiau newydd ar hyd fy nhaith, yn gleifion, staff y gwasanaeth iechyd yma yng Nghymru, yn Lerpwl a Manceinion, ac unigolion eraill sydd wedi fy ysbrydoli. Un o'r rheini ydi Mr

Malik, sydd wedi dod yn dipyn o arwr i mi. Wedi dweud hynny, mae tueddiad, yn fy marn i, i ddefnyddio'r gair 'arwr' braidd yn rhy aml y dyddiau yma. Fyswn i byth yn ystyried fy hun yn arwr. Ydw, dwi'n falch ohona i fy hun ac o Becky, yn ogystal â'r bobol hynny sydd wedi gweithio y tu ôl i'r llenni yn ymgyrchu a lledaenu'r neges am Hawl i Fyw. Dwi'n falch eithriadol fod Awyr Las wedi codi dros £150,000 mewn amser mor fyr – tipyn o gamp o ystyried mai £20,000 oedd y targed gwreiddiol. Yr arwyr yn yr achos yma ydi'r plant, y bobol ifanc a'r cannoedd, os nad miloedd, o bobol nad ydyn nhw'n fy nabod i o gwbwl ond sydd wedi casglu symiau amrywiol ac anhygoel o arian i'r gronfa – boed drwy redeg chwe marathon mewn chwe diwrnod neu drwy werthu hanner dwsin o gacennau ar iard yr ysgol. Mae'r cyfan wedi rhoi pleser mawr i mi.

Mae pawb yn gobeithio y byddan nhw'n dylanwadu ar eu teuluoedd ac yn gwneud argraff bositif arnyn nhw. Mae pob rhiant, am wn i, isio gweld eu plant yn tyfu'n oedolion a thorri eu cwysi eu hunain. Dwi'n gwybod na cha i mo'r fraint honno. Ond dwi'n credu 'mod i wedi dylanwadu ar bersonoliaethau Lois, Owen, Beca, Siôn a Ianto. Dwi wedi bod yn pryderu ynglŷn â gallu Owen i ymdopi efo fy salwch a dwi'n teimlo mor falch ei fod, yn y mis neu ddau ddwytha, wedi troi cornel a llwyddo i siarad yn agored efo fi am y canser ac am farwolaeth, ac wedi bod yn ddigon dewr i grio hefo fi, gafael yndda i a siarad am rwbath, am unwaith, heblaw clwb pêl-droed Lerpwl! Un diwrnod, dwi'n gobeithio y bydd y pump ohonyn nhw'n eistedd efo'i gilydd yn siarad am Dad – pa mor hurt oedd o ar adegau, sut roedd o'n gwneud i bawb chwerthin a pha mor *embarrassing* roedd o'n gallu bod! Gobeithio y gallan nhw eistedd yn ôl a meddwl be fyswn i wedi'i ddweud wrthyn nhw, beth bynnag fo'r sefyllfa. Dwi'n gobeithio y bydd y pump ohonyn nhw'n datblygu nerth o rywle i ddelio efo bob dim y bydd bywyd yn ei daflu atyn nhw, ac y medran nhw ofyn y cwestiwn, 'be fysa Dad yn wneud rŵan?' pan fyddan nhw isio arweiniad. Dwi isio iddyn nhw fod yn hyderus ac yn gryf, a datblygu'r gallu i herio'r hyn maen nhw'n credu nad ydi o'n iawn, yn enwedig ar ôl y profiad dwi wedi'i gael.

Dwi hefyd yn gobeithio y bydd pawb sy'n ymwybodol o fy stori yn dysgu o 'mhrofiad i: peidiwch â derbyn yr hyn mae gwleidyddion na meddygon yn ei ddweud wrthoch chi. Ewch i chwilio am eich atebion eich hun. Wedi'r cwbwl, mae gan bawb yr hawl i fyw.

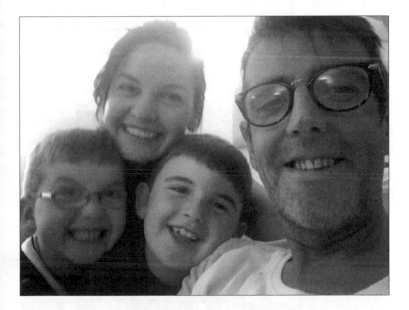

Diolchiadau

Taswn i'n enwi pawb sydd wedi bod yn gefn i mi drwy'r holl siwrne, mi fyswn i yma am byth. Rydach chi i gyd – a dach chi'n gwybod pwy ydach chi – wedi gwneud gwahaniaeth mawr i mi.

Ond dwi isio diolch yn fama i'r rheini sydd wedi fy helpu efo'r llyfr yma:

i Becky am ei hamynedd a'r gallu i 'ngwthio i

i Nia am ei chefnogaeth ac am fy rhoi ar y trywydd iawn pan o'n i ddim yn gwybod lle o'n i'n mynd

i Mam, Dad a Clive am chwilio am y lluniau

i Tegwen Alaw am yr oriau dreuliodd hi efo fi yn teipio

i bawb sydd wedi sgwennu geiriau caredig amdana i

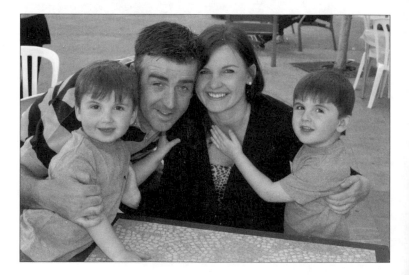